KB117020

암 치료의 혁신
면역항암제가 온다

THE
BREAKTHROUGH

면역요법은 어떻게 기적의 차원을 벗어나 현대 의학의 최첨단에 서게 되었는가

암 치료의 혁신
면역항암제가 온다

찰스 그레이버 지음 | 강병철 옮김

IMMUNOTHERAPY AND THE RACE TO CURE CANCER

김영사

암 치료의 혁신, 면역항암제가 온다

1판 1쇄 발행 2019. 10. 25.
1판 4쇄 발행 2023. 5. 15.

지은이 찰스 그레이버
옮긴이 강병철

발행인 고세규
편집 강영특 | 디자인 정윤수
발행처 김영사
등록 1979년 5월 17일 (제406-2003-036호)
주소 경기도 파주시 문발로 197(문발동) 우편번호 10881
전화 마케팅부 031)955-3100, 편집부 031)955-3200 | 팩스 031)955-3111

값은 뒤표지에 있습니다.
ISBN 978-89-349-9932-4 03510

홈페이지 www.gimmyoung.com   블로그 blog.naver.com/gybook
인스타그램 instagram.com/gimmyoung   이메일 bestbook@gimmyoung.com

좋은 독자가 좋은 책을 만듭니다.
김영사는 독자 여러분의 의견에 항상 귀 기울이고 있습니다.

이 도서의 국립중앙도서관 출판시도서목록(CIP)은 서지정보유통지원시스템 홈페이지
(http://seoji.nl.go.kr)와 국가자료공동목록시스템(http://www.nl.go.kr/kolisnet)에서
이용하실 수 있습니다.(CIP제어번호 : CIP2019038556)

차례

서문

당시 내게는 인간에게 암에 맞서 싸울 자연적 방어 능력을 제공하는, 일종의 내장형 면역 기전 같은 것이 존재해야만 할 것 같았다. 그 생각은 아직까지 변함이 없다.

루이스 토머스, 1982

암은 살아 있다. 암은 정상 세포다. 돌연변이가 일어나 변해버렸을 뿐이다.

그리고 암은 우리 몸속에서 계속 변화한다.

유감스럽지만 암을 치료하는 약물은 돌연변이가 일어나거나 변하지 않는다.

약물은 일시적으로 암세포들을 독살하거나 굶겨 죽일 수 있지만, 일단 공격을 견디고 살아남은 암세포는 계속 돌연변이를 일으킨다.

살아남은 암세포가 극소수라도, 아니 단 하나뿐이라도 마찬가지다.

약물이 암의 리듬에 맞춰 춤추기 시작하는 순간, 암세포는 스텝을 바꿔 멀어져간다.

따라서 약물로 암을 진정 완치시킬 수 있을 가능성은 매우 낮다.

하지만 우리 몸속에는 암살자들이 있다.

척후병과 보병들도 있다.

이 세포들은 어떤 암보다도 훨씬 민첩하고 역동적인 네트워크를 구성한다.

그 네트워크의 이름은 '면역계'이다.

생명 자체만큼이나 오래된 살아 있는 방어 장치다.

면역계는 변이를 일으키고, 적응한다. 학습하고 기억한다.

질병이 한 단계씩 자기를 갱신할 때마다 따라잡는다.

면역계는 암을 정복하기 위한 최선의 도구다.

그리고 마침내 우리는 그 도구를 어떻게 다루어야 하는지 알아냈다.

바로 그것이 이 책에서 설명하려는 진정한 혁신이다.

THE
BREAKTHROUGH

서막

좋은 의사는 병을 치료한다.
하지만 위대한 의사는 그 병을 지닌 환자를
치료한다.

윌리엄 오슬러 경, 1849 – 1919

최근까지 우리는 암을 치료하는 데 주로 세 가지 방법을 이용했다. 수술은 적어도 3천 년 전부터 행해졌다. 방사선요법이 추가된 것은 1896년이다.[1] 그리고 1946년, 화학전 연구 중 우연히 머스터드 가스 유도체를 이용하여 암세포를 죽이는 방법이 발견되었다. 이후 이런 독극물들이 항암화학요법의 기초가 되었다.

현재 이렇게 "잘라내고, 태우고, 중독시키는" 방법으로 전체 암환자의 절반 정도를 완치시킬 수 있다고 추정한다. 물론 놀라운 수치요, 진정한 의학적 성취라고 할 만하다. 하지만 나머지 절반의 암환자가 남는다. 구체적인 숫자로 표현한다면, 작년에 암으로 사망한 사람은 미국에서만 거의 60만 명에 이른다.

이 싸움은 공정하지 않다. 우리는 단순한 몇 가지 약물을 가지고 온갖 창의적인 방법을 동원하여 수시로 얼굴을 바꾸는 우리 자신의 세포와 맞서 싸워야 한다. 그 와중에 착한 세포들은 보호하면서 나쁜 세포만 골라서 죽여야 하며, 싸움을 오래 끌수록 심하게 앓고 쇠약해진다. 이렇게 힘겨운 싸움을 아주 오랫동안 계속해온 것이다.

하지만 이제 우리는 새롭고, 근본적으로 다른 치료법을 발견했다. 이 치료법은 직접 암에 작용하는 것이 아니라 면역계에 작용한다.

◇◇◇

우리 면역계는 5억 년에 걸쳐 진화를 거듭한 결과 효과적으로 질병에 맞서 싸우는 개인 맞춤형 자연 방어 체계를 구축했다. 생물학적으로는 복잡하기 이를 데 없지만 궁극적인 임무는 단순하기 짝이 없다. 우리 몸속에 있어서는 안 될 적들을 찾아내어 없애버리는 것, 오직 그것뿐이다. 면역 세포들은 잠시도 쉬지 않고 몸속을 돌아다닌다. 수억 개에 달하는 면역 세포가 전신을 순환하면서, 장기 속까지 들어갔다 나온다. 구석구석을 이 잡듯 뒤져 병을 일으키는 침입자는 물론 우리 자신의 세포 중에도 감염되었거나, 돌연변이를 일으켰거나, 암세포처럼 결함이 생긴 것들을 발견하면 즉시 없애버린다.

당연히 이런 의문이 생길 것이다. 왜 면역계는 진작에 암과 싸우지 않았을까?

간단히 답하자면 싸우지 않은 것이 아니다. 적어도 싸우려고 노력은 했다. 하지만 암은 면역계의 눈을 피해 몸을 숨기고, 우리의 방어 시스템을 망가뜨리고, 싸움을 회피하는 등 다양한 속임수를 사용한다. 따라서 게임 규칙을 바꾸지 않는다면 암과 싸워 이길 기회를 잡을 수 없다.

항암면역요법은 이런 속임수를 물리치는 방법이다. 암의 가면을 벗기고 면역계를 자극하여 다시 싸움을 시작하도록 만든다. 적어도 직접적으로는 암에 대한 작용이 전혀 없다는 점에서 기존 치료법과 근본적으로 다르다. 대신 자연적으로 타고난 면역계 속의 살해 세포들을 깨워 일으켜 애초에 하도록 되어 있는 일을 하게 만든다.

∞∞

암은 곧 우리 자신이다. 우리 자신의 몸속에서 일어난 실수가 의도치 않은 결과로 이어진 것뿐이다. 세포 중에는 항상 길을 잘못 드는 녀석들이 있다. 독소나 햇빛 속의 광자에 의해 염색체가 손상되거나 바이러스, 유전적 요인, 고령, 또는 그저 단순한 불운에 의해 돌연변이가 일어나기 때문이다. 돌연변이가 일어난 세포는 대부분 죽어 없어지지만, 일부는 살아남아 계속 세포 분열을 일으킨다.

면역계는 이런 돌연변이 세포의 99.9999퍼센트를 찾아내 없애 버린다. 문제는 어떤 이유로든 면역계가 침입자로 인식하지 못하여 살아남는 0.0001퍼센트의 악당들이다. 면역계의 레이더에 걸리지 않은 0.0001퍼센트의 세포는 결국 우리 목숨을 앗아간다.[2]

∞∞

암은 특이하다. 독감이나 다른 질병, 심지어 손톱 밑에 박힌 가시와도 달리 쉽게 자신을 드러내지 않는다. 암이 침입할 때 우리 몸이라는 집에서는 경보조차 울리지 않는다. 면역반응이 일어나거나, 면역계가 침입자와 싸울 때 생기는 증상이 나타나지 않는다. 열도

나지 않고, 염증도 없으며, 림프절이 붓지도 않는다. 심지어 코 한 번 홀쩍이지도 않는다. 그러나 암은 갑자기 모습을 드러낸다. 수년 간 은밀하게 자라고, 사방으로 퍼져가다 어느 날 갑자기 불청객처럼 들이닥친다. 이때는 이미 늦은 경우가 많다.

암이 겉으로 드러나는 면역반응을 일으키지 않는다는 말은 암에 대한 면역반응을 도와준다는 목표를 세워봐야 아무런 소용이 없다는 뜻이다. 일어나지도 않는 반응을 어떻게 돕는단 말인가? 암은 너무나 우리 자신과 가깝기 때문에 '타자'로 인식되지 않는다고 생각되었다. 암에 대한 면역요법이라는 개념은 근본적으로 잘못된 것 같았다.

하지만 기나긴 역사 속에서 의사들은 드물지만 암이 저절로 완치된 것처럼 보이는 환자들의 존재를 기록해왔다. 과학이 성숙하지 않았던 시대에 이런 '자발적 관해spontaneous remission'[3]는 마법이나 기적이라고 생각되었다. 사실 그것은 잠들어 있던 면역계가 깨어나서 벌인 일이었다. 100년이 넘도록 연구자들은 약을 써서 이런 기적을 재현하거나, 생명을 위협하는 병이었던 소아마비, 천연두, 또는 독감을 정복했던 것처럼 백신을 개발하거나, 어떻게 해서든 암에 대한 면역반응을 유도하려고 무수한 시도를 해보았지만 모두 실패로 돌아갔다. 희망의 불빛은 멀리서 희미하게 깜박일 뿐 신뢰성 있는 치료로 연결되지 않았다. 21세기로 접어들기 전에 이미 종양 면역학자들은 마우스에서 수백 차례 암을 완치시켰지만 이런 결과를 일관성 있게 인간에게로 연결시킬 수 없었다. 대부분의 과학자들은 앞으로도 영원히 그럴 수 없으리라 믿었다.

하지만 최근 들어 사정은 완전히 달라졌다. 의사들조차 이런 변화가 코앞에 닥칠 때까지 알아차리지 못했다. 암이라는 주제에 대해 현존하는 최고의 작가라 할 수 있는 싯다르타 무케르지 박사조차 퓰리처상을 수상한 탁월한 저서 《암 - 만병의 황제의 역사The Emperor of All Maladies》에서 암의 역사를 설명하면서 면역요법에 관해서는 한마디도 언급하지 않았다. 당연한 일이다. 이 책이 출간된 것은 2010년, 최초의 신세대 면역 항암제가 FDA 승인을 받기 5개월 전이었던 것이다.

최초로 선보인 항암면역요법제는 '면역관문 억제제' 계열이라고 불린다. 이 약물들은 암이 구사하는 특이한 속임수, 즉 '면역관문'을 발견한 것이 돌파구가 되었다. 암은 막후에서 면역계에 은밀하게 악수를 건네며 이렇게 속삭인다. "공격하지 마." 새로운 약물들은 이런 면역관문들을 억제하여 암의 은밀한 악수를 차단한다. 면역관문 억제제들은 또한 그 발견자들에게 노벨 의학상을 안겨주기도 했다.

2015년 12월 두 번째로 개발된 면역관문 억제제[4]가 전직 미국 대통령 지미 카터에게 투여되었다. 잠들어 있는 면역계를 일깨우기 위해서였다. 공격적인 암이 몸속 구석구석까지 퍼져 있었기에 아무도 그가 생존하리라 기대하지 않았다. 하지만 그의 면역 세포들은 간과 뇌에 퍼져 있던 암을 깨끗이 쓸어내버렸다. 91세 된 대통령이 기적적으로 회복되었다는 소식[5]에 모든 사람이 깜짝 놀랐지만, 무엇보다 놀란 것은 카터 자신이었다. 많은 사람이 항암면역요법에 대해 들어본 것은 "그 지미 카터 항암제"가 아마 처음이자 유일했을 것이다.

하지만 암 정복을 향한 혁명은 한 가지 치료나 약물에 국한된 것이 아니다. 일련의 과학적 발견이 이어지면서 우리 자신과 암에 대한 이해가 계속 확장되고 새로운 가능성이 열리고 있다. 암 환자가 선택할 수 있는 옵션과 기대할 수 있는 결과 역시 완전히 달라졌다. 의학과 과학이 탐구해야 할 전인미답의 풍성한 신대륙으로 통하는 문이 활짝 열린 것이다.

이런 발견들로 인해 잘라내거나, 불로 태우거나, 중독시키는 전통적인 암 치료법과 전혀 다른 개념, 질병이 아니라 환자를 치료하는 접근 방법이 비로소 타당성을 지니게 되었다. 암과 전쟁을 벌여온 오랜 역사 속에서 이제 우리는 처음으로 무엇과 싸우고 있는지, 그 싸움에서 암이 어떤 속임수를 쓰는지, 궁극적인 승리를 거두려면 어떻게 해야 하는지 알게 되었다. 일부에서는 이런 발견을 우리 세대의 달 탐험이라고 부른다. 매사에 신중한 종양 전문의들조차 조심스럽게 '완치'라는 단어를 입에 올리기 시작했다.

헛된 희망이 잔인한 것처럼, 과장된 선전은 위험하다. 본디 우리는 새로운 것에 지나친 희망을 거는 경향이 있다. 어떤 면에서 모든 사람의 생명과 관련된 질병의 판도를 완전히 바꿀 수 있다고 약속하는 과학이라면 더 말할 나위도 없을 것이다. 그렇다고 과장된 이론이나 일화에 불과한 치료 성공담을 늘어놓는 것은 아니다. 면역관문 억제제는 확실한 데이터를 근거로 입증된 약물들이다. 한낱 꿈에 불과했던 면역요법이 과학으로 재탄생한 것이다.

물론 지금 당장 쓸 수 있는 면역요법제는 손에 꼽을 정도에 불과하다. 이들 약물에 반응을 나타내는 환자들 역시 모든 암환자의 절반에도 미치지 못한다. 하지만 반응을 나타내는 환자는 많은 경우 몇 주 또는 몇 개월 생명을 연장하는 정도가 아니라 평생 암의 관해 상태가 지속된다. 이렇게 근본적으로 다른 장기적 효과는 오직 항암면역요법만이 약속할 수 있는 결과이며, 환자들이 열광하는 이유이기도 하다. 하지만 그런 약속이 특정 환자에게 특정한 결과를 보장하는 것은 아니란 사실을 아는 것 또한 중요하다. 반응을 나타내는 환자의 범위를 넓히고 진정한 완치법을 발견하기까지는 앞으로도 해야 할 일이 많다. 하지만 이미 문은 열렸고, 우리는 막 첫걸음을 뗐다.

내가 인터뷰한 면역요법 전문의 중 몇몇은 최초의 항암면역요법제들을 페니실린에 비유했다.[6] 약물로서 페니실린은 발견된 즉시 감염률을 감소시키고, 일부 세균성 질환을 완치시켰으며 수백만 명의 생명을 구했다. 하지만 과학적 혁신으로서 페니실린은 가능성의 범위를 재정의하고, 이후 몇 세대에 걸쳐 약학 연구자들에게 비옥하기 이를 데 없는 새로운 지평을 열어젖혔다. 단 한 가지 단순한 약물을 발견했을 뿐이지만, 이후 거의 100년간 항생제라는 약물 계열 전체가 전 세계에 심대한 영향을 미쳤다. 이제 우리는 항생제 없는 세상을 상상할 수조차 없다. 수천 년간 인류를 괴롭히고 생명을 앗아갔던 보이지 않는 공포를 이제 아무렇지도 않게 동네 약국에 들러 물리칠 수 있게 된 것이다.

암이 어떤 속임수를 쓰고, 어떻게 면역계의 감시를 피해 몸을 숨기는지 알아낸 것은 면역요법의 역사에서 페니실린이 발견된 순간이라 할 수 있다. 암 환자의 경과를 완전히, 그리고 영원히 바꿔버린 최초의 면역관문 억제제가 승인됨으로써 과학의 탐구 방향 또한 완전히 재정립되었다. 바야흐로 연구와 투자와 신약 개발 분야의 골드러시가 시작된 것이다. 최초의 면역관문 억제제가 승인된 이래 7년 만에 3,042건의 임상시험을 통해 50만 명이 넘는 암환자를 대상으로 940종의 '새로운' 항암면역요법제가 시험 중이다. 이와 별개로 1,064종의 신약이 실험실에서 전前임상 단계를 거치고 있다. 하지만 이런 숫자들도 면역요법을 병합했을 때 시너지 효과를 검증하는 임상시험의 숫자에 비하면 미미한 수준에 불과하다. 연구가 이렇게 빨리 진행된 결과 몇몇 제약회사에서는 휴가철에 붐비는 활주로에서 비행기들이 이륙 순서를 기다리듯 임상시험 파이프라인에 차세대 신약들을 쌓아놓고, FDA에 '신속절차fast track' 및 '혁신신약breakthrough' 지정을 요구한다.[7] 기다릴 시간이 없는 암 환자들에게 하루라도 빨리 투여할 수 있도록 승인 과정을 단축시키려는 것이다. 항암 치료 분야의 중요한 진보는 대략 50년 단위로 이어져 왔다. 하지만 항암면역요법은 눈 깜짝할 새에 한 세대를 건너뛴 것처럼 보일 정도다. 앞으로 어떤 발전이 예정되어 있는지 설명할 때 과학자들은 미소를 지으며 '쓰나미'라든지 '해일' 같은 말을 사용하곤 한다. 이런 발전 속도는 현대의학의 역사에서도 매우 드물며, 암의 역사만 놓고 보면 유례없는 것이다. 우리는 너무나 오랫동안 우리를 규정해왔던 질병과의 관계를 근본적으로 재정의할 기회를 맞고 있다.

이 책은 이렇게 새롭고 희망찬 과학을 개척하고, 가다듬고, 검증하는 데 힘을 보탠 천재들, 회의주의자들, 진정한 신념을 지닌 사람들, 그리고 무엇보다 목숨을 걸었던 환자들과 목숨을 잃은 훨씬 많은 환자들에 관한 이야기다. 또한 몸소 경험하고 자기 손으로 이런 일을 실현시켰던 사람들의 입을 통해 우리가 어디에 있는지, 어떻게 여기까지 왔는지를 듣고 앞으로 어떤 여정이 기다리고 있는지 살짝 엿볼 수도 있는 기나긴 여행담이기도 하다.

BREAKTHROUGH

환자 101006 JDS

제프 슈워츠, 4기 신장암으로 죽음 직전까지 갔다가 면역관문 억제제 임상시험에 참여하여 기적적으로 완치되다.

과학 이론들은…… 이리저리 상상해보는 데
서 시작된다. 이야기로서 시작된다고 말할
수도 있겠다. 그리고 과학적 추론을 비판적
으로 바라보거나 자꾸 수정하는 이유는 그
것이 현실에 관한 이야기인지 아닌지 정확
하게 알아보려는 것이다.

피터 메더워, 《플루톤의 국가 Pluto's Republic》

제프 슈워츠의 이야기는 2011년에 시작된다. 연구자들은 암이
우리 몸을 방어하는 면역 세포들을 속이기 위해 사용하는 은밀한
악수 중 몇 가지를 발견한 참이었다. 그런 악수를 차단하고 우리 혈
액 속에 내재된 방어 수단들을 일깨우는 치료법들이 발명되었다.
임상시험을 통해 이 약물들을 투여받을 수 있었지만, 모든 사람이
그 존재를 아는 것은 아니었다.

심지어 종양 전문의 중에도 자기 환자들의 생명을 구해줄지 모를
새로운 발견에 대해 알지 못하는 사람들이 많았다. 그런 식의 혁신
적인 치료가 가능하다는 사실을 받아들이지 않는 사람들도 있었다.
당연히 환자들에게 그런 치료를 시도해보라고 권하지도 않았다. 이
런 사정은 아직도 마찬가지다. 제프 슈워츠가 자신의 이야기를 많
은 사람들에게 알리고 싶어 한 것은 바로 이런 이유에서다.

제프 슈워츠는 자신이 행운아란 사실을 잘 안다. 그의 아버지는 1990년대에 폐암과 사투를 벌인 끝에 세상을 떠났다. 싸움은 갈수록 끔찍해져갔다. 잘라내고, 중독시키고, 불로 태우는 전통적인 방법, 즉 수술과 화학요법, 그리고 방사선요법을 총동원했던 것이다. 2011년 새봄을 목전에 두고 제프 역시 암 진단을 받았다. 신장암이었다. 제4기라 했다.

그러니 스스로 행운아라고 생각하는 것도 무리는 아니다. 은총을 받았다고 해야 할까? "그렇게까지 떠벌이고 싶지는 않군요. 그런 건 별로잖아요?" 그가 어떤 영향력이나 특별한 지식을 갖고 있었던 건 아니다. 같은 시기에 같은 병으로 사망한 수많은 사람들과 다른 점은 단 한 가지, 마침 캘리포니아에 살았고 우연히 딱 맞는 시각에 딱 맞는 문을 열고 걸어 들어갔다는 것뿐이다. 그 우연 덕분에 제프는 삶과 살아간다는 것에 대해 생각하는 방식을 완전히 바꿨다. 이제 그는 자신의 이야기가 많은 사람들에게 알려지기를 바란다. 특별히 운이 좋지 않은 사람도 생명을 잃지 않도록 말이다.

그의 방은 맨해튼 중간 지대에 위치한 한 호텔의 43층에 있었다. 제프는 알코올 중독에서 벗어난 후 크리스티 브링클리와 헤어진 빌리 조엘이 오토바이족으로 변신한 것 같은 모습이었다. 청바지 차림에 파란색 이조드 셔츠를 걸쳐 척추가 주저앉지 않도록 몸에 장착한 티타늄 케이지의 딱딱한 모서리를 감추고 있었다. 암이 그의 척추를 갉아먹자 의사들은 그가 마치 울버린이라도 된 것처럼 티타늄 케이지를 이식해놓았다. 그는 케이지에 대해 말해주었다. 흉터도 보여주었다. 내게 들려준 이야기의 생생한 증거들이었다.

제프 슈워츠는 어려서 퀸즈(뉴욕시의 5개 자치구 중 하나 – 옮긴이)의 록어웨이 지역에서 자랐다. 공립학교를 나왔고 대학에 다니면서는 택시를 몰며 회계학과 경제학 학위를 땄다. 첫 직장으로 리먼 브라더스에서 모기지 상담을 하다가 하버드 MBA 출신들이 경영하는 일본계 은행으로 자리를 옮겼다. 두 곳 모두 그와는 맞지 않았다. 제프는 음악을 너무나 좋아했다. 기타를 "상당히 잘 친다"고 했다. 그의 숨겨진 정체성이었다. 파티 같은 곳에서 사람들이 무슨 일을 하느냐고 물으면 직업을 말한 후 숨겨둔 비장의 카드를 꺼내듯 비밀스럽게 덧붙였다. "회계사입니다. 하지만 사실은 음악광이죠." 그러고 나서 백 번도 넘게 쫓아다녔던 그레이트풀 데드Grateful Dead의 콘서트나 바르미츠바(유대교 소년의 성인식 – 옮긴이) 선물로 올먼 브라더스Allman Brothers의 공연 티켓을 선물로 받았던 이야기를 꺼내거나, 음악적 만다라처럼 왼쪽 발목에 새겨 넣은 존 콜트레인의 〈어 러브 슈프림A Love Supreme〉 첫 두 마디 악보 문신을 보여주곤 했다. 객장이 문을 닫고 밤이 내려앉으면 그는 이스트 빌리지로 가서 토킹 헤즈Talking Heads, 블론디Blondie, 리처드 헬 앤 더 보이도이즈 Richard Hell and the Voidoids가 무대에 오르는 CBGB나 머드 클럽을 찾았다. 그는 특히 〈블랭크 제너레이션Blank Generation〉(1977년에 발표된 리처드 헬 앤 더 보이도이즈의 데뷔 앨범 – 옮긴이)의 녹음을 보조했던 경험을 자랑스러워했다. "내가 썩 멋진 사람은 아닐지 몰라도 어쨌든 그 현장에 있었다고요!"

그의 열성적인 취미가 직업으로 변한 것은 야구 때문이었다. 어떤 사람에게 친절을 베풀어주고 감사의 표시로 비싼 티켓을 두 장 받았던 것이다. 제프는 일생 동안 뉴욕 양키스의 열광적인 팬이었다. 하필이면 그가 받은 것은 메츠의 티켓이었다. 자리도 아주 좋은 곳이었지만, 메츠 응원석에 앉을 수는 없었다. 그래서 제프는 티켓을 친구에게 주었고 그 친구는 자기 친구를 초대했는데, 요점만 말하자면 그 친구의 친구가 제프에게 자기 회사의 하급직 일자리를 제안했던 것이다. 음악계 사람들을 고객으로 하는 금융 회사였다. 젊은 신입 사원 제프는 젊은 음악인들을 맡았다. 그의 첫 번째 고객은 신인 여자 가수 조운 제트Joan Jett였다. 몇 년간 그는 신나게 일하며 멋진 시간을 즐겼고, 마침내 독립하여 말리부에 자기 회사를 차렸다.[1] 레코드 회사 경영자를 아내로 맞았고, 아기가 태어났으며, 렉서스를 몰았다. 그는 재능 있는 가수를 알아보는 눈이 있었고, 고객에게 벌어다주는 돈의 5퍼센트를 수수료로 받았다.[2] 케샤Ke$ha나 루미니어스Lumineers, 이매진 드래곤스Imagine Dragons 등 전속 계약을 맺은 뮤지션들이 대박을 터뜨리면 제프 역시 엄청난 돈을 챙겼다. 하지만 진짜 좋은 건 마음껏 공연을 즐길 수 있다는 점이었다. 복잡한 스프레드시트를 주의 깊게 들여다보며 계산이 맞는지 확인하다가 이들의 라이브 쇼에 들르면 지루한 업무로 쌓인 스트레스가 깨끗이 날아갔다.

그는 뮤지션들을 존경했고, 음악에 심취했다. 물론 그의 진정한 가치는 실용적인 면에 있었다. 음악도 엄연히 하나의 직업이지만, 많은 뮤지션들이 그 사실을 너무 뒤늦게 깨닫는다. "대부분의 뮤지션이 한 곡을 히트시키고 생명이 끝납니다. 기숙사 방에 모여 마리

화나를 피우다 우연히 떠오른 악상이 기가 막힌 거예요. 하지만 그걸로 끝이죠." 제프의 말이다. "저는 제 뮤지션들에게 이렇게 말합니다. '네가 정말로 진지하게 임하지 않으면 모든 사람이 시간을 낭비하게 돼. 좋아, 록스타가 되라고! 하지만 그걸로 네 집을 사야 해. 그걸로 은퇴 자금도 만들어야 해. 그리고 십중팔구 그걸로 미래의 아내나 남편을 만나게 될 거야. 그건 생활 스타일이 아니라 너의 삶 자체라고.'" 그에게 진심으로 자기가 썼더라면 좋았겠다고 생각하는 곡이 있는지 물어보았다. 〈예스터데이Yesterday〉나 〈타이 어 옐로 리본 어라운드 디 올 오크 트리Tie a Yellow Ribbon 'round the Ole Oak Tree〉를 꼽았다. 두 곡 모두 과거를 회상하는 내용이고, 두 곡 모두 배경 음악 인세로만 엄청난 돈을 벌어들인다.[3]

　제프는 계약 과정을 옆에서 도와주었고, 인세를 협상할 때도 조언을 아끼지 않았다. 작곡 인세가 있었고, CD가 팔릴 때는 물론 아이튠즈iTunes, 판도라Pandora, 스포티파이Spotify 등 스트리밍 매체에서 재생할 때도 인세가 나왔다. 2000년대 초반, 음악계는 빠른 속도로 변했다. 모든 부분을 빠뜨리지 않고 꼼꼼히 챙겨야 했다. 디지털화될수록 음악은 점점 공짜에 가까워졌고, 결국 국제적인 투어를 통해 돈을 벌기 위한 광고 역할로 변해갔다. 뮤지션을 투어에 내보내는 것은 몇 년간 공들여 건조한 무역선의 진수식을 치르는 것과 비슷했다. 성패가 좌우되는 그 순간, 제프는 항상 현장에 있고 싶었다. 2011년 2월 그는 오리건주 포틀랜드에 있었다. 로우디roadie(대중 음악인의 순회공연 현장 스태프 - 옮긴이)들이 케샤의 새로운 투어 첫날 공연을 위해 무대를 꾸미는 모습을 지켜보면서 그는 자신을 너무 혹사하는 건 아닌지 자문했다. 2011년도의 'Get $leazy('추잡해지자'라는 뜻 – 옮긴이)' 투어(S자 대신 달러 표시를 하는 것은 케샤의 트레이드마크다)는 북미는 물론 남미, 유럽, 오스트레일리아, 일본에 이르기까지 일정이 빽빽하게 잡혀 있었다. 제프는 케샤가 클럽을 돌며 공연하던 풋내기 시절부터 그녀의 일을 돌봐주었다. 리한나Rihanna의 전 세계 투어에서 오프닝 무대를 장식하면서 인기에 불이 붙기 시작한 그녀는 이제 23세였다. 그리고 항구를 떠나 자신의 시대를 활짝 열어젖힐 준비가 되어 있었다. 제프는 기꺼이 갑판에 서서 재정적인 키를 잡아줄 생각이었다.

그날 밤에 꼭 공연장에 가볼 필요는 없었다. 하지만 현장에 있으면 자신의 재능을 스스로 상기해볼 수 있었다. 그는 그들의 투자를 돌보고 있었으며, 그 투자야말로 그들 자신이었다. 그들도 당연히 그렇게 생각해야 했다. 그는 몸 상태가 어떻든 오프닝나이트에 나가보지 않고는 견딜 수 없었다. 하지만 그날은 너무 힘들었다. 기분이 정말 엿 같았다.

요즘 들어 항상 몸이 안 좋았다. 쇠약한 느낌이랄까, 보통 아침에 느끼는 찌뿌둥한 기분과는 좀 달랐다. 그리고 이제 하루 종일 온몸이 쑤셨다. '오십을 넘으면서부터 그랬어. 그래, 머리가 하얗게 세고 정수리가 드러나면서부터야.' 그는 적응했다. 머리를 짧게 깎고 흰 염소수염을 길렀다. 밤늦도록 깨어 있는 불편은 로큰롤에 영혼을 판 사람이 감수해야만 할 일이었다. 늦은 밤 드라이브스루 매장에서 식사를 때우고, 운동을 못해 체중이 느는 것도 마찬가지였다. 그러고 보니 좋은 점이 하나는 있었다. 통증과 메슥거림 때문에 체중이 빠졌던 것이다. 그는 고통스러웠지만 외모는 오히려 좋아졌다. 80킬로그램이 되자 그는 호텔 방 거울 속에서 젊었을 적 몸매를 알아보고는 기분이 좋았다. 하지만 몸무게는 계속 줄었다. 딱 꼬집어 말할 수는 없어도 뭔가 이상했다.

모조 다이아몬드가 박힌 리어타드 차림에 레이저를 내쏘는 선글라스로 치장한 케샤가 스포트라이트를 받으며 모습을 드러냈다. 제프는 추위를 느꼈다. '옆구리? 배 속인가? 등 쪽 같기도 하고……' 어쨌든 몸 깊숙한 어딘가에 통증이 느껴졌다. 케샤가 별 모양으로 장식된 희한한 의상과 망사를 걸치고 히트곡인 〈퍽 힘 히스 어 디제이Fuck Him He's a DJ〉를 부르기 위해 다시 무대에 모습을 드러냈지만 기분은 조금도 나아지지 않았다. 제프는 자리를 찾아 앉아 백업 댄서들과 밴드를 지켜보았다. 프로 연주자들이었지만 언론에서 '매드 맥스와 시조새'의 이종교배라고 묘사한 무대의상을 입고 있었다. 자정이 가까워지자 케샤는 마지막 퍼포먼스로 관중 가운데 한 사람을 테이프로 의자에 결박하고 그의 무릎에 앉아 선정적인 랩댄스를 선보였다. 안무 팀과 함께 거대한 페니스 모양의 의상을 입은 댄서가 나와 스카이콩콩을 타고 두 사람 주위를 빙빙 돌았다. 제프는 시계를 보았다. 앙코르를 외치는 소리가 천둥처럼 공연장을 뒤흔들었다. "고마워요, 포틀랜드, 좋은 밤 되시길." 제프는 생각했다. '어쩌면, 그냥 집에 가서 한잠 자면 나아질지도 몰라.' 하지만 최근 들어 그가 느낀 통증은 차원이 달랐다. 지긋지긋할 정도로 가라앉지도 않았다. 케샤 일행을 태운 버스들이 다음 공연지를 향해 출발했다. 뒤에 남은 제프는 조용히 차를 몰고 병원으로 향했다.

의사가 그를 진찰했다. 검사를 위해 혈액을 채취했다. 검사가 끝났는지 다시 그를 부르더니 의자를 권했다. "가장 먼저 눈에 띄는 것은 헤모글로빈 수치"라는 말이 지금도 떠오른다. 형편없이 낮았다. 그 정도면 혈액이 근육이나 뇌에 충분한 산소를 공급할 수 없다고 했다. 항상 몸이 가라앉듯이 피곤한 데는 이유가 있었던 것이다. 하지만 헤모글로빈이 왜 그렇게 낮아졌을까? "암일 가능성이 있습니다." 결국 제프는 암이 의심된다는 소견으로 LA 윌셔가에 위치한 앤젤레스 클리닉Angeles Clinic에 의뢰되었다. PET 스캔을 비롯하여 일상적인 검사가 진행되었다. 워싱턴 탄생일 연휴가 시작되던 주말, 제프는 결과를 들었다. 신장암이었다. 4기라 했다. 그는 암의 병기에 대해서는 아무것도 몰랐지만 5기 암은 없다는 것 정도는 알았다.

그해에 미국에서만 6만 3천 명이 같은 진단을 받았다고도 했다. 너무 충격을 받은 나머지 그런 말은 귀에 들어오지도 않았다. 하지만 신장암 중에도 제프에게 생긴 종류의 암으로 진단된 사람은 매우 드물었다. 종양 전문의들의 말을 빌리자면 제프의 암은 특히 '흥미로운' 유형이었다. 매우 공격적인 육종양 신장세포암종sarcomatoid renal cell carcinoma이라 했다.

"의사가 그러더군요. 괜히 인터넷에서 병명을 찾아보지 말라고요." 자기 운명을 알아본답시고 인터넷에 올라 있는 말을 모두 믿어서는 좋을 것이 없다는 뜻이었다. "물론 모든 사람이 정확히 그렇게 하지요." 그는 가까스로 차까지 갈 수 있었다. 휴대폰을 꺼내 검색해보았다. 처음 눈에 들어온 숫자들은, 솔직히 그리 나쁘지 않았다. 5년 생존율은 당시 신장암의 표준 수치로 따지면 74퍼센트에 육박했다. '그 정도면 됐지 뭐, 사는 사람이 훨씬 많다는 거네.' 제프는 그렇게 생각했다.

하지만 계속 읽어내려가던 그는 우호적인 수치가 어디까지나 여러 가지 조건에 달려 있다는 사실을 깨달았다. 가장 중요한 것은 얼마나 빨리 암을 발견하느냐였다.

콩팥은 허리쯤에 있다. 연인끼리 끌어안고 느린 곡에 맞춰 춤을 출 때 손을 올려놓는 곳쯤이다. 대략 자기 주먹만 한 두 개의 덩어리가 척추 양쪽에 자리 잡고 핏속의 노폐물을 걸러낸다. 콩팥은 복잡한 필터 장치로, 그 속에 수백만 개의 사구체가 들어 있다. 아주 작은 캡슐처럼 생긴 사구체는 우리 몸이 필요로 하는 것과 내다버려야 할 것을 골라낸다. 하지만 안전 부적격 판정을 받은 건물에 들어가 석면 폐기물을 처리하는 철거 노동자들처럼 사구체는 우리 몸을 거쳐 간 모든 독소에 항상 노출된다. 그냥 독소가 아니라 농축된 형태다. 이런 노출로 인해 사구체에서는 DNA 돌연변이가 일어나기 쉽다. 피부가 자외선에 심하게 노출될수록 돌연변이가 일어나 흑색종이 생기기 쉬운 것과 마찬가지다.

제프가 처음 보았던 생존율은 조기 발견했을 경우에 그렇다는 것이었다. 암이 얌전히 콩팥 안에 머물러 있고, 크기도 7센티미터 이하일 때 하는 얘기였다.

미국에서는 미터법 단위를 사용하지 않으므로 종양 크기를 나타낼 때 견과류나 과일, 때로는 달걀이나 채소의 크기에 견주어 말하는 경향이 있다. 미국 암학회American Cancer Society 웹사이트에서는 5센티미터 정도 되는 제1기 암을 라임 크기라고 묘사한다. 제2기는

레몬이나 작은 오렌지 크기다. 아직 종양은 콩팥 속 한 부위에만 국한되어 있다. 종양이 콩팥 안에서 퍼지기 시작하면 제3기가 된다. 땅콩에서 호두로, 호두에서 오렌지로 크기가 점점 커지며 퍼지는 암이라 해도 제3기라면 아직 콩팥 안에 있으므로 전통적인 방법, 특히 수술과 방사선요법으로 치료할 수 있다.

대부분의 사람은 두 개의 콩팥을 갖고 있다. 한쪽 콩팥을 완전히 잘라내도 다른 쪽이 건강하게 기능을 수행하므로 살아가는 데 아무런 문제가 없다. 이런 수술을 근치根治적 수술이라고 한다. 가장 자주 사용하는 방법이다. 하지만 제프의 암은 제4기였다. 암이 이미 혈액 속으로 들어가 콩팥이 아닌 다른 곳으로, 어쩌면 모든 곳으로 퍼져나갔다는 뜻이다.

돌연변이를 일으킨 콩팥 세포들이 어디로 옮겨갔든, 폐를 가득 채웠든, 간에 뿌리를 내렸든 그 암은 어디까지나 '신장암'이다. (이런 명명법은 종양의 크기를 과일에 빗대서 묘사하는 것만큼이나 시대에 뒤진 관행이지만, 항암면역요법이 개발되면서 2017년에 변경되었다. 면역요법에 의한 또 하나의 혁신이라 할 수 있다.) 제프는 암세포들이 척추를 파고들기 시작했으므로 '신장암' 제4기였다. 폴더폰의 조그만 화면으로도 제4기 신장암은 정말 나빠 보였다. 5년 생존율은 겨우 5.2퍼센트에 불과했다. 그 수치는 1970년대 이후 변함이 없었다. 신장암 치료에서 가장 최근에 새로운 과학적 진보가 이루어진 것이 30년도 넘었다는 뜻이었다. 아무리 되풀이해서 읽어봐도 긍정적으로 해석할 여지는 조금도 없었다. 그는 휴대폰을 접었다. 잠시 차 안에 앉아 운전을 할 수 있을 정도로 마음이 가라앉기를 기다렸다.

'이런 진단을 받기에는 때가 정말 좋지 않군……' 일단 바빴다.

하지만 이런 진단을 받아도 될 정도로 한가한 사람은 아무도 없다. 이런 때 으레 나타나는 반응이 가라앉자 그도 깨달았다. '하지만 이봐, 좀 봐주면 안 될까. 나는 정말로 바쁘다고……' 사업은 불붙듯 번창하고 있었다. 뮤지션들에게는 그가 있어야 했다. 그리고 그는 어린 자녀가 둘이나 있었다. 큰애는 세 살, 둘째 놈은 겨우 돌을 지난 참이었다. 일을 그만둘 생각은 조금도 없었다. 필요 이상으로 수선을 피우고 싶지도 않았다. 그는 꼭 알아야 할 필요가 있는 고객들, 전문적인 판단이 필요한 고객들에게 소식을 알렸다. 케샤에게도 소식을 전했지만, 얼마나 나쁜지는 말하지 않았다. 그걸로 괜찮을 것 같았다. 전체적으로는 하던 대로 하면 될 것이었다. 제프는 더 큰 대학병원으로 의뢰되어 콩팥 전문의를 만났다. 어쩌면 기분 탓인지도 몰랐지만, 거기서 만난 의사는 '염병할 개새끼'였다.

그를 K 박사라고 하자. K 박사는 이미 수치들을 확인한 뒤였다. 제4기 신장암은 사실상 사형선고나 다름없었다. 이렇게 드물고 공격적인 형태라면 더욱 그랬다. 하지만 항상 실낱같은 희망은 있게 마련이다. K 박사는 수텐트Sutent라는 약을 쓰기 시작했다. 설명서에 적힌 대로 항상 나타나는 극심한 메슥거림, 식욕부진이 찾아왔다. 헛구역질은 일상이 되었다.

그 와중에 PET 스캔 결과가 나왔다. 오른쪽 콩팥에서 시작된 암이 척추를 타고 올라가는 중이었다. 암 덩어리들이 서로를 발판 삼아 위쪽으로 진격하는 모습은 마치 어린아이들이 야구 배트의 손잡이를 움켜쥐고 서로 제 것이라고 다투는 것 같았다. 의사들은 직접 눈으로 확인하기 위해 수술 일정을 잡았다. 막상 절개해보니 암은 이미 뼛속까지 파고든 뒤였다. 주먹 모양으로 치밀한 조직을 이룬 암세포들이 몸과 신경계를 한가운데에서 떠받치는 기둥에 균열을 내고 파고들어 척수를 위태롭게 움켜쥔 꼴이었다. 척수는 신경이 전선 다발처럼 얽혀 있는 장기다. 척추 뼈는 자칫하면 바스러질 정도로 약해져 있었다. 곳곳에 달라붙어 거침없이 진격하는 암 덩어리가 척수 신경을 집어삼키는 것은 시간 문제였다. 그 전에 약해질 대로 약해진 척추가 몸무게를 견디지 못하고 세계무역센터처럼 폭삭 내려앉을지도 몰랐다. 두 가지 일이 한꺼번에 벌어질 수도 있었다.

어느 쪽이든 제프는 잘해야 사지 마비 상태가 될 것이었다. 암은 빠른 속도로 진행하고 있었다. 즉시 척추를 구조적으로 안정시켜야 했다. 암 자체는 어디로 튈지 모르고, 완치는 불가능했으며, 상황은 복잡하기 짝이 없었지만, 척추를 안정시키는 것은 외과의사가 칼을 써서 할 수 있는 구체적이고 물리적인 작업이었다. 척추를 크게 잘라낸 후, 그 자리에 막대 모양의 티타늄 봉을 나사로 고정하면 되는 일이었다. 물론 프랑켄슈타인처럼 어정쩡한 자세로 지내야 했다. 기타 줄을 지판에 대고 힘껏 누르듯, 티타늄 구조물을 영구 고정시킨 척추가 조금씩 주저앉으며 드러난 신경을 누를 때 느껴지는 통증 역시 멈추지 않는 배경음이 될 터였다. 하지만 적어도 사지 마비 신세는 면할 수 있었다. 피할 수 없는 거래였다. 한 달 뒤 의사들은 다시 수술을 시행하여 마침내 암에 걸린 콩팥을 들어냈다.

수술은 견디기 힘들었고 통증 또한 극심했다. "일을 그만두지는 않았습니다. 어느 누구에게도 표내지 않으려고 애를 썼지요." 여전히 아침에 일어나 샤워와 면도를 마치고, 옷을 갈아입고, 바지가 앙상한 골반에서 흘러내리지 않도록 허리띠를 단단히 졸라매고, 렉서스에 올라타 항상 달리던 고속도로로 차를 몰았다. 일하러 가야 했다.

"하지만 사무실로는 가지 않았죠." 대신 그는 말리부 남쪽 아무 데로나 빠져나가 맥도날드 드라이브스루 점포에서 에그 맥머핀을 샀다. 그리고 다시 고속도로에 올라서기도 전에 억지로 삼켰다. 그는 차를 몰고 퍼시픽 하이웨이를 오르락내리락하며 전화로 일을 보았다. "가끔 도로 옆에 차를 세우고 전화기를 음소거 모드로 돌린 뒤, 차창을 내려 먹은 것을 모두 토하고 다시 전화를 받기도 했죠." 맥머핀이 도움이 되었다. 부드러운 데다 빈속으로 헛구역질하는 것보다는 훨씬 나았다.

그의 주치의는 두 명이었다. K 박사는 콩팥 전문의였고, Z 박사는 수술을 맡은 외과의사였다. K 박사에게서 수텐트를 투여받고, 몇 주 뒤에는 Z 박사를 찾아가 경과를 점검받았다. 두 의사는 똑같은 스캔을 보고도 전혀 다른 말을 했다. "외과의사는 더 이상 화학요법을 받으며 고생하지 말라고 하더군요. 병을 이겨보려고 발버둥치며 얼마 남지 않은 시간 동안 부작용에 시달릴 것이 아니라 즐겁게 지내야 한다고 생각했던 거죠." K 박사는 외과의사가 환자에게 자신이 처방한 치료를 무시하라고 했다며 불같이 화를 냈다.

제프가 보기에는 K 박사 역시 예후에 대한 생각은 외과의사와 같았다. 그도 제프가 죽을 거라고 생각했다. 하지만 제프가 화학요법을 받을 때마다 돈을 버는 사람은 다름 아닌 그였다. K 박사는 제프가 살아서 화학요법을 받을 수 있을 때까지 계속 돈을 벌고 싶었던 것이다.

결국 9월이 되자 K 박사마저 손을 떼지 않을 수 없었다. "6개월 정도 남았다고 하더군요, 아주 운이 좋다면." 돌이켜보면 시간이 그렇게 많이 남았다는 것이 놀라울 정도였다. 제프의 체중은 67킬로그램까지 줄어 있었다. 그나마 종양이 차지하는 무게가 날로 늘고 있을 터였다.

"그 작자는 재정적인 문제들을 정리하라고 하더군요. 정말 끔찍한 놈이었어요. 환자에 대한 매너라든지, 공감 같은 건 눈곱만치도 없었죠." 제프가 느끼기에 의사는 이렇게 말하는 것 같았다. "이제 네게 볼일은 끝났어. 넌 포기야."

제프는 그것이 의사들이 더 이상 청구할 것이 있느냐의 문제라고 믿었다. 적어도 그가 보기엔 그랬다. 어쩌면 그가 매니저이자 회계사였기 때문에 그렇게 생각했을지 모른다. 그 정도까지는 아닐지도 몰랐다. 의사도 결국 사람이다. 정말 훌륭한 의사들은 모든 면에 매우 뛰어나고 친절하지만, 어떤 사람들은 몇 가지 점만 괜찮은 수준일 뿐이다. 환자의 신체에 대해서는 전문 지식을 갖춘 의사로서 행동하고, 자신의 죽음에 대해 깊은 생각에 빠진 한 인간의 마음에 대해서는 철학자이자 신부처럼 행동하는 의사는 매우 드물다. 또한 그것은 절망적인 병에 걸린 채, 하얀 가운을 입은 사람들이 차례로 나타나 일방적으로 통고하는 죽음이란 독재에 대해 격분한 사람의 절박한 생각이기도 했다. 받아들이기 힘들지만 똑바로 바라봐야 했다. 나쁜 소식이란 누구든 받아들이기 힘든 법이니까.

어느 쪽이든 그의 몸을 황폐화시키는 존재에 대해 제프 자신보다 훨씬 많은 것을 아는 의료인들도 더 이상 해줄 것이 없었다. 포기하는 것 외에는 어떤 선택도 없었다. 그러니 가장 논리적인 선택은 전문가들의 말대로 그 역시 포기하는 것뿐이었다.[4]

하지만 처음에 앤젤레스 클리닉에서 그를 진료했던 피터 보스버그 박사에게 한 가지 아이디어가 있었다. 바로 임상시험이었다. 어쩌면, 혹시라도, 제프를 임상시험에 참여시킬 수 있을지 몰랐다. 그때는 '어쩌면'이란 말조차 달콤하게만 들렸다. 당시 임상시험 중인 약물은 종양을 공격하는 것이 아니었다. 면역계의 자연적인 공격을 무력화시키는 종양의 전략을 차단하는 것이었다. 그 약의 이름은 면역관문 억제제였다. 연구자들 사이에서는 이미 이 약이 돌연변이 수준이 높은 종양에 대해 강력한 면역반응을 이끌어내는 데 가장 효과적이라는 이론이 정립되어 있었다. 어쩌면 제프가 앓고 있는 신장암도 그런 종양일지 몰랐다.

◇◇◇

연구 관련 기준에 관해 모든 결정을 내리는 사람은 종양 전문의이자 면역학자인 댄 첸 박사였다. 약물을 개발한 제넨텍Genentech사의 항암면역요법 개발팀장이었다. 그는 임상시험에 참여할 의사가 있는 환자들을 무기명 신청서를 통해 심사했다. 신청서에는 환자이름 대신 숫자와 문자로 된 코드명과 자세한 병력이 기록되었다. 이제 제프 슈워츠라는 환자는 임상시험 신청자 101006 JDS가 되었다.

원래 이 임상시험은 고형 종양에 대한 효과를 보기 위해 설계되었다. 하지만 나중에 흑색종, 방광암, 신장암을 비롯한 몇몇 종양을 포함하는 쪽으로 확대되었다. 과연 제프가 이 연구에 참여할 수 있을까? 서류상으로는 확실치 않았다.

첸이 배제할 이유를 찾고 싶다면 환자 101006 JDS를 배제한 후 합리화하기는 식은 죽 먹기였다. 하지만 그런 식으로는 올바른 판단을 내릴 수 없다. 모집 공고에도 연구 참여 자격은 암의 종류에 따라 결정된다고 명시되어 있었다. 물론 환자 101006 JDS의 서류에 적힌 드문 유형의 신장암까지 구체적으로 명시한 것은 아니었다. 하지만 어쨌든 그것은 분명 신장암이었다. 첸은 101006 JDS의 희귀한 암과 자신들이 개발한 면역관문 억제제라는 신약에 반응할 것이라고 믿는 암들 사이에 공통점이 많을 것 같다는 생각이 강하게 들었다. 부정적인 측면도 있었다. 희귀하고 공격적인 그의 암은 이미 뼛속 깊이 뿌리내린 상태였다. 뼛속은 면역세포가 파고들기 어려운 부위다. 하지만 첸이 생각하기에 이 환자는 그들이 찾는 조건에 잘 맞았고, 실험적인 약물이 도움이 될 것 같았다. 약이 이미 승인을 받아 시판되는 상태라면 바로 약을 투여하고 지금까지 어떤 방법도 효과가 없었던 그의 병에 도움이 되기를 바라면 될 터였다. 하지만 2011년 당시 면역요법은 종양 전문의라고 해서 마음대로 시도해볼 수 있는 치료가 아니었다. 암 환자가 이 약물을 투여받는 유일한 방법은 실험적 연구에 참여하는 것뿐이었다.

바로 그 점 때문에 환자 101006 JDS에 대한 판단을 내리기가 어려웠다. 첸은 4기 신장암이 어떤 경과를 밟는지 잘 알았다. 의사이자 측은지심을 지닌 한 인간으로서 그는 이렇게 말하고 싶었다. '이봐요, 101006 JDS의 병이 참여 조건에 맞는 암이라면 그냥 참여하면 됩니다.' 하지만 과학자이자 대규모 임상시험을 책임진 부서장의 입장에서는 한 가지 문제가 있었다. 서류상으로 볼 때 환자 101006 JDS는 모르긴 몰라도 신체적으로 부담이 큰 임상시험에 참여하기에는 건강 상태가 너무 좋지 않았다. 이 환자 하나 때문에 임상시험 전체가 엉망이 되어버릴 수도 있었다. 이런 결정을 내리는데는 도움이 되는 컴퓨터 알고리즘이나 도표나 계산자 따위가 따로 없었다. 첸은 머릿속에서 가상의 저울 위에 고려해야 할 모든 요인을 올려놓고 저울이 어디로 기우는지 신중히 검토하는 한편, 자신의 직관을 믿어야 했다.

◇◇◇

제프는 자신의 운명을 둘러싸고 얼마나 아슬아슬한 줄다리기가 벌어지는지, 얼마나 간절히 마지막 희망에 매달려야 하는지는 물론, 얼마 남지 않은 시간 동안 뭘 해야 하는지조차 알지 못했다. 새로 개발된 신약에 의한 면역요법 임상시험에 참여할 수 있으리라는 보장은 어디에도 없었기 때문에 참여 준비를 해야 할지도 알 수 없었다. 하지만 정말로 운이 닿아 초록불이 켜진다면, 즉시 참여 제의를 수락하고 바로 달려갈 수 있는 곳에 있어야 했다. 그러기 위해서는 다른 치료도 받을 수 없었다. 항암화학요법을 중단하고 기다려야 한다는 뜻이었다. 화학요법은 너무나 고통스럽고 거침없이 자라나는 암에 도움이 되지도 않았지만 어쨌든 시도할 수 있는 유일한 치료였다. 그 화학물질들을 몸속에 쏟아부어 적극적으로 암세포를 견제하지 않는다면 암이 얼마나 빠른 속도로 자랄지 알 수 없었다. 그나마 화학요법이라도 해야 악화 속도를 늦춰 가족에게 너무도 소중한 며칠, 또는 몇 주를 벌 수 있을지도 몰랐다. 뭔가 다른 치료, 효과가 있을지 없을지도 모르는 실험적인 치료를 시작할 수 있을지 모른다는 실낱같은 가능성을 위해 생명을 조금이라도 연장할 가능성을 포기한다는 것은 위험한 도박이었다. 마치 독가스를 들이마시지 않으려고 숨을 참는 것처럼 느껴졌다.

◇◇◇

꽤 오랜 시간이 지났는데도 댄 첸은 환자 101006 JDS에 관한 모든 것, 임상시험 참여 후보자로서의 인적사항과 경력, 치료 반응, 심지어 암호화된 환자 식별 번호까지 즉시 떠올릴 정도로 모든 것을 기억하고 있었다. 자신이 개발한 최초의 면역요법제를 검증한 과학자로서 처음 치료 반응을 보인 환자가 쉽사리 잊히지 않는 것 같았다. 알고 보니 101006 JDS는 첸의 말을 빌리자면 "특별한, 매우 특별한 환자"였다. 여기서 특별하다는 말은 치료 결과를 아는 지금 생각하더라도 데이터 수집이라는 관점에서 환자 101006 JDS는 어떤 임상시험에도 절대 참여해서는 안 된다고 주장할 수 있다는 뜻이다.

"그를 보자마자 떠오른 생각은, 사실 서류에 다 적혀 있긴 했지만, 그래도 이런 생각이 들었어요. '지금 누굴 놀리는 거야? 이런 환자를 보내면 어떡해?'" 댄이 수행하는 임상시험은 제1상 시험이었다. 인간에게 처음 그 약을 사용한다는 뜻이다. 그의 팀은 어떻게든 연구를 제대로 진행시키기 위해 엉덩이에 불이 붙은 것처럼 정신없이 움직였다. 이때 제넨텍에 비밀 스파이처럼 조용히 숨죽이고 있던 암 면역학자들은 나중에 더 큰 회사로 옮겨 간다. 그리고 연구 방향을 바꿔야 한다고, 자신들이 벌써 몇 년 전에 불확실한 상태로 경험했던 면역요법제 개발에 뛰어들어야 한다고 설득한 끝에 맨손으로 신약 개발 프로그램을 처음부터 시작하게 된다. 하지만 당시만 해도 제넨텍은 면역요법이라는 게임의 후발 주자였다.

제넨텍에 합류하기 전에 첸은 스탠퍼드에 있는 자신의 연구실과 스탠퍼드 대학 암센터Stanford University Cancer Center에서 환자들을 진료하며 항암면역요법을 연구했다. 초기에 시도했던 방법들은 암에 효과가 없었다. 하지만 다양한 백신의 실패와 환자들에게 인터루킨-2나 인터페론 등 강력한 면역 자극제를 투여했을 때 나타난 일관성 없고 때로는 충격적이기까지 한 효과에도 불구하고 연구자들은 희미한 희망의 빛을 보았다. 첸을 비롯해서 항암면역요법을 믿는 사람들은, 드물지만 실제로 긍정적인 반응을 나타내는 환자들을 통해, 그리고 전 세계를 통틀어 손으로 꼽을 정도로 적은 다른 연구실에서 보고한 증례들을 통해 그 빛을 보았다. 대부분의 과학자는 물론 대부분의 종양 전문의조차 항암면역요법은 희망과 건전한 과학을 구분하지 못하는 맹신자들과 돌팔이 사기꾼들이 마구 뒤섞여 있는 의학계의 막장으로 치부했다. 하지만 그때까지도 면역요법 분야를 떠나지 않은 몇 안 되는 동료들처럼 첸은 이렇게 긍정적인 반응 속에 단순히 일화적逸話的인 경험을 잘못 해석한 것이라고 치부

할 수 없는 무엇인가가 있다고 믿었다(보다 자세한 정보는 부록 B를 참고한다). 면역요법제 연구가 그런 믿음을 입증하는 데 도움이 될지도 몰랐다.

환자 101006 JDS가 이 연구에 도움이 될까? 첸은 회의적이었다. "그는 병변이 너무 많았습니다. 뼈를 비롯해 위치도 좋지 않았죠. 뼈는 항암면역요법으로 치료하기 어려운 부위입니다." 설상가상으로 '수행상태'조차 끔찍했다.

수행상태란 예를 들면 이런 것이다. "어떻게 지내나요? 자리에서 일어나 돌아다니나요? 아니면 하루 종일 토하고, 제대로 먹지 못하고, 침대 밖으로 나올 수도 없나요?" 종양 전문의들은 수행상태를 통해 환자가 치료를 잘 견딜 수 있을지 예측한다. 임상시험이든 전통적인 암 치료든 마찬가지다. 결국 수행상태란 보다 철저히, 그리고 학문적으로 이렇게 묻는 것이나 다름없다. '안녕하세요?' 101006 JDS는 전혀 안녕하지 않았다.

"침대 밖으로 나올 수 없다면, 자유롭게 돌아다니지도 못한다면, 결과는 대개 끔찍합니다. 계속 상태가 나빠지죠. 이렇게요." 첸은 손을 들더니 공중에 급격히 하강하는 그래프를 그렸다. "보통 이런 환자들은 되돌릴 수 없어요. 이렇게 병세가 악화되는 환자를 임상시험에 참여시킨다는 건 자신들이 개발한 약이 안전한지 알아보는 방법으로 좋다고 할 수 없겠죠."

바로 그것이 제1상 시험의 목표다. 이전까지 한 번도 인간에게 사용해본 적이 없기 때문에 저용량을 시험 삼아 투여해봄으로써 신약 후보 물질의 안전성을 가늠해보는 것이다. 여기서 실패하면 그냥 접어야 한다. 그런 시험이 정말로 뭔가 의미를 가지려면 약물의 안전성을 최대한 사실에 가깝게 반영할 필요가 있다. 이런 관점에서 환자 101006 JDS는 연구자들이 꿈꾸는 시험 대상자와 거리가 멀었다. 병이 너무 중하고 쇠약한 환자는 약이 안전하든 그렇지 않든 임상시험을 견디지 못할 가능성이 높다. 하지만 그런 결과가 나오면 환자가 문제가 아니라 약이 문제였다는 식으로 해석된다. 정작 문제는 제프에게 있지만 임상시험에서 문제가 생겼으므로 이 약은 모든 환자에게 맞지 않는다는 식으로 확대 해석되는 것이다.

'안녕하세요?' 검사가 다분히 주관적이라면 임상시험 참여를 결정하는 주요 기준은 경험적이고 표준화되어 있다. "반드시 충족해야 하는 검사 수치들이 있지요." 첸이 설명했다. 이 수치들은 임상시험을 진행하는 모든 시험 책임자들에게 제공된다. 이 수치를 충족시키지 못하는 환자는 애초에 고려 대상이 될 수 없다.

101006 JDS의 검사 수치는 매우 '나빴다'. 알부민 수치, 백혈구 수치도 '좋지 않았다'. 이런 수치들은 면역요법제 임상시험에 지원한 환자들에게 특히 중요하게 생각되는 지표다.

"무엇보다 백혈구 수치가 중요합니다. T세포가 있어야 하거든요. 당시만 해도 저희는 약에 대해 잘 몰랐지만, 애초에 T세포가 없다면 T세포와 반응하는 약물을 준들 무슨 소용이 있겠어요?" 첸의 말대로 시험에서 가장 중요한 숫자는 T세포 수치였다. 그리고 제프는 기준 수치 미만이었다. "방법이 없었죠."

불과 2개월 전까지 화학요법을 받았던 제프는 어느 때보다도 상태가 나빴다. 너무 쇠약해서 앤젤레스 클리닉 임상시험의 참여 자격 요건을 충족할 수 없었다.[5] 이렇게 해서 제프를 치료하는 의사들(첸의 지시를 받는 시험 책임자들)이 중간에 낀 채 밀고 당기기가 시작되었다. "그들은 임상시험 계획서에 따라야만 했습니다. 헤모글로빈 수치는 반드시 어느 수준 이상이어야 했지요. 그들이 내 피를 뽑아서 수치가 안 나오면 이렇게 말했습니다. '다시 뽑아봐요.' 그러면 의사들은 그날 또 피를 뽑았죠." 제프의 설명이다. 헤모글로빈 수치는 검사할 때마다 조금씩 변할 수 있다. "저는 브로콜리를 미친 듯이 먹어댔습니다. 매일요. 오로지 헤모글로빈 수치를 올리기 위해서였죠." 첸은 이렇게 설명했다. "그들은 어떻게든 도와주려고 했습니다. 아주 옛날에 귓불을 문지르면 백혈구 수치가 올라간다는 연구가 있었습니다. 믿기지 않겠지만 진짜로 관찰되는 현상입니다. 존스 홉킨스에서 연구한 거죠. '귓불 림프구 증가증'인가, 뭐 그런 이름으로 부릅니다." 그래서 그들은 제프의 귓불을 열심히 문질러댔다. 제프는 밤중에도, 차 속에서도, 무엇보다 피를 뽑기 직전에 열심히 귓불을 문질렀다. 그래도 수치는 올라가지 않았다.

11월에 앤젤레스 클리닉에서 제프를 담당하는 종양 전문의 보스버그 박사가 좋지 않은 소식을 전했다. 제프가 임상시험에 참여할 수 없을 것이란 말이었다. "그건 사형선고나 마찬가지였습니다." 제프는 회상했다. 그는 아직 포기할 준비가 되어 있지 않았다. 하지만 굳은 결심을 한다고 면역계가 건강해지는 것은 아니었다. "의사들은 다른 임상시험을 제안하더군요." 면역요법 시험은 아니었다. 하지만 제프는 이미 화학요법은 받을 만큼 받았다고 생각했다. 듣지도 않는 데다, 화학요법을 받으면 몸 상태도 개떡 같았다. 약이 들

44

는다 해도 기껏해야 몇 개월 더 사는 데 그칠 것이었다. 그런 치료를 또 받아야 할까?

'물론이지. 조금이라도 도움이 될 가능성이 있다면 받아봐야지.' 그것이 그의 기본적인 태도였다. 그는 아직 임상시험 중인 약을 써보지 않았으므로 적어도 그 약을 플랜 B로 남겨둘 수 있었다. 하지만 제프의 걱정은 A든 B든 그 약이 플랜이 될 수 있느냐는 것이었다. '가만히 앉아 죽음을 기다리느니 그거라도 해보자는 생각은 아닐까?'

짐짓 밝은 표정을 지으며, 하라는 대로 고분고분 따르고, 온갖 불안한 가정과 가능성을 외면하면서 착한 환자처럼 굴 수도 있다. 암이라는 분야는 어디서나 그런 모습을 볼 수 있다. 폐암 클리닉에 가면 담배를 끊은 사람들이 넘쳐난다. 그리고 뭔가 할 일을 정해놓고 끊임없이 앞으로 나아가는 것은 제프에게도 중요했다. 하지만 앞에 두 갈래 길이 놓여 있다는 사실을 외면하기란, 그리고 플랜 B가 잘못된 길일지도 모른다는 사실을 생각하지 않기란 너무나 어려운 일이었다. 의사들이 원하는 치료는 따로 있는데, 그 스스로 도움이 될지 모른다고 생각한 치료는 따로 있는데, 제프는 그 치료를 받을 수없었다. 또 다른 임상시험은 분명 일이 잘 안 풀려서 임시변통으로 끌어온 것이었다. 하긴 어쩌면 바쁘게 사는 것이야말로 가장 필요한 일인지도 몰랐다. 어쩌면 바쁘다는 것 자체가 도움이 될지도 몰랐다. 물론 제프가 그냥 포기하고 평화롭게 운명을 받아들이자는 생각을 해보지 않은 것은 아니었다.

유일한 문제는 평화로운 느낌이 들지 않는다는 것이었다. 그는 끊임없이 어깨 너머로 고개를 돌려 갈 수 없는 길을 힐끔거렸다. 이제 어려운 결정을 내려야 할 사람은 다름 아닌 제프 자신이었다. 제안받은 임상시험에 참여한다는 것은 면역관문 억제제라는 기적 같은 가능성을 포기한다는 뜻이었다. 그나마 그 버스도 막 떠나려는 참이었다. 우물쭈물하다가 그마저 놓친다면 빈손으로 교차로에 남겨질 것이었다. 그것은 곧 이미 안내받았던 호스피스 치료를 시작해야 한다는 뜻이었다.

◇◇◇

한편 제넨텍의 샌프란시스코 캠퍼스에서 댄 첸은 한 가지 문제에 봉착했다. 사실 문제는 한 가지가 아니었다. 우선 모든 종양 전문의들이 지닌 문제가 있었다. 바로 업무에서 오는 부담감이었다. 암 치료는 좋은 소식이 넘쳐나는 분야가 아니다. 이 분야에서 좋은 의사이자 연구자가 되려면 질병으로 인한 사망률과 끔찍한 결과라는 냉엄한 현실을 받아들여야 했다. 하지만 암에 맞서 하루하루를 정신없이 싸우는 와중에도 문득 허망함이 밀려들곤 했다.

잠재적 환자인 101006 JDS의 운명 역시 어쩔 수 없이 받아들여야 하는 것 중에 끼어 있었다. 서류상으로 나빠 보이는 것이 사실이었지만 그는 너무 오랫동안 합격선 근처에서 손을 흔들고 있었다. 비록 암호화된 식별번호밖에 몰랐지만 어느덧 개인적인 문제가 되었던 것이다. 그는 이 남자가(그가 남자라는 사실은 알았다) 좋은 결과를 얻기를 바랐다.

하지만 자신의 약물에 대해서도, 다른 모든 암 환자들에 대해서도 좋은 결과를 바라기는 마찬가지였다.

"크리스마스 연휴가 다가오고 있었어요. 한동안 모든 것이 멈출 참이었죠." 첸은 회상했다. 당연히 회사도 쉬었다. 의사들도 짧은 휴가를 즐기고, 환자들 역시 멀리 떨어진 가족과 친구들을 보러 가리라. 어떤 사람들에겐 그것이 마지막일 테고. 원래 세상이란 그렇게 돌아가는 것이다. 크리스마스 휴가는 약을 개발하고, 시험하고, 환자들이 사용할 수 있도록 출시하기 위한 숨 가쁜 경주 역시 한동안 멈춘다는 뜻이었다. "제 입장에서는 휴가가 시작되기 전에 이번 코호트cohort(로마 군대의 편성 단위에서 유래한 단어로 같은 시기를 살며 특정한 사건을 함께 겪은 동질적인 집단을 가리킨다. 임상시험에서는 동일한 속성을 지니고 같은 시기에 시험을 시작한 집단을 뜻한다 – 옮긴이)를 채우지 못하면 임상시험 전체가 지연될 판이었죠." 그렇게 된다면 파급 효과에 의해 상당히 심각한 결과가 빚어질 수 있었다. 코호트가 채워지지 못하면 이미 시험에 참여한 환자들도 치료를 시작할 수 없었다. 그리고 약물이 임상시험을 통과하지 못한다면, 최소한 FDA 신속승인이라도 받지 못한다면 어떤 환자도 그 약물을 투여받을 수 없고, 심지어 투여받을 만한 가치가 있다고 생각하지도 못할 것이었다. 그의 코호트에 비어 있는 단 한 자리가 이후 모든 과정의 정지 신호가 되는 것이다.

지금 당장 시험에 등록시킨다고 결정하지 않는다면 환자 101006 JDS는 영원히 참여할 기회가 없을 것이었다.

제프 슈워츠는 12월 17일에 플랜 B로 생각했던 약물의 임상시험을 시작하기로 되어 있었다. 그는 그날 아침과 자동차와 고속도로를 생생하게 기억한다. 월셔가의 클리닉으로 차를 몰고 가는데 꼭 교수대로 끌려가는 기분이 들었다. 그의 렉서스는 로스앤젤레스의 아침 공기가 들어오지 않도록 차창이 굳게 닫혀 있었다. 그는 히터를 한껏 돌려 27도에 맞추었다. 몸이 너무 떨려 차를 몰기가 힘들었다.

"아무한테도 말하지 않았어요. 하지만…… 기분이 끔찍하더군요. 뭐랄까, 어쩔 수 없이 그 치료를 받기로 한 거잖아요. 끝까지 싸울 작정이었는데……" 제프는 말을 멈췄다. 그 역시 그날에 대해 한 번도 깊게 생각해보지 않았다. 적어도 자기 자신에 대해서는 그랬다. 왜냐하면 자기 자신은 그만하면 됐다고 느꼈기 때문이었다. 남은 것은 가족에 대한 재정적 책임뿐이었다. "내가 번 돈은 한 푼도 빠짐없이 아이들 앞으로 저축해두었어요. 리스는 모두 완납했지요. 다음 번 지불 때까지 살아 있을지 알 수 없었으니까요. 죽음의 영적인 의미 따위를 찾지는 않았어요. 죽는다고 해서 그런 쪽으로 마음이 바뀌지는 않더군요. 하지만 죽을 거라는 생각, 끝을 안다는 건……" 제프는 말을 멈추고 잠시 표현을 골랐다. "뭐랄까, 그건 모든 것에 대한 생각이 바뀌는 겁니다."

제프의 차가 병원 문을 통과했다. 주차를 하고, 힘겹게 차에서 내린 후, 접수창구에서 수속을 밟았다. 싸구려 펜이 달린 클립보드가 있었다. 간호사가 나와 그의 이름을 불렀다. 그가 다가오기를 기다려 미소 짓고는, 몸을 돌려 앞장섰다. 그는 간호사를 따라 문을 몇 개인가 통과하여 어떤 방으로 들어갔다. 편안한 의자가 놓여 있었다. 머리 위에서 조명이 밝게 빛났다. 그의 이름은 이미 ID로 바뀌어 있었다. 그리고 똑같은 ID가 적힌 정맥주사가 준비되어 있었다. 임상시험은 편향이나 감정에 사로잡히지 않도록 반드시 이중맹검 방식으로 수행한다. 엄정한 과학을 위해 환자의 모든 정체성을 박탈하는 것이다. 과학에는 좋을지 모르지만, 인간에게는 받아들이기가 쉽지 않다. 절차는 이렇다. 정맥주사액을 꺼내고, 주사액에 붙어 있는 번호를 환자의 손목 밴드에 있는 번호와 맞춰보고, 번호들을 서식에 기록하고, 정맥주사액을 걸대에 걸고, 스톱콕을 돌려 주사액을 환자의 몸속으로 흘려 넣는다. 그전까지 제프로 알려졌던 환자 101006 JDS는 모든 준비를 마쳤다. 소매를 걷어 올리고 주삿바늘이 혈관 속에 들어가 테이프로 고정되었다. 나중에 밝혀진 바로[6] 그 약은 일부 신장암 환자의 수명을 몇 개월 연장시켜주는 효과가 있었지만, 제프 같은 환자에게는 아무런 도움이 되지 않았을 것이 거의 확실했다.

◇◇◇

북쪽으로 800킬로미터 떨어진 샌프란시스코, 해가 막 떠오른 시간에 댄 첸은 자신의 사무실에 있었다. 7시 30분에 전화가 울렸다. 갑작스러운 소음에 그는 깜짝 놀랐다. 환자 101006 JDS의 마지막 검사 수치에 관한 전화였다. 귓불을 문질렀기 때문일까? 간절한 바람이나 의지력이 효과를 발휘했을까? 댄은 잠시 의아했다. 어쨌든 그 친구는 가까스로 합격선을 넘겼다.

어쩌면 또 수치가 변했을지도 모르지만, 어쨌든 그들은 검사를 시행했고 그는 합격했다. 어느 누구도 움직일 수 없는 냉정한 선이 그어져 있고, 엄연히 그 선을 넘은 것이다. 그 사실은 이제 개인의 의견이 아니라 실증적인 것이었다. 댄은 마음을 정했지만, 우선 클리닉에 전화를 해봐야 했다. 이 친구를 과연 임상시험에 참여시킬 수 있을까?

댄은 그때 보았던 한 줄기 빛을 지금도 기억한다. 차가운 잿빛 샌프란시스코만 어디에선가 반사되어 들어온 그 빛은 뭔가 방안의 분위기를 바꿔놓았다. 그는 창밖을 내다보며 그 빛을 응시했다.

"그저 그 사람에 관한 문제가 아니었습니다. 그 임상시험은 훨씬 많은 사람들에게 영향을 미칠 것이었습니다. 괜히 이 친구를 집어넣었다가 완전히 망쳐버리면 어쩌지 하는 생각이 들더군요." 한 사람 때문에 임상시험을 망치고 수많은 사람들의 운명을 망쳐놓는다면, 이 친구를 시험에 참여시키는 것이 옳은 일일까, 아니면 그 반대일까?

모든 것이 불과 몇 분 안에 벌어졌다. 검사 수치를 알리는 전화, 그의 결정. 하지만 그 빛은 무엇이었을까? 어쩌면 영화를 너무 많이 봤는지도 모르지만 그 빛 속에는 크리스마스의 기적 같은 뭔가가 있었다. 누구나 그맘때쯤이면 느끼는 감정, 친절함 비슷한 것이 어려 있었다. 아무리 친절함조차 이용당하는 세상이라지만. 댄은 전화기를 집어 들고 클리닉 번호를 눌렀다. 통화 중이었다. 전화기를 내려놓고, 번호를 확인하고, 다시 눌렀다. 마찬가지였다. 이건 무슨 조짐일까? 그냥 통화 중일까? 한 번 더 전화를 걸었다. 이번에는 연결되었다. 그는 환자 번호를 불러준 후 이렇게 말했다. "이 사람을 참여시킵시다." 잠시 침묵이 흐르더니 시끄러운 소리, 사람들이 어쩔 줄 몰라 우왕좌왕하는 소리가 들렸다. 누군가 전속력으로 달려가는 듯한 소리가 뒤를 이었다.

◇◇◇

"저는 거기에 앉아 있었지요." 제프는 회상한다. "모든 연결이 끝나고 주사약도 매달려 있었어요. 그냥 스톱콕을 열면 끝나는 일이었어요. 그런데 느닷없이 간호사가 뛰어 들어오더니 이러는 거예요. '잠깐만요.' 피검사나, 뭐 그런 게 잘못된 줄 알았어요."

그리고 의사가 들어왔다. "그 사람들이 전화를 했습니다." 알고보니 제프의 림프구 수치가 올라가 임상시험 참여 자격이 된다는 것이었다.

"1,100인가 뭐라고 하더군요. 암이 변한 것도 아니고, 더 나아진 것도 없는데 숫자만 좋아졌다는 겁니다." 검사 결과에 따르면 마침내 그의 림프구들이 모습을 나타낸 것이었다. "기적이라고 해야 할지, 뭐라고 해야 할지…… 잘 모르겠어요." 그가 아는 것은 병원 사람들이 약을 가져가고, 그의 정맥에 꽂혀 있던 바늘을 뺐다는 것이다. 마지막으로 주치의가 첸 박사의 메시지를 전했다. "환자에게 전해주세요. 메리 크리스마스."

◇◇◇

3일 후인 12월 20일, 제프는 12명이 참여하는 임상시험의 12번째 환자가 되었다. 그는 직접 차를 몰고 갔다. 임상시험을 수행하는 의사들과 참여한 환자들이 처음으로 직접 만나는 자리였다. 그는 의사들이 생각했던 것보다 훨씬 나빠 보였다. 얼마나 나빴던지 의사들이 전화해서 정말 이 환자가 맞느냐고 확인할 정도였다.

절차는 지난번과 똑같았다. 클립보드와 서식들, 스티커와 손목 밴드, 소매를 걷어 올리고 정맥주사…… 다만 이번에는 실험적 면역요법인 면역관문 억제제를 주입한다는 점이 다를 뿐이었다.

제프가 실험적인 약물을 투여받은 것은 그때가 처음이었다. 약물 명칭은 MPDL3280A였다. 실험적인 약물이란 말은 짜릿한 흥분을 일으키기도 했지만, 왠지 영화에 나오는 광기 어린 과학자가 연상되어 약간 으스스하기도 했다. MPDL3280A는 마우스 모델에서 효과가 있었지만, 사실 그런 항암제 중 90퍼센트는 인간을 대상으로 하는 임상시험에 실패한다. "사람들에게 이렇게 물었죠. '이봐요, 지금 그 약 말이오. 그걸 맞으면 머리가 터져 날아가버리는 거 아니오?' 그들이 이렇게 대답하더군요. '젠장, 그걸 우리가 어떻게 알아요.' 그럴 수밖에 없었죠. 내가 처음이었으니까요!"

그의 머리는 날아가지 않았다. 하지만 그의 몸속에서는 분명 무슨 일이 벌어졌다. "주사를 맞자마자, 다시 살아난 기분이 들었어요. 정말 이상했죠." 약이 듣는 걸까? 그저 그런 기분이 든 것일까? 그는 겨우 한 번 주사를 맞았을 뿐이었다. 게다가 저용량이었다. 제1상 임상시험은 목적 자체가 새로 개발된 약물의 '최저유효용량'을 찾아내는 것이다. 그렇게 즉각적으로 효과가 나타날 가능성은 거의 없었다.

제프도 위약 효과가 뭔지 정도는 알았다. 믿음과 희망이 건강은 물론 치료 효과에 영향을 미칠 수 있다는 것도 알았다. 스스로도 고객들에게 믿음과 희망을 주려고 노력했고, 그런 이야기도 여러 번 나누었다. 믿음의 힘은 중요하고 실제로 존재한다. 하지만 그것만으로 암을 낫게 할 수는 없다. 어쨌든 화학요법을 받은 지 상당히 되어 메슥거림이 덜 느껴지기도 했다.

다음 방문은 2주 뒤였다. 또 주사를 맞았다. 그리고 다시, 주사를 맞은 즉시 기분이 좋아졌다. 틀림없었다. 그는 죽어가면서도 악착같이 일을 했다. 그런데 이제는 일 말고 다른 것도 할 수 있겠다는 기분이 들 정도였다. 심지어 다섯 살 난 아들을 씨월드SeaWorld(샌디에이고에 있는 대형 테마파크 – 옮긴이)에 데려가기까지 했다.

"그냥 가만히 있는데 대퇴부에서 뭔가 펑 터지는 느낌이 드는 거예요. 대퇴골에서요. 암이 대퇴골을 완전히 파먹고 들어갔는데, 골반뼈에 대퇴골이 들어가는 소켓처럼 생긴 부위 있죠? 거기서 뭔가 펑 하는 기분이 들지 뭡니까." 그렇다고 수행상태가 좋아지지는 않았다. 오히려 치료가 지연되었다. 그는 또 한 차례 수술을 받았지만, 새로운 암이 생겨서가 아니라 그냥 수술이었다. 오래된 문제 중하나가 다시 찾아온 것이었다. 오래된 문제 따위는 걱정도 되지 않았다. 그저 새로운 문제가 생기지 않기를 바랄 뿐이었다. 다음 예약 날짜가 다가왔고, 제프는 또 한 차례 실험적 약물을 주입받았다. 이번에는 그저 생각에 그치지 않았다. 그는 좋아졌다고 확신했다.

몇 주 뒤 집에 있는데 아들이 물었다. "아빠, 어떻게 된 거예요?" 처음에 제프는 무슨 말인지 몰랐다. 아이는 아빠가 다시는 자기를 안아 올릴 수 없다고 생각한 것이었다. 하지만 이제 그는 아들을 하늘 높이 던져 올리며 아이가 신이 나서 비명을 질러대는 모습을 보고 있었다. 그러면서도 자기가 얼마나 좋아졌는지 느끼지 못했지만, 아이는 금세 알아차렸던 것이다. 뭔가가 확실히 좋아지고 있었다. 얼마 뒤 PET 스캔에서 그것을 확인할 수 있었다.

2012년 3월 15일, 댄은 임상시험을 진행하는 클리닉의 의사로부터 이메일을 한 통 받았다. 그들이 긴가민가하며 보낸 환자, 지독한 피로감을 호소하고 복막 뒤 림프절에서 시작된 통증이 너무 심해 일은커녕 어린 자녀를 안아 올리지도 못했던 바로 그 환자에 대해 첸에게 알릴 것이 있었던 것이다. 환자 101006 JDS는 "삶을 되찾았습니다".

◇◇◇

제프는 자신이 얼마나 운이 좋은지 잘 알았다. 기적을 일으킨 사람들을 만나고 싶었다. 샌프란시스코 바이오 기업 구역 어디선가 일하는 첸 박사란 사람이 전 세계적으로 그 임상시험을 이끈다는 사실은 알고 있었다. 전화를 하거나, 연구팀이 회의를 할 때 잠깐 들러 고맙다는 말이라도 전하고 싶었다.

"7월에 LA에서 학회가 열리는데 바로 '그 첸 박사'가 참석한다고 누가 알려주더군요. 저는 항상 그 첸 박사, 수수께끼의 첸 박사를 머릿속에 그렸습니다. 거 왜 있잖아요? 얇은 금속테로 된 안경을 쓴 괴짜 과학자라고 상상했죠. 마침내 그를 만났습니다. 우아, 패션 잡지 모델인 줄 알았어요!"

첸은 놀랄 만큼 싹싹하고 매력적이었다. 그는 나중에 제프를 샌프란시스코 사무실로 불러 아래층에 있는 연구실까지 보여주었다. 모든 것이 어딘지 모르게 윌리 윙카(로알드 달의 소설《찰리와 초콜릿 공장》에 나오는 거대한 초콜릿 공장의 주인－옮긴이) 같았다. "그러니까, 예를 들어 한쪽에는 E. COLI, 다른 쪽에는 CHO라고 새겨진 표지판이 있었어요. 'CHO가 무슨 뜻이죠?' 그가 대답했어요. 중국 햄스터 난소Chinese Hamster Ovaries라고요! 그리고 저를 한쪽에 있는 커다란 강철통 앞으로 데려갔어요. '이게 뭔지 알아요?' 제가 대답했죠. '맥주 양조장 같네요.' 댄은 이렇게 말했어요. '맞아요, 그러니까 뭐랄까, 단백질을 양조하는 거죠.'"

제프는 자신이 투여받은 약을 개발하고 단백질을 만들어낸 4명의 연구원도 소개받았다.[7] "마침내 그들을 만났죠. 제가 누구인지 알고 모두 울음을 터뜨리더군요. 천재들인데 하나같이 백치 서번트처럼 보였어요. 글쎄, 실험실 밖으로 나가지도 않는대요." 기나긴 연구 끝에 면역요법제를 완성하고 나서, 수십 년간 면역요법제로 환자들의 생명을 구하는 데 실패하고 나서, 마침내 노력의 결실로 죽음의 문턱에서 돌아 나온 건강한 사람이 눈앞에 나타났던 것이다. 제프가 최초였다.

"도대체 어떻게 그 일을 해냈을까요? 그 친구들 전부 노상 거절만 당하고, 하는 일마다 실패하고, 사람들은 계속 죽었죠. 기분이 어땠을지 상상할 수 있어요? 첸은 종양 전문의입니다. 흑색종을 보지요. 그 모든 환자들, 그 모든 연구자들을 상상할 수 있어요?"

댄 첸은 그에게 뭔가를, 정말 큰일을 해주었다. 그래서 제프도 뭔가를 해주고 싶었다. "첸은 저를 몰랐습니다, 개인적으로는요. 그저 임상시험에서 썼던 머리글자로만 알았죠. 제가 음악계에 있다는 것도 몰랐죠." 제프는 댄에게 물어 10대인 딸이 있다는 사실을 알았다.[8] "그럼 좋아하는 밴드가 있겠네요?" 첸은 딸이 이매진 드래곤스라는 밴드를 좋아한다고 말했다. 그 이름을 듣는 순간 제프는 미소를 지었다. "그래서 다음에 그 친구들이 샌프란시스코에서 공연을 열었을 때 그 아이에게 티켓을 주고, 무대 뒤도 구경시켜줬죠. 아이는 스테이지에 올라가 풍선을 객석으로 던져주는 일도 해봤어요. 정말 끝내줬죠! 아마 평생 못 잊을 겁니다. 댄이 '고마워요' 하기에 이렇게 대답했죠. '이봐요, 나를 살려줘서 정말 고맙소!'"

◇◇◇

제프는 건강이 아주 좋아져서 거의 정상적인 삶으로 돌아간 것 같았다. 정상적인 삶 속에는 주말마다 초등학교 체육관에서 벌어지는 농구 경기에 아들을 데려가는 일도 포함된다. "하루는 옆에 있던 아내가 소매를 잡아당기며 말했어요. '저기 좀 봐요. 저 사람 누군지 알겠어요? 저쪽 맞은편에요.' 그쪽을 쳐다보니 정말 믿을 수가 없더군요. K 박사였어요. 그 염병할 K 박사요. 그래 당당하게 그쪽으로 건너가 붙잡았죠. '내가 누군지 알겠소?' 모른다고 하더군요. 그래서 이렇게 말해줬죠. '흥, 이 빌어먹을 놈아. 네가 나한테 5개월밖에 못 산다고 했잖아!'"

"6개월 뒤에 또 그를 만났습니다. 알고 보니 아이들이 같은 학교, 같은 학년인 거예요. 다시 만날 수밖에 없었죠. '또 한 번' 다가갔습니다. 그리고 말했죠. 말하지 않고는 견딜 수 없었어요. 그에게 그 말을 꼭 해야만 했습니다. '이봐, 환자는 말 한마디에 목숨을 건다고. 말 한마디에! 당신이 나한테 이제 끝이라고 했어, 5개월밖에 안 남았다고. 그 말을 듣고 하늘이 무너지는 것 같았다고!'"

제프는 상태가 점점 나빠지고 임상시험도 찾을 수 없었을 때 또 다른 의사가 했던 말도 기억했다. 보스버그 박사는 새로운 면역요법제 임상시험들이 시작되고 놀라운 효과, 상상할 수도 없었던 효과를 거두는 모습을 지켜보았다. 새로운 약물들이 얼마나 빨리 개발되는지 알고 있었다. "저는 임상시험에 참여할 수 없었을지도 모릅니다. 하지만 그가 용기를 주었어요. '조금만 더 버텨요. 새로운 약들이 속속 나오고 있으니까'라면서요."

2011년만 해도 드물고도 급진적인 통찰이었다. 종양 전문의라고 해서 암의 면역요법 분야에서 어떤 일이 일어나고 있는지 속속들이 아는 것은 아니었다. 당시 절대 다수의 종양 전문의는 면역요법으로 암을 치료한다고 하면 비웃었다. 헛된 약속과 효과 없는 백신들이 난무했던 옛 시대의 사악한 유물로 생각했다. 제프가 특히 운이 좋았던 것은 면역요법으로 암을 치료할 수 있을 가능성에 열린 태도를 지니고, 임상시험에도 적극적으로 참여하는 종양 전문의들이 대거 포진한 앤젤레스 클리닉 같은 곳과 긴밀하게 연결된 의사를 만났다는 점이었다. 물론 애초에 그곳에 간 까닭은 암이 어떤 치료에도 반응하지 않았기 때문이니 그리 운이 좋았다고 할 수는 없을지도 모르지만 말이다.

20대 때 제프는 암이란 노인들이나 걸리는 병이라고 생각했다.

아니, 아예 그런 생각을 하지도 않았다. 그는 시내에서 열리는 라이브 쇼를 찾아 여기저기 돌아다니는 풋내기에 불과했다. 귀에 음악이 쟁쟁한 채 거리로 나오면 눈송이들이 가로등 불빛에 비껴 떨어지곤 했다. 지나치게 감상적일 것까지는 없지만, 그렇게 걱정 없던 시절이 정말 노래 가사처럼 어제 일만 같았다. 아직도 자신의 검은 가죽 재킷 위로 눈송이가 레이스처럼 내려앉았다 사라지는 모습을 눈앞에서 보듯 떠올릴 수 있다. 세상의 모든 시간이 자기 것 같던 시절이었다.

"허망하게 기다리다 죽어간 사람들을 생각해봐요. 너무 일찍, 또는 그저 의사가 이제 더는 방법이 없다고 한 말만 믿고 그냥 포기해버린 사람들 말입니다." 그도 그렇게 될 수 있었다. 하지만 그렇게 되지 않았다. 그 이유는 무엇인가?

제프도 알 수 없다. 일부는 운이고, 일부는 강한 의지, 또 일부는 믿음이랄까, 뭐 그런 것들과 관계가 있을 것이다. 그리고 그 답의 일부는 100년도 더 전에, 제프가 젊은 시절을 보냈던 바로 그 도심의 거리에서 뉴욕 출신의 한 외과의사가 의학적 수수께끼를 좇아 이민자들이 사는 빈민가 깊숙이 들어갔다가 암을 완치할 수 있는 마법의 레시피를 손에 쥐고 돌아왔던 때로 거슬러 올라간다.

2장

간단한 아이디어

암에 대한 면역치료라는 것이 전혀 새로운 아이디어는 아니었다. 말기암이 저절로, 또는 특정한 사건을 겪고 나서 완치된 사람들이 역사적으로 존재했다. 이들의 존재에 주목한 의사 윌리엄 콜리의 노력과 좌절.

진정한 발견의 여행이란 새로운 풍경을 찾
아다니는 것이 아니라 새로운 시각을 갖는
데서 시작된다.

마르셀 프루스트, 1923

현대 서구 의학의 관점에서 면역계를 이용하여 암을 치료한다
는 생각의 기원은 19세기 말 엘리자베스 대실이라는 여성에게로
거슬러 올라간다. '베시'(엘리자베스의 애칭 – 옮긴이)는 예쁘고 침착
한 17세 소녀였다. 아버지는 목사였는데 일찍 세상을 떠났다. 그녀
는 스탠더드 오일Standard Oil의 설립자인 존 D. 록펠러의 외동아들
과 가까운 친구 사이였다(록펠러의 아들은 아버지와 이름이 같았다). 젊
은 록펠러는 그녀를 '누이'라거나 '소울 메이트'라고까지 불렀지만,
두 사람이 연인으로서 사랑하는 사이였는지는 정확히 전해지지 않
는다. 꾸준히 편지를 주고받았고, 함께 마차를 타고 오래도록 허드
슨강을 따라 달리곤 했었다는 기록으로 보아 한창 때의 젊은이들끼
리 상당히 강렬한 연애 감정을 갖지 않았을까 짐작할 뿐이다. 그랬
다면 그 감정은 1890년 여름, 대실 양이 뉴욕을 떠나 미국을 횡단

하는 기차 여행에 나서는 바람에 헤어지게 되었을 때 더욱 강렬해 졌을 것이다.[1]

그녀는 8월 말에 돌아왔는데 여행 중에 작은 부상을 입었다. 특실 객차의 좌석 조절 레버에 끼어 오른손을 다쳤던 것이다. 상처는 뉴욕으로 돌아온 후에 더욱 나빠져 퉁퉁 붓고 피부색마저 보기 흉하게 변했다.[2] 게다가 통증이 너무 심해서 제대로 잘 수도 없었다. 보다 못한 자니 록(존 록펠러의 애칭 - 옮긴이)의 가족들이 주선해준 덕에, 베시는 뉴욕 병원New York Hospital에서 진찰을 받았다.[3] 그녀를 진료한 의사는 하버드 의과대학을 갓 졸업한 28세의 골骨 전문 외과의 윌리엄 콜리였다.[4]

솜씨가 좋은 데다 환자들을 헌신적으로 보살폈던 콜리는 뉴욕 병원 외과의 떠오르는 별이었다. 젊은 의사답게 세균설이나 멸균 기법, 적극적인 손 씻기를 통해 감염을 통제할 수 있다는 조셉 리스터의 주장 등 새로운 이론에도 관심이 많았다.[5] 그런 최신 이론들에 힘입어 외과학은 바야흐로 환자들의 생존을 크게 향상시켰다. 젊은 외과의사는 눈에 보이지 않지만 자신을 둘러싸고 있는 놀라운 미생물의 세계와 멀리 지평선에서 연달아 솟아오르는 과학의 발전이 약속하는 세계에 한껏 가슴이 부풀었다. 콜리는 스스로 "수천 년에 한번 있을까 말까 한 기회의 시간에" 의학에 발을 들였다고 생각했다.

그는 베시 대실의 손을 진찰한 후 꼼꼼한 기록을 남겼다.[6] 우선 부어오른 부분은 새끼손가락이 중수골中手骨과 만나는 곳으로 "올리브를 반으로 자른 크기" 정도로 약간 솟아올라 마치 관절이 하나 더 생긴 것처럼 보인다고 썼다. 그는 그곳을 엄지손가락으로 눌러

보았다. 덩어리가 움직이지는 않았지만 누를 때 통증이 느껴져 베시는 얼굴을 찡그렸다. 콜리는 환자의 턱 밑과 겨드랑이를 주의 깊게 촉진觸診했지만 특별한 소견은 없었다. 림프절이 붓지 않았다는 뜻이었다. 그렇다면 면역반응이 일어나지 않은 것이므로 감염은 아닐 것이었다.

뼈를 전문으로 보는 외과의사로서 콜리는 그녀의 통증과 부기가 새끼손가락 뼈를 덮고 있는 주머니 모양의 골막에 염증이 생겼기 때문이라고 추정했다. 확실히 하려면 절개해서 직접 들여다볼 필요

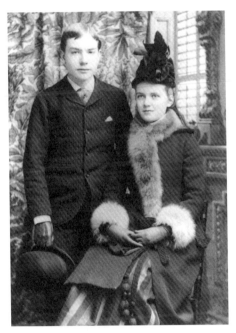

존 록펠러 주니어와 베시 대실.
(록펠러 기록보존센터 제공)

가 있었다. 콜리는 수술용 메스로 환자의 손가락을 따라 절개를 가한 후, 근육과 막들을 조심스럽게 분리해가며 뼈에 이르렀다. 예상과 달리 고름이 고여 있지 않았다. 잿빛을 띤 단단한 골막을 확인했을 뿐이었다. 그는 골막염이란 진단을 내렸다. 아급성亞急性 골 질환이었다. 스승이자 수술장에서는 대퍼 댄Dapper Dan(외모를 말쑥하고 우아하게 가꾸는 남성을 지칭하는 말로, 빈틈없고 철저한 사람이라는 뜻도 있음 – 옮긴이)이라고 불리는 전설적인 외과의사 윌리엄 T. 불 박사도 진단에 동의했다. 베시는 시간이 지나면 가라앉을 것이란 말을 듣고 돌아갔다. 그러나 이후 몇 주 동안 베시 대실의 오른손은 계속 악화되었다. 이해할 수 없는 일이었다. 모든 증상이 열차 레버에 끼었을 때 뼈가 다쳐서 생겼다면 적어도 악화되지는 않아야 했다.

콜리는 두 번째로 탐색적 절개술을 시행했다. 뼈에서 질긴 회색 물질을 지난번보다 더 많이 긁어냈다. 하지만 부기와 통증은 심해질 뿐이었다. 대실은 손가락 한 개의 감각을 완전히 잃어버렸고, 차츰 다른 손가락들도 똑같은 상태가 되었다. 이제 젊은 외과의사는 보다 급박하게 제대로 된 진단을 내려야 했다. 다시 한 번 수술을 하기로 했다. 이번에는 손가락에서 모래처럼 보이는 회색 물질을 두껍게 떼어냈다. 며칠 후 뉴욕 암병원New York Cancer Hospital 병리과 의사가 인편으로 전달한 보고서를 보고 그는 자신의 의심이 옳았음을 확인할 수 있었다. 베시 대실의 뼈에서 긁어낸 회색의 '입자성' 물질이 현미경 아래에서 정체를 드러냈던 것이었다. 암이었다. 구체적으로 말하자면 활발하게 주변으로 퍼지는 육종肉腫이었다. 암이 퍼지면서 거의 감각을 상실한 베시의 손가락에서 통증이 무서운 기세로 퍼져나갔다. 콜리는 모르핀을 처방했다.

육종이란 힘줄이나 관절, 인대 등 신체의 결합조직을 침범하는 비교적 드문 암이다. 그 밖의 모든 조직을 침범한 암을 암종癌腫이라 한다. 1890년대에 암, 더욱이 뼈에 생긴 암에 대한 치료 방법은 극히 제한적이었다.[7] 외과의사들이 아는 유일한 방법은 손 자체를 잘라내는 것이었다.

콜리는 병변보다 더 위쪽으로 여유를 두고 절단하면서도, 환자

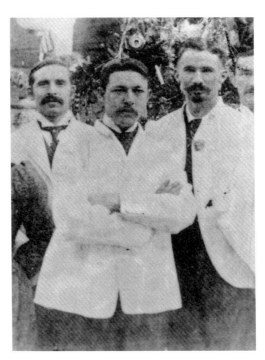

• 윌리엄 콜리(중앙)와 동료들.
(암연구소 제공)

가 조금이라도 유용하게 팔을 쓸 수 있도록 어느 정도 길이를 남겨 두고 싶었다. 하지만 이미 늦은 때였다. 새끼손가락에서 시작된 암은 그녀의 젊고 아름다운 몸을 흉측하게 유린하며 거침없이 퍼져갔다. 한쪽 유방에 지름이 약 1센티미터 정도로 물감을 흩뿌린 것 같은 몽우리가 생기더니, 이내 반대쪽에도 생겼다. 얼마 안 있어 비슷한 병변들이 간을 파고들었다. 콜리는 그녀의 자궁 위쪽에 커다랗고 단단한 혹이 자라나는 것을 만질 수 있었다. 공교롭게도 그는 혹이 '어린이의 머리'만 한 크기라고 기술했다.[8]

베시 대실의 최후는 충격적일 정도로 빨리 다가왔다. 12월이 되자 젊고 백옥 같던 피부는 안에서 자라나는 혹들로 멀쩡한 곳이 없었다. 간은 커졌고, 심장은 제대로 뛰지 못했으며, 환자는 피골이 상접한 꼴이 되어 브랜디와 아편으로 연명했다. 약에 찌든 채 쇠약할 대로 쇠약해진 모습 속에는 불과 2개월 전 대륙을 횡단하는 모험에서 막 돌아와 진료실로 걸어 들어왔던 아름답고 생명력 넘치는 젊은 여성의 자취를 찾아볼 수조차 없었다. 젊은 외과의사는 그 끔찍한 모습을 보면서도, 그저 곁을 지켜주고 아편을 처방하여 편하게 해주는 것 외에 아무것도 할 수 없었다. 1891년 1월 23일 아침, 대실 양이 집에서 눈을 감았을 때도 콜리는 그녀의 병상을 지켰다.

나중에 콜리는 그녀의 죽음이 자신에게도 "상당한 충격"이었다고 털어놓았다. 부분적으로는 그녀가 젊은 여성이었고, 그 또한 젊었기 때문이었을 것이다. 그는 경력의 첫발을 막 떼놓은 새내기 의사였고, 대실 양보다 불과 10년 위였다. 또 한편으로는 병의 진행이 너무나 빨랐고, 환자가 시시각각 나빠지는 모습을 목전에 두고도 아무런 도움이 되지 못한 채 우왕좌왕하기만 했기 때문이었다. 어쩌면 수술을 하면서 조직을 긁어냈기 때문에 암 세포가 혈관 속으로 떨어져나가 급격히 병세를 악화시켰는지도 몰랐다. 환자를 구하려는 노력이 오히려 더 큰 고통만 안겨준 것은 아닐까?

현대적 외과학의 정수를 수련 받고 학위까지 땄지만 콜리는 무력했다. 그 옛날 길거리에서 환자 몸에 칼을 댔던 이발사 의사들의 피로 번들거리는 의자나, 만취하도록 술을 마셔 위안을 얻는 술집 이상의 것을 해주지 못했다. 그는 반드시 더 나은 방법을 찾고야 말겠다고 결심했다. 새로운 세기가 열리면서 기술적 진보의 속도는 그야말로 아찔할 정도였다. 신문은 거의 매일 아침 놀라운 과학적 진보를 전하는 것 같았다. 그전 10년간 카를 벤츠는 가솔린으로 구동되는 자동차를 발명했고, 찰스 파슨스는 증기 터빈을 발명했으며, 조지 이스트먼은 사진 촬영용 플라스틱 필름을 개발했다. 콜리의 진료실에서 1킬로미터도 떨어지지 않은 곳에서는 니콜라 테슬라와 토머스 에디슨이 도시 전체를 밝힐 수 있는 발전소를 짓기 위해 미친 듯이 경쟁하고 있었다. 머지않아 전 세계가 이성의 빛으로 밝혀져 무지의 그늘이 영원히 사라질 것 같았다.

병원의 커다란 장부에는 병원 문턱을 걸어서 넘거나, 절룩거리며 넘거나, 무엇엔가 실려와 넘은 모든 사람의 기록이 흘려 쓴 글씨로 빼곡히 적혀 있었다. 콜리는 묵직한 페이지들을 넘기며 베시 대실과 비슷한 병으로 입원했던 모든 환자들의 경과를 조사했다. 지루한 일이었다. 기록은 수많은 페이지마다 시간 순서로 적혀 있었다. 장부 한 권이 끝나면 또 다른 장부가 이어졌다. 암 환자들과 그들의 증상에 관한 집단적 경험 속에 완전히 빠져들자 콜리는 베시가 앓았던 암의 치명적인 경과를 더 잘 이해할 수 있을 것 같았다. 운이 닿는다면 예외를 찾아낼 수도 있지 않을까?

환자 기록에 파묻혀 산 지 7년째, 희한한 증례 기록이 콜리의 눈길을 붙잡았다. 프레드 스타인은 31세 된 독일계 이민자로 주택 페인트공이었다. 1885년 겨울, 왼쪽 뺨의 옷깃 닿는 부분에 계란만 하게 부풀어 오른 혹으로 뉴욕 병원을 찾았다.[9] 베시 대실의 손에 있던 것보다 훨씬 컸지만 병명은 동일한 육종이었다. 외과 과장이었던 윌리엄 불 박사가 스타인의 뺨에서 암을 제거하는 수술을 했다.[10] 얼마 뒤, 전보다 더 큰 혹이 생기자 불은 또 수술을 시도했다. 하지만 성인 남자의 주먹만 한 혹이 다시 자라났다. 불은 3년간 도합 다섯 번 수술을 했지만 종양을 완전히 제거할 수 없었다. 결국 스타인은 "가망 없는" 환자가 되었다. 피부 이식을 시도했지만 성공하지 못하여 열린 상처가 남았고, 이내 세균에 감염되어 단독丹毒이 생겼다.

단독이란 화농성 연쇄상구균Streptococcus pyogenes이라는 세균이 일으키는 감염증으로 19세기 병원의 골칫거리였다. 현미경으로 들여다보면 진주 목걸이를 짧게 끊어놓은 것처럼 작은 사슬 모양의 세균을 볼 수 있었다.[11] 이 세균은 주로 병동에서 공기 중에 떠다니다가, 또는 오염된 침구를 통해 열린 상처를 감염시킨 후 결국 혈액 속으로 파고들어 패혈증을 일으켰다. 감염된 환자는 불붙듯 빨간 발진이 얼굴과 목에서 시작되어 빠른 속도로 번지면서 엄청난 열과 오한과 염증에 시달리다 대개 사망했다.[12]

19세기의 병원에서 단독은 환자들이 수술 후에 사망하는 가장 흔한 원인이었다. 중세 시대 이래 그때까지도 성안토니열St. Anthony's Fire이라는 불길한 이름으로 불렸다.[13] 무서운 기세로 전신에 퍼져가는 속도, 몸에 불이 붙은 듯한 증상들, 기적을 바라고 기도하는 것 외에는 다른 방법이 없다는 절망감이 투영된 이름이었다.

암에 걸린 데다 더 이상 수술도 할 수 없고, 목에는 수술 상처가 큼지막하게 벌어져 있고, 이제 단독에까지 감염된 프레드 스타인은 누가 보나 죽은 목숨이었다. 그런데 불꽃 같은 반점이 온몸으로 퍼지면서 열이 걷잡을 수 없이 치솟는 와중에 의사들은 뭔가 이상한 것을 발견했다. 암 덩어리가 줄어드는 것처럼 보였던 것이다.

병원 기록에 따르면 스타인은 열이 떨어지고 좀 좋아지는 듯했다가 며칠 뒤에 다시 열이 오르기를 반복했다. 그런 식으로 몇 차례 회복과 재발이 계속되었다. 다시 열이 날 때마다 남아 있던 종양이 사그라드는 것 같았다. 넉 달 반 후 마침내 감염과 암이 완전히 사라진 상태로 그는 제 발로 걸어서 퇴원했다. 이민자들이 몰려 사는 뉴욕 남동쪽의 빈민가 어디론가 돌아갔을 것이라고 짐작되었지만, 주소는 병원 기록 어디에도 적혀 있지 않았다. 벌써 7년 전 일이었다. 그 뒤로 스타인과 그의 암이 어떻게 되었는지 따위에 관심을 갖고 찾아볼 사람은 아무도 없었다. 그런 인물이 존재했고 "기적적으로" 치유되었다는 유일한 증거는 장부에 적힌 기록뿐이었다.

콜리는 호기심이 생겼다. 그 앞에는 똑같은 병으로 똑같은 병원에 찾아와, 똑같은 의사들에게서 똑같은 방법으로 치료받은 두 명의 환자가 있었다. 하지만 그들의 경과는 엄청나게 달랐다. 대실은 수술에 성공했지만 비참하게 세상을 떠났다. 스타인은 수술이 세대로 되지 않은 것은 물론, 상처에 치명적인 감염이 생기고도 살아남았다. 완전히 직관에 반하는 결과였다. 그 이유가 궁금하지 않을 수 없었다. 혹시 스타인은 감염되었기 '때문에' 살아남은 것이 아닐까?

기록이 정확하지 않거나, 아직 이해할 수 없는 뭔가로 인해 모순적인 결과가 나왔다고밖에 생각할 수 없었다. 수수께끼를 푸는 유일한 단서는 프레드 스타인을 다시 조사해보는 것이었다. 그의 마지막 행적은 7년 전 뉴욕 병원의 돌로 된 정문을 제 발로 걸어 나간 것이었다. 그가 어디 있는지는 신만이 알 것이었다. 물론 땅속일 수도 있었다. 이미 윌리엄 콜리는 의학적 모험의 세계에 발을 들여놓고 있었다. 그것은 장차 필생의 과제가 될 터였다.

19세기 후반 그의 동시대인들이 흔히 그랬듯 콜리 역시 과학의 미래를 좌우할 커다란 질문들에 대한 해답이 저 밖 어딘가에서 인간의 발견을 기다리고 있다고 믿었다. 그런 사고방식은 현재 과학자들이 슈퍼컴퓨터를 이용하여 산더미처럼 쌓인 오래된 데이터로부터 새로운 통찰을 얻을 수 있으리라 기대하는 것과 크게 다르지 않다. 다만 19세기 후반에는 해답을 찾기 위해 마체테machete(폭이 넓고 무거운 정글용 칼 – 옮긴이)나 현미경을 이용했다는 점이 다를 뿐이다. 같은 해에 방사선과 X선이 발견되었으며 주기율표에 몇 개의 원소가 추가되었다.[14] 프리드쇼프 난센(노르웨이의 극지 탐험가로 1922년에 노벨 평화상을 수상함 – 옮긴이)은 북극점을 밟으려고 안간힘을 쓰고 있었다. 리처드 버튼 경은 아프리카의 중심부를 탐험한 후 바다만큼 큰 호수가 있다는 소식을 갖고 돌아왔다. 이제 콜리의 차

례였다. 그는 젊고 충분한 수련을 쌓았으며 어떤 어려움도 헤쳐나
갈 준비가 되어 있었다. 콜리는 조용히 한자리에 앉아 책을 파고들
며 연구하는 타입이 아니었다. 그리고 이제 탐색할 거리가 생긴 것
이다.

콜리는 대대로 뉴잉글랜드 지방에서 살아온 집안 출신으로 전
형적인 코네티컷 양키Connecticut Yankee(그전에도 있었던 표현이지만
1889년 마크 트웨인의 대표작 《아서왕 궁정에 나타난 코네티컷 태생의 양키
Connecticut Yankee in King Arthur's Court》란 소설이 발표된 뒤로 전형적인 미국
북부 토박이를 가리키는 말로 굳어짐 – 옮긴이)였지만 1890년대에 미국으
로 건너온 이민자들의 사회에 완전한 이방인은 아니었다. 그는 학
생 때 대서양의 거친 바닷길을 헤치고 로드아일랜드주와 매사추세
츠주 해안 지방에 늘어선 모직물 공장들과 아조레스 제도(포르투갈
남서쪽에 있는 섬들로 신대륙 무역에서 중요한 역할을 함 – 옮긴이) 사이를
오가는 브리간틴선(쌍돛대 범선 – 옮긴이)에서 일한 경험이 있었다. 뿐
만 아니라, 뉴욕 병원에서도 세계 각지에서 옹송그린 채 미국 땅에
도착한 사람들을 치료하는 병동을 맡았다. 그들은 대개 맨해튼 남
동쪽 빈민가의 공동주택에 정착했다. 빈민가와 업타운의 상류사회
는 14번가라는 보이지 않는 선으로 엄격하게 구분되어 있었는데,
뉴욕 병원은 바로 그곳에 자리 잡고 있었다.

근무를 마치면 콜리(이제 록펠러의 개인 주치의였다)는 이륜마차를
잡아타고 다운타운으로 내려가 말쑥한 영국제 정장 차림으로 거
리를 걷기 시작했다. 사진작가 제이컵 리스가 1890년에 출간한 책
《세상의 절반은 어떻게 사는가How the Other Half Lives》로 유명해진 업

타운의 빈민가 관광객처럼 보였을 것이다. 정작 콜리 자신은 프레드 스타인을 찾으려는 노력에 관해 거의 기록을 남기지 않았으므로 이런 모습이 우스꽝스러웠을지 극적이었을지를 상상하기는 어렵다. 짐작건대 양쪽 다였을 것이다. 빈민가의 공동주택들을 이 잡듯 뒤지는 데는 적지 않은 시간이 걸렸다. 계단을 통해 오르내리면서 문을 두드리고, 때로는 손짓 발짓을 섞어 어떤 사람을 찾는지 설명해야 했다. 그러나 믿기 어렵지만 어떤 건물의 이층 층계참에서 그의 노크 소리에 문이 열렸을 때 윌리엄 콜리는 마침내 그가 찾던 바로 그 사람과 딱 마주쳤다.

콜리가 의학저널에 발표한 논문에 실린 사진 속에서 프레드 스타인은 키가 크고 빼빼 마른 남성으로 마치 구약성서에 나오는 은둔자처럼 엄격해 보인다. 높게 솟아 번들거리는 광대뼈 아래로 염소수염이 검은색 커튼처럼 코밑에서 옷깃에 닿도록 내려온 것으로 보아 오랜 세월 동안 길러 단정히 다듬은 것이 틀림없다. 정확히 입이 어디 있는지 모를 정도다. 이마 위 짧고 검은 머리칼은 안전 가위로 직접 깎은 것 같다. 옆과 뒤로는 머리를 길게 길렀지만 암과 수술과 감염으로 인해 일그러진 상처를 완전히 덮기에는 부족했다.

콜리는 내심 놀랐으나 그런 사실을 입 밖에 꺼내지는 않았다. 정말로 놀라운 것은 스타인이 살아 있을 뿐 아니라, 아주 건강해 보인다는 점이었다. 첫 대면의 어색함이 가시고, 우스꽝스러운 엉터리 독일어로 한참을 더듬거린 후에야 젊은 의사는 함께 뉴욕 병원으로 가서 예전에 진료했던 윌리엄 불 박사에게 다시 한 번 진찰을 받자고 설득할 수 있었다. 불은 1885년에 자기 손으로 직접 가망이 없다는 기록을 남겼지만 결국 살아남아 제 발로 걸어 나간 프레드 스타인이 맞다고 확인해주었다.

무엇인가가 스타인의 암을 변화시켰다. 그와 함께 그의 운명도 변했다. 스타인의 실패한 암 수술과 믿기 어려운 치유 사이에 일어난 일 중 유일하게 관찰 가능한 '그 무엇'은 세균 감염이었다. 감염이 어떤 식으로든 "의심할 여지없는 육종"을 완치시켰을까? 콜리는 이렇게 적었다. "……**만일 단독을 인공적으로 일으킬 수 있다면 비슷한 환자들에게 그와 동일한 치유적 작용을 할 수 있다고 가정하는 것이 합리적일 것이다.**"[15]

여기까지 생각이 미치자 콜리는 도저히 가만히 앉아 기다릴 수 없었다.

◇◇◇

콜리의 관찰은 예리하고도 중요했지만 독특하다고 할 수는 없다. 수천 년간 의사들은 암을 비롯하여 많은 질병이 저절로 낫는 현상을 기술했다. 그중 많은 수가 환자에게 단독을 포함하여 전혀 새로운 병이 생긴 것과 동시에 일어났다고 기록되었으며, 심지어 어쩌면 새로운 병에 대한 반응일 것이라고 해석된 경우도 있었다. 콜리가 스타인의 감염을 관찰했을 무렵, 그런 개념은 이미 일화적인 의학적 가설에 항상 등장하는 특징으로 생각되었다. 불과 2년 전에 러시아의 의사이자 극작가인 안톤 체호프도 친구에게 보낸 편지 속에 이렇듯 잘 알려진 현상을 설명했다.

"암은 병원체가 아닐세." 1890년 모스크바에서 체호프가 동료인 알렉세이 수보린에게 보낸 편지의 서두는 이렇게 시작된다. "암은 잘못된 장소에서 자라는 조직으로, 주변의 모든 조직을 질식시켜 죽이는 유해한 잡초 같은 것이라네. …… 단독이 생기면 악성 종양의 성장이 일시적으로 멈춘다는 사실은 이미 오래전에 관찰된 바 있지."[16]

그보다 200년도 더 전인 1675년에 출간된 의학 논문집 〈총서 Opera Omnia〉—문자 그대로 '모든 것'을 주제로 하는 조촐한 연구—에서 프리드리히 호프만은 자신의 환자들에게 성안토니열이 발생하자 이미 앓고 있던 다른 병들이 마치 '메마른 숲에 불을 놓은 듯' 사라져버렸다고 적었다. 프랑스 의사 아르센 이폴리트 보티에와 S. L. 탕슈는 이전에 감염을 앓았던 환자들이 감았던 더러운 붕대를 상처에 대서 인위적으로 감염을 일으키는 방법으로 수백 명의 유방암 환자를 치료하는 데 성공했다고 주장했다. 그들은 나무에서 수액이 흘러나오듯 상처에서 "엄청난 고름"이 흘러나오기 시작하면 감염증이 환자의 몸속에 제대로 자리 잡았다고 생각했다.

이처럼 이례적인 이야기들은 의학의 역사에서 쉽게 찾을 수 있다.[17] 그리고 수백 년간 그저 이례적인 것으로 취급되었다. 과학적으로 설명할 수 없는 신기한 이야깃거리로 치부되었을 뿐이다. 그럼에도 때때로 이런 이야기에 흥미를 느끼고 실험에 나선 이들이 있었다. 물론 그런 면역요법은 윤리적으로 위험천만한 일이자, 정신 나간 과학자들의 광기로 비난받곤 했다. 체계적인 방법이나 책임의식, 면밀한 추적 관찰 절차가 없는 인체 실험 정도로 여겨졌던 것이다. 아닌 게 아니라 대부분 빈곤층 여성들에게 시도되기도 했다. 유방암 환자를 부패한 조직으로 감염시킨다거나, 피하주사기에 매독균을 가득 넣어 자궁암 환자의 자궁에 주입하는 방식이었다 (1851년 후자의 방법을 시도한 벨기에 의사는 '창녀들은 자궁암에 걸리지 않는 것으로 알려져 있다'는 미심쩍은 주장을 내세워 이 치료법을 정당화했다).[18] 의학계에서 암이 저절로 낫는 현상이 자꾸 관찰되자 1890년대 들어 마침내 국제적으로 새로운 과학적 관심이 일었다.[19] 사실 콜리가 우연히 단독에 감염된 스타인의 경험을 재현해보려는 계획을 세우고 있던 바로 그 순간, 프리드리히 펠라이젠이라는 의사는 이미 실험을 진행 중이었다.

스타인을 찾아낸 지 한 달도 안 되어 콜리 역시 외국 의학저널에 실린 펠라이젠의 데이터를 발견했다. 펠라이젠은 단독을 일으키는 세균주를 분리하여 다섯 명의 환자에게 주사한 후, 놀라운 발견을 할지도 모른다는 기대와 희망에 들떠 있었다. 이 논문을 읽고 콜리는 프레드 스타인이 말기 암에서 완치된 것은 다름 아닌 세균 감염 덕분이었다고 더욱 확신하게 되었다. 하지만 실험은 비극으로 막을 내렸다. 환자들 몇몇이 목숨을 잃는 바람에 펠라이젠은 의사로서 생명이 끝나고 말았던 것이다.[20] 이제 콜리의 생각을 입증하려면 목숨을 걸고 실험에 참여할 정도로 절박한 환자를 찾아 비슷한 효과를 재현하는 수밖에 없었다. 다행히 이탈리아 이민자들 중에 정확히 그런 사람이 있었다. 환자의 이름은 '졸라Zola 씨'라고만 전해진다.

◇◇◇

이민선을 타고 뉴욕항에 내렸을 때 졸라 씨는 누가 봐도 확실한 모르핀 중독자였다. 하지만 그것은 그에게 가장 사소한 문제에 불과했다. 사실 모르핀이야말로 유일한 위안이었다. 1891년 3월 졸라는 고향인 로마에서 수술로 제거했던 육종이 목에 재발하여 콜리의 병원을 찾았다.[21] 암은 금세 뒤쪽으로 자라나 퍼지기 시작했다. 콜리가 졸라를 봤을 때는 목 속에 "달걀만 한 크기"로 새로운 종양이 자라나 먹지도, 말하지도, 심지어 삼키지도 못하는 상태였다. 간간이 밭은기침까지 하는 것으로 보아 암이 폐로 전이되었을 가능성도 높았다. 별다른 방법이 없었지만 그는 지푸라기라도 잡는 심정으로

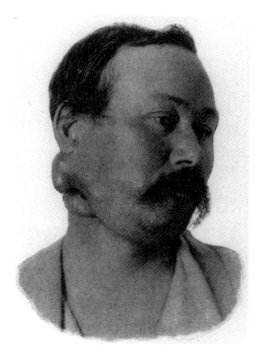

• '졸라 씨'(암연구소 제공)

뉴욕 병원 자선 병동에 입원하여 윌리엄 불에게 수술을 받았다. 불은 그의 목에서 "대략 오렌지 크기"의 종양을 떼어냈지만,[22] 더 이상 잘라냈다가는 환자가 죽고 말 것이었기 때문에 완전히 제거할 수는 없었다. 불은 가망이 없다고 판정했다. 콜리가 보기에도 졸라에게 남은 시간은 기껏해야 몇 주뿐이었다. 졸라도 그렇게 생각했을 것이다. 그렇지 않고서야 치명적인 세균에 감염되기를 자처했을 리 없다.

단독은 어느 누구라도 한번 걸려보겠노라고 나설 만한 병이 아니었다. 폐쇄된 공간에서 환기도 제대로 안 되고 침구도 제때 갈지 못하는 극빈자 병동에서나 유행하는 병이었다. 윌리엄 불과 졸라는 모두 실험에 동의했지만, 막상 병원에서 실행하자니 위험이 너무 컸다. 결국 졸라는 집에서 세균에 '감염되기로' 결정했다.[23]

콜리는 실험 데이터를 꼼꼼하게 챙기는 타입은 아니었지만, 훌륭한 교육을 받은 의사로 특히 수술에 타고난 재능이 있었으며 관찰력이 예리했다. 심지가 굳었고, 상당히 운이 따르기도 했다. 어떤 약이든 현대적 임상시험을 수행하려면 결과를 재현하고 원인과 효과의 상관관계를 분명히 밝히기 위해 표준화된 계획이 필요하다. 하지만 콜리는 모든 일을 즉흥적으로 처리할 수밖에 없었다. 그의 실험은 임상시험이라기보다 생물학적 정비공이 직관에 의존하여 멍키 스패너를 놀리는 것과 비슷했다. 어쨌든 그는 암을 치료하고 싶을 뿐 논문을 쓰려는 것이 아니었다. 논문은 나중 문제였다.

콜리가 졸라에게 세균을 투여할 때 표준화된 방법을 사용하지 않은 것도 이런 이유에서였다. 그는 전혀 다른 감염원에서 채취한 두 가지 균주를 번갈아가며 서로 다른 두 가지 방식으로 투여했다. 처음에는 환자의 피부를 약간 절개하고, 젤라틴 위에서 배양한 균주를 직접 절개 부위에 집어넣었다. 하지만 곧 이런 방법이 적절치 않다는 것을 깨닫고 중간에 포기했다. 그 뒤로는 고깃국물에서 배양한 다른 균주를 절개 부위에서 떨어진 곳에 주사하는 방법을 썼다. 용량은 1/2-2그램 사이에서 임의로 골랐다. 하지만 어떤 방법을 써도 졸라에게는 미열과 심박수 상승, 가벼운 오한 이상의 반응이 나타나지 않았다. 프레드 스타인이 이를 악물고 견뎌야 했던 성안토니열의 무시무시한 증상과는 거리가 멀어도 한참 멀었다.

궁리 끝에 한 가지 생각이 스쳐 지나갔다. 균주의 독성이 너무 약한 것 아닐까? 콜리는 컬럼비아 의과대학에 있는 두 명의 동료에게 훨씬 강한 혼합물을 만들어달라고 부탁했다. 완성된 균주를 훨씬 높은 용량으로 아직 아물지 않은 목의 상처 속에 직접 주사하는 한편, 피부에도 여러 곳에 주사했다. 몇 시간 만에 국소적으로 발적發赤이 나타나기 시작했다.[24] 졸라는 아직도 종양이 목구멍을 막아 말을 할 수 없었지만, 얼굴을 찡그리고 지끈거리는 머리를 감싸 쥐었다. 오한과 구토가 뒤따랐다. 그러나 열은 섭씨 38.3도 이상 올라가지 않아 처음 주입한 세균과 큰 차이가 없었다.

그래도 콜리는 효과가 나타난다고 믿으며 꾸준히 치료를 계속했다. 한 달간 주사를 계속하자 졸라의 목과 입안에 있던 종양들의 크기가 "줄어든 것 같았다"(때에 따라서는 "눈에 띄게 줄어든 것 같기도 했다").[25] 좋은 일이었지만 스타인의 기록에서 읽었던 자발적 관해와 정확히 일치한다고 볼 수는 없었다. 콜리는 실망하지 않고 더 밀어

붙이기로 했다. 그러려면 더욱 강력한 독소가 필요했다.

그해, 즉 1891년 여름 콜리는 졸라에게 계속 세균성 독소를 주사하기 위해 잠깐 동안의 휴가조차 포기했다. 하지만 같은 병원 동료인 파쿠아 퍼거슨이 여름휴가를 이용하여 미니 유럽 일주를 계획하고 있었다. 유럽 각지의 실험실을 돌며 배양 중인 세균들을 조금씩 얻어오려는 것이었다. 콜리는 퍼거슨에게 선물을 부탁했다. "치명적인 감염을 일으킬 수 있는 세균으로 조금만 얻어다 주게. 신선한 것이라야 해. 베를린에서 바로 가져오게."

1988년에 출간된 역작 《면역학의 이정표 – 역사적 탐구Milestones in Immunology: A Historical Exploration》에서 데브라 안 비블이 지적했듯이 우리의 세계관은 종종 어떤 렌즈를 통해 세계를 보느냐에 따라 결정된다. 19세기 후반 생물학적인 세계관을 결정한 것은 문자 그대로 렌즈, 즉 새로운 발명품인 강력한 현미경이었다. 획기적인 기술이 출현하면서 놀라운 세균들의 세계가 갑자기 모든 사람의 눈앞에 펼쳐졌던 것이다.

사람들은 질병과 감염, 그리고 맥주가 세상에 존재하는 것이 알고 보니 살아 있는 생명체 덕이었다는 사실을 그야말로 하루아침에 깨달았다. 당시 사람들은 각기 다른 세균이 각기 다른 종류의 독, 즉 '독소'를 만들어낸다고 믿었다. 따라서 세균을 이겨내는 신체의 치유력은 이른바 '항독소'에 의해 나타나는 것이었다(우리가 아는 것처럼 이 물질은 나중에 항체라고 불리게 된다).[26] (보다 자세한 정보는 부록 C를 참고한다.)

'세균 시대'라고 불러야 할 이 시기에 로베르트 코흐란 이름은 모르는 사람이 없을 정도였다. 코흐는 베를린에 있는 실험실에서 탄저균을 분리해낸 것으로 유명하지만, 치명적인 독소들을 어마어마하게 수집해놓고 있는 것으로도 명성이 자자했다. 콜리에게 엄청나게 독성이 강한 단독균을 줄 수 있는 사람이 있다면 코흐일 것이었다.

퍼거슨은 10월 초에 콜리에게 줄 특이한 선물을 가지고 뉴욕으로 돌아왔다. 세심하게 포장된 그것은 두말할 것도 없이 코흐의 실험실에서 받은 유리 바이알들이었다. 과연 명성은 헛되지 않았다. 코흐가 준 균주는 퍼거슨이 방문하기 불과 며칠 전에 직접 시체에서 채취한 것이었다. 물건으로 치면 상등품 중 상등품으로, 강력하고 신선했다. 콜리는 지체하지 않았다. 10월 8일에 바로 맨해튼 남동부로 졸라를 찾아갔다. 그가 가져간 주사기 속에는 신선한 독일산 세균 독소 500밀리그램이 채워져 있었다. 그는 주사기를 졸라의 목에 있는 종양에 직접 찔러 넣었다.

그것은 확실히 상등품이었다. 졸라의 체온이 즉시 올라가기 시작했다. 1시간도 안 되어 섭씨 40.5도를 넘어섰다. 그 사이에 주사 부위의 피부가 검게 변하며 마치 불꽃이 종이를 삼키듯 치명적인 세균이 상체를 가로질러 팔로 퍼져나갔다.

졸라는 신체적으로 견딜 수 있는 한계에 도달했다. 이틀째까지도 열에 시달리며 땀을 비 오듯 흘리고, 온몸을 부들부들 떨었다. 마침내 콜리가 바라 마지않던 결과가 나타났다. 종양이 물리적으로 "허물어지는" 것처럼 보였던 것이다. 이윽고 목에 있던 암 덩어리가 아이스크림처럼 녹아내렸다. 콜리는 이렇게 썼다. "공격이 끝날 때까지 녹아내린 종양 조직이 계속 고름처럼 흘러나왔다." 2주가 지나자 "목의 종양은 흔적도 없이 사라졌다."

편도선에 있던 종양도 완전히 없어지지는 않았지만 크게 줄어들었다. 다시 식사를 할 수 있게 되자 졸라는 "금방 살이 오르고 근력을 회복했다." 얼마 지나지 않아 그는 자리를 털고 일어나 원래 하던 일을 계속할 수 있었다. 콜리가 남긴 기록의 마지막 문장에 따르면 '원래 하던 일' 속에는 "강력한 세균들을 접종받기 전 이미 인이 박인 모르핀 사용 습관"도 포함되었다.

콜리는 2년 뒤, 그리고 5년 뒤에 졸라를 진찰했다. 여전히 건강이 아주 좋았다. 두 번째 진찰을 받고 얼마 지나지 않아 그는 고향인 이탈리아로 돌아가, 그곳에서 사망했다. 콜리에게서 치료를 받은 지 8년 반이 지난 뒤였다. 사인은 전해지지 않았다. 콜리가 졸라를 통해 목격한 현상은 물론 전형적인 반응이 아니었다. 사실 세균성 '독소'를 이용하여 거둔 성공은 그때까지 한 번도 제대로 설명된 적이 없었다.[27] 하지만 무엇인가 일어났다는 것, 그리고 그 무엇이 마법이 아니라는 것만은 분명했다.

감염증을 앓은 암환자에게서 소위 '자발적 관해'라는 현상이 일어나는 수가 있다는 관찰과 그 과학적 이해 사이에는 엄청난 격차가 있었다. 복잡하고, 눈에 보이지 않으며, 당시로서는 짐작조차 할 수 없었던 면역생물학적 이유를 해명하는 일은 종양면역요법을 연구하는 학자들에게 두고두고 골칫거리로 남았다. 이후 100여 년간 이 분야에서는 상상조차 할 수 없을 정도로 복잡한 면역계나 암에 관해 눈곱만치라도 이해했나 하는 순간, 그것을 훨씬 뛰어넘는 관찰이나 실험 결과가 나타나는 일이 비일비재했다. 이런 까닭에 종양면역요법이라는 말에는 항상 과학 같기도 하고 동시에 지어낸 이야기 같기도 한, 뭐랄까 자연과학이 성립되기 전의 박물학博物學 같은 분위기가 감돌았다. 어떤 사람에게는 분명 효과가 있는데 다른 사람에게는 전혀 듣지 않는 치료들, 분명히 관찰했지만 도저히 재현되지 않아 사람을 어리둥절하게 만드는 실험 결과들, 페트리 접시나 마우스 체내에서는 분명 발생하고 심지어 암을 완치시켰던 면역반응이 사람에게는 아무런 효과가 없거나 아예 발생하지도 않는 현상, 이 모든 것들이 과학적 수수께끼였다. 1997년 스티븐 S. 홀이 면역학의 역사를 다룬 걸작《혈액 속의 소란A Commotion in the Blood》에 썼듯이 "일화들의 독재, 때로는 이익이 되고 때로는 위험스러운 면역요법이 정식으로 시작된 것"이다.[28]

◇◇◇

졸라는 일회성 사건에 불과했다. 표준화되어 있지도, 확실하지도 않았기에 제대로 된 과학적 연구를 수행했다거나 어떤 사실을 증명했다고 인정받을 수 없었다. 콜리는 그 성공을 재현하기 위해 다양한 환자에게 다양한 방법을 시도했다. 치명적인 세균을 구하려고 106번가와 센트럴파크 서쪽 뉴욕 암병원의 바람이 잘 통하는 고딕 양식 탑들을 부지런히 오르내렸다.[29] (뉴욕 암병원은 나중에 제너럴 메모리얼 병원General Memorial Hospital으로 이름이 바뀌었다가, 메모리얼 슬론 케터링 암센터Memorial Sloan Kettering Cancer Center, MSKCC가 되었다.) 콜리는 세균을 암에 직접 주사하는 방법, 문질러 몸속에 집어넣는 방법, 난절법亂切法(찌르거나, 긁거나, 살짝 베어 피부에 상처를 낸 후 어떤 물질을 적용시켜 투여하는 방법 – 옮긴이), 여러 가지 세균을 조합하거나 반복 투여하는 방법을 시도해보았다. 3년간의 집중적인 노력을 통해 그는 다양한 종류의 암에 걸린 12명의 환자에게 접종을 반복했다. 성공보다 실패가 많았다.[30] 4명의 환자에게서 원했던 발열 반응을 유발시킬 수 있었다.[31] 또 다른 4명의 환자에게서는(졸라를 포함하여) 발열 반응과 함께 긍정적인 종양 반응을 이끌어냈다. 반응을 나타낸 것은 모두 육종 환자들이었다. 환자 중 4명이 사망했는데, 그중 2명은 콜리가 일으킨 세균 감염이 직접적인 사망 원인이었다. 누가 세균 독소에 반응할지, 어느 정도 용량을 접종해야 할지, 더 나아가 어떤 환자에게 치료가 도움이 되고, 어떤 환자가 치료로 인해 죽게 될지 알 수 없었다. 견디기 어려웠다. 두말할 것도 없이 위험했고, 비윤리적이기도 했다. 환자들뿐만 아니라 의사로서 그의 경력 또한 위험에 처했다.[32]

암 환자에게 살아 있는 세균으로 일부러 감염을 일으킨다는 것은 위험 부담이 컸지만, 사실 그가 얻고 싶은 것은 살아 날뛰는 현미경적 생명체 자체가 아니라 종양을 파괴한다고 믿어지는 "독성 물질"이었다. 이제 콜리는 "세균의 활성 물질을 분리하여 사용할" 계획에 착수했다.[33] 이런 생각은 당시 생물학의 체액 중심적 관점을 반영한 것이다. 사실 죽은 세균 또는 불활성화시킨 세균을 접종하는 것은 예방접종의 원리이기도 하다.

그해 여름, 콜리는 실험실에서 극히 치명적인 균주를 배양했다. 그리고 배양된 세균에 열을 가해 사멸시킨 후,[34] 배양액을 자기瓷器 필터에 통과시켜 사멸한 균체를 제거했다. 이런 과정을 거쳐 필터의 반대쪽으로 흘러나오는 다홍색 액체를 세균에서 분리된 '독소'라고 가정했다. 그래야만 했다. 그는 새로 제조한 액체를 역시 새로 모집한 말기 육종 환자들에게 주사했다. 미열, 발진, 오한 등 일부 원하던 효과가 나타났지만 충분하지는 않았다.

막다른 골목이었다. 어떻게 하든 너무 적은 독소와 너무 많은 독소 사이 어딘가에 존재하는 딱 맞는 비율을 찾아내야 했다. 다시 한 번 운이 따랐다. 직접 묻기라도 한 듯, 프랑스의 한 의학저널에 때마침 정확한 답변이 실린 새로운 연구 결과가 게재된 것이다.[35]

논문에 따르면 단독균은 바실루스 프로디지오수스Bacillus prodigiosus(현재는 세라티아 마르세센스라고 부름 - 옮긴이)라는 세균과 함께 배양하면 훨씬 독성이 강해졌다. 훨씬 강력한 독소를 생산한다는 뜻이다.[36] 콜리는 무릎을 쳤다. 마침내 치명적인 독소와 아무 효과도 없는 독소 사이의 균형점을 찾을 수 있게 된 것이다! 아니나 다를까, 운 좋게도 그는 독성을 상승시키는 완벽한 세균들의 조합을 찾아낼 수 있었다.

이름이 암시하는 대로 바실루스 프로디지오수스는 실로 똑똑한 막대균이었다(bacillus는 막대 모양의 균이라는 뜻이고, prodigiosus는 '놀랍다'는 뜻인 prodigious와 같은 어근에서 유래한 명칭임 - 옮긴이). 인간의 면역계에 독특한 작용을 나타내는 독소를 생산해냈던 것이다(현재 항암 면역요법으로서 재평가되고 있으며, 몇 건의 임상시험도 진행 중이다).[37] 이제 새롭고 강력한 콤보 독소를 시험할 피험자가 필요했다.

1893년 콜리는 마침내 기회를 잡았다. 존 피큰이라는 16세 소년은 콜리의 다른 피험자들과 마찬가지로 더 이상 잃을 것이 없었다.

커다란 가지만 한 육종이 가득 들어찬 배는 마치 임신한 것 같았다. 거대한 종양은 소년의 복벽은 물론, 골반과 방광까지 파고들었다. 조직 생검 결과 악성일 가능성이 높았다.

콜리는 서두르지 않았다. 새로 제조한 독소를 저용량으로 투여하기 시작했다. 소년에게 아무런 반응도 나타나지 않자 용량을 조금씩 올렸다. 처음에는 이틀 간격으로 0.5밀리리터씩 올리다가, 나중에는 더 큰 폭으로 올려 주사했다. 마침내 전에 보았던 전형적인 성 안토니열의 증상이 나타났다.

치료는 1월 24일에 시작되어 10주간 계속되었다. 5월 13일 주사를 중단했을 때, 종양의 크기는 80퍼센트가 줄어 있었다. 한 달 뒤, 종양은 아직도 만져졌지만 겉으로는 더 이상 표가 나지 않았다. 몇 주 후 콜리는 소년을 집으로 돌려보냈다. 피큰은 스스로 건강하다고 느꼈으며, 사람들이 보기에도 완전히 정상이었다. 그렇게 커다란 종양이 없어졌음에도 몸무게는 오히려 늘었다.

물론 피큰도 결국 사망했다. 그랜드 센트럴 역을 빠져나가던 지하철 객차 안에서 심장마비를 일으켰던 것이다. 그때 나이는 47세였다. 콜리의 세균 혼합물은 그의 종양을 완치시켰다. 나중에 콜리 독소Coley's Toxins라는 이름으로 특허를 받은 그 물질 덕에 31년간의 삶을 덤으로 누린 셈이다.

◇◇◇

콜리는 통상적인 의학 저널에도 논문을 발표했지만 자신이 얻은 결과에 흥분한 나머지, 어쩌면 빨리 그 결과를 세상에 알리고 싶어서 조급했던 나머지, 1895년에 육종 치료 경험을 책으로 써서 이스트 12번가에 있는 트라우 인쇄소로 가져갔다. 이 책은 반쯤은 의학 학술 논문, 반쯤은 체험자의 추천사 같은 느낌을 준다. 크기는 종교 기관의 팸플릿이나 박물관 안내서와 똑같다. (이 정도 크기는 아직도 병원에서 레지던트들이 사용하는 빠른 참조 안내서의 비공식적 표준으로 간주된다. 의사들의 가운 주머니에 쏙 들어가기 때문이다.)

콜리의 책은 이런 말로 시작한다. "수술이 불가능한 종양의 치료라는 주제는 매우 진부하다는 사실을 잘 알지만, 이 분야는 이런 병이 처음 알려진 이래 사실상 아무런 발전이 없다는 점을 생각할 때, 이 책을 통해 한 발짝이라도 앞으로 나아갔다는 사실을 보여줄 수 있다면 독자들에게 사과하지 않아도 되리라 확신한다."[38]

하지만 콜리는 한 발짝이 아니라 엄청난 도약을 이루었다고 확신했다. "지난 3년간 35건의 수술 불가능한 종양 증례를 본 독소로 치료한 결과는 1894년 5월 31일 워싱턴에서 열린 미국외과학회에서 자세히 보고한 바 있으나, 다시 한 번 짧게 요약한다." 이렇게 쓴 후 그는 자신의 전매특허인 독소 제조법을 공개한다. "우선 지방을 제거한 고기 1파운드(약 450그램)를 잘게 썬 후 1천 밀리리터의 물에 넣어 하룻밤 동안 그대로 둔다. 다음날 아침 고기를 꺼내고 남은 물이 육즙 배지培地의 원료다. 이 물을 여과포로 거른 후 한 번 끓이고 다시 거른다. 여기에 소금과 펩톤을 넣는다. 펩톤이란 단백질을 효소에 의해 부분적으로 소화시켜 짧은 아미노산으로 분해한 물질이다. 단순한 세균이라도 아미노산은 소화시킬 수 있다. 쉽게 말해 미생물 사료인 셈이다. 다시 한 번 여과포에 거른 후 끓이면 맑은 육수를 얻는다. 여기에 치명적인 세균을 가하면 환자에게 사용할 수 있는 독소가 완성된다."

◇◇◇

콜리의 생전에 사용된 콜리 독소는 15가지가 넘는다. 상업적으로는 파크 데이비스Parke Davis(미국 최초이자, 한때는 최대였던 제약회사로 지금은 화이자의 계열사임-옮긴이)에서 제조한 버전이 가장 널리 사용되었다. 메이요 클리닉은 자신들의 버전을 따로 만들어 썼으며, 모든 곳에서 포기한 후에도 한참 동안 독소 치료를 계속했다. 물론 당시에는 그런 사실을 깨닫지 못했지만, 콜리는 사실상 효과적인 항암 면역요법을 개발하여 암을 완치했던 셈이다. 완치라는 놀라운 효과는 어쩌다 한 번 나타났다고 해도 사정은 마찬가지다.[39] 콜리가 관찰한 현상을 체계적으로 조사하고, 이면에 숨겨진 과학적 원리를 탐구했다면 그의 발견은 혁신적 돌파구가 되었을지도 모른다. 하지만 일은 정반대로 풀렸다. 사람들은 그의 치료를 돌팔이 의사의 사기행각 정도로 받아들였다. 당연한 일이다. 콜리가 얻은 결과에서 아주 조그만 일부조차 이후 100년이 지나서야 과학적으로 해명되기 시작했으니 말이다.

콜리는 자신의 치료법이 어떻게 효과를 나타내는지에 대해 나름대로 이론을 갖고 있었다. 하지만 물론 면역계나 암의 본질은 이해하지 못했고, 하물며 유전자라든지 돌연변이, 항원, 그 밖에 자신의 관찰과 실험 과학이라 할 만한 것 사이의 간극을 좁혀줄 만한 어떤 것에 대해서도 짐작조차 할 수 없었다. 면역세포가 질병을 인지하는 기전은커녕 면역세포라는 것이 있다는 사실조차 몰랐던 시대였다. 그럼에도 콜리는 무려 40년간 자신의 독소로 수백 명의 환자를 치료했다.

치료 효과에 대한 과학적 평가는 엇갈린다. 콜리의 딸은 아버지가 치료한 1천 명이 넘는 환자들의 기록을 검토한 후 약 5백 명이 관해를 나타냈다고 보고했다. 한편 1960년대에 시행된 한 대조군 연구에서는 93명의 환자 중 20명에서 졸라와 같은 결과를 얻었다고 보고했다.[40] 숫자들은 차이가 너무 크고, 사용된 방법 중에도 미심쩍은 것이 많다. 하지만 모든 학문적 분석 결과를 읽어보고, 최근 실험 결과를 검토해봐도 결론은 언제나 같다. 콜리는 돌팔이가 아니었다.

성공의 열쇠는 환자의 열을 얼마나 세심하게 조절하는가에 있었던 것 같다. 매우 힘들고 개인적인 노력을 요하는 일이었다. 다른 의사들이 구할 수 있는 독소의 정확한 조제법과 역가力價(일정량의 다른 물질과 반응을 일으키는 데 필요한 물질의 양 – 옮긴이) 또한 천차만별이었다. 콜리와 비슷한 결과를 재현한다는 것은 어려울 수밖에 없었다. 하지만 콜리가 직접 치료했을 때 그의 독소는 때때로 효과를 발휘했고, 가끔은 기적적인 결과를 빚어내기도 했다는 데는 대부분 의견이 일치한다.[41] 그리고 이제는 콜리 독소가 효과를 나타낸 이유가 어떤 방식으로든 이전에 막혀 있던 반응 경로를 뚫고 연결하여 면역반응을 이끌어냈기 때문이라고 믿는다.

하지만 의약품으로서 콜리 독소는 수명이 길지 않았다.[42] 파크 데이비스는 1952년에 생산을 중단했다. 1963년에는 미국 식품의약국FDA에서 더 이상 콜리 독소를 입증된 암 치료제로 인정하지 않는다고 발표했다.[43] 하지만 콜리의 면역요법에 치명적인 일격을 날린 것은 2년 뒤 미국 암학회에서 그의 독소를 '입증되지 않은 암 치료법Unproven Methods of Cancer Management' 목록에 올린 일이었다. 그것은 사실상 '엉터리 약 목록'이나 다름없었다.

10년 뒤 미국 암학회는 결정을 번복하여 콜리 독소를 그 수치스러운 목록에서 뺐지만, 한 번 땅에 떨어진 평판은 회복할 수 없었다.[44] 사람들은 오명만을 기억할 뿐 명예가 회복되었다는 사실에는 별로 신경을 쓰지 않았다. 이제 콜리의 이름은 기억하는 사람도 별로 없었지만, 기억하더라도 방사선 물질로 가글을 하고 돌팔이 약사들이 엉터리 단방약單方藥을 만들어 팔던 무지몽매한 시절의 의료 사기꾼이라는 이미지를 떠올렸다. 그가 희미하게나마 제기했던 면역계와 암 사이의 상호작용 가능성은 한낱 망상이나 뻔뻔한 사기로 취급되었다.

생각이란 강력한 힘을 가지고 들불처럼 번질 수도 있지만, 때에 따라서는 촛불처럼 한 번의 숨결로 꺼져버리기도 한다. 어떤 생각이 잊히는 데는 채 한 세대도 걸리지 않는다. 실제로 연구자, 과학자, 의사들이 수련 중에 콜리의 이름조차 들어보지도 못한 채 한 세대가 흘렀다. 정확한 기전은 몰라도 면역계의 잠재력을 이끌어내어 암과 상호작용을 일으키고 심지어 암을 치료하는 데 성공한 적이 있다는 사실을 기억하는 사람은 없었다. 30년간 콜리와 그의 치료법은 종양 전문의들에게조차 전혀 알려지지 않았으며, 혹이 썼듯이 어쩌다가 언급되더라도 "크레비오젠Krebiozen(1950년대에 암에 효과가 있다고 알려진 대체요법제. 1회분에 수천 달러에 거래되었으나 사실은 아미노산인 크레아틴을 미네랄 오일에 녹인 것으로 아무런 치료 효과가 없었음 - 옮긴이), 레이어트릴laetrile(아몬드, 또는 복숭아나 살구씨에서 추출한 결정형 물질로 쓴맛이 강함. 역시 암에 효과가 있다고 알려졌지만 아무런 효과가 없었음 - 옮긴이), 겨우살이mistletoe와 오르곤 에너지 집적기orgone box(오스트리아의 정신분석학자 빌헬름 라이히가 주창한 오르곤 에너지 학설을 근거로 제작된 상자 모양의 장치. 라이히는 그 속에 들어가면 오르곤 에너지가 회복되어 암이 치료된다고 주장했음 - 옮긴이) 등의 미심쩍은 치료와 똑같은 부류로 취급되었다."[45] 제대로 된 종양 전문의라면 마땅히 방사선이나 항암화학요법 등 현대적이고 유망한 과학적 치료에 매진해야 했다. 이들 역시 다음 세대 의사들을 가르치면서 그런 믿음을 그대로 주입했다. 1980년대나 1990년대에 의과대학을 갈 만큼 똑똑하고 과학적으로 사고하는 젊은이라면 콜리 같은 인간을 신뢰해서는 안 된다고 공식적으로 교육받았던 것이다.

콜리의 유산이 그의 죽음과 함께 영원히 잊히지 않은 것은 그의 딸 헬렌 덕분이었다. 헬렌 콜리 노츠는 아버지가 부유하고 유명해졌다가 비참하게 몰락하는 모습을 바로 곁에서 지켜보았다. 수많은 강연을 따라다니면서 아버지의 연구를 그 자신도 이해하지 못한 수준까지 이해했으며, 그의 생각을 현재 세대에 전하는 데 큰 역할을 했다.

마지막 순간이 가까워졌을 때, 콜리는 자신의 연구와 인격에 대한 공격을 온 힘을 다해 막아냈다. 헬렌은 수많은 학회장에서 그 모습을 지켜보았다. 가장 신랄한 공격을 퍼부은 것은 콜리 자신이 설립 과정에 적잖은 역할을 했던 메모리얼 슬론 케터링 암센터였다. 그곳은 콜리의 치료법을 버리고 방사선요법을 가장 먼저 채택한 의료기관이었다. 보다 현대적이고 보다 정량적인(따라서 보다 과학적인) 결과를 얻을 수 있다고 생각했던 것이다. 방사선요법에 필요한 라듐은 지구상에서 가장 희소한 자원 중 하나로 유명했는데, 병원의 가장 중요한 후원자가 바로 라듐 광산 소유주였다. 그가 메모리얼 병원과 강력한 카리스마를 가진 병원장 제임스 유잉 박사에게 필요한 만큼 라듐을 공급해주겠다고 나선 것도 그런 결정을 부추겼다. 메모리얼 병원에 비축된 8그램의 라듐은 당시 전 세계 추정 사용량의 대부분에 해당했다. 그 속에는 원래 마리 퀴리에게 제공되었던 라듐까지 들어 있다고 보도되었다.

사실 유잉과 콜리는 함께 힘을 합쳐 메모리얼 병원을 세계 최고의 암연구센터로 키워낸 사이였다.[46] 하지만 이제 유잉은 콜리의 상사이자, 가장 맹렬한 비판자였다. 그는 콜리 독소가 사기이며 상술에 불과하다고 공개적으로 비난했다. 머지않아 골암骨癌으로 메모리얼 병원을 찾는 모든 환자는 유잉의 전매특허나 다름없는 방사선요법을 최대 용량으로 투여받았다. 결과는 엄청난 재앙이었다. 사망률이 100퍼센트를 기록했던 것이다.

콜리는 자신의 독소 백신(당시에는 콜리 독소를 백신이라고 생각했다)이 육종 등 골암에 효과가 있는지 평가하기 위한 5년간의 임상시험을 요청했다. 당장은 치료 효과를 입증할 만한 통계적 데이터가 없다고 인정했지만, 방사선요법과 절단술 역시 그런 데이터가 없기는 마찬가지였다. 하지만 콜리에게는 생존자들이 있었던 반면, 방사선요법에는 아예 생존자가 없었다.

콜리에게는 기회가 주어지지 않았다. 임상시험을 요청한 지 1년도 채 안 되어 세상을 떠났던 것이다. 하지만 그의 딸은 모든 사연을 결코 잊지 않았다. 1938년 그녀는 코네티컷주 샤론에 있는 가족의 시골 저택에 갔다가 헛간 구석에서 아버지가 남긴 모든 기록이 마구 뒤섞여 있는 것을 발견했다. 문서는 대략 1만 5천 장에 이르렀다. 데이터가 없는 것이 아니었다. 정리하지 못했을 뿐이었다.

노츠는 아버지가 남긴 어마어마한 관찰 기록, 서신, 메모들을 보다 학문적인 형태로 정리했다. (아버지의 후원자이자 베시 대실의 소울메이트였던 존 D. 록펠러 주니어의 아들인 넬슨 록펠러가 적은 액수의 기부금을 내놓아 비용의 일부를 충당했다.) 고등학교까지 마친 데다 일생 동안 위대한 의사였던 아버지로부터 직접 교육받은 노츠는 어마어마한 시간 동안 세심한 노력을 기울인 끝에 마침내 들을 준비가 된 사람이라면 누구든 설득할 수 있는 만반의 준비를 갖추었다. 그들은 "세균이 만들어낸 물질로 악성 종양을 치료"하려고 했던 콜리의 접근 방법이 그저 뜬구름 잡는 생각이 아니며, 최소한 보다 진지하게 연구해볼 가치가 있다는 사실을 깨닫게 될 것이었다.

◇◇◇

윌리엄 콜리는 세균 '독소'가 암에 일종의 극약으로 작용한다고 믿었다. 말하자면 천연 항암화학요법이었다. 1940년대에 유잉이 사망하자 메모리얼 병원은 '라듐 병원'에서 화학적 독극물을 이용하여 암과 싸우는 항암화학요법 중심 병원으로 변신했다. 노츠는 새로 병원장이 된 유명한 의사 코닐리어스 로즈 박사와 함께 아버지의 연구를 검토하고 싶었다. 로즈는 제2차 세계대전 중 미군 화학전 부대의 연구 책임자로서 머스터드 가스가 항암화학요법 제제로 잠재성이 있다는 사실을 발견했다. 결국 열렬한 화학요법 지지자로서 화학요법이 항암치료의 가장 중요한 방법으로 발돋움하는 데 큰 역할을 했다. 하지만 콜리 독소에는 전혀 관심이 없었다.

노츠는 정식 의학 교육을 받은 적이 없었기에 왜 아버지의 독소가 효과를 나타내는지 설명할 수 없었다. 하지만 그녀에게는 데이터가 있었다. 나름대로 작용 기전에 대한 이론도 있었다. 그녀가 생각하기에 콜리 독소는 사실 독소가 아니었다. 그것은 자극제였다. 종양에 직접 작용하는 것이 아니라, 어떤 방식으로든 "세망내피계細網內皮系를 자극하여" 효과를 나타내는 것이었다.[47] 세망내피계가 바로 오늘날의 용어로 면역계다. 넓게 보면 그녀가 옳았다. 하지만 여전히 로즈는 관심을 보이지 않았다.[48]

마지막으로 1953년에 노츠는 넬슨 록펠러를 다시 한 번 찾아가 간절히 호소했다. 넬슨 록펠러는 베시 대실과 "남매와 다름없는" 우정을 나누고, 그녀를 잃고 나서 몹시 상심했던 아버지의 영향을 받아 일생 동안 암에 관련된 자선 활동을 펼쳤다. 그는 윌리엄 콜리의 연구를 지원하고, 록펠러 대학을 세웠으며, 콜리와 유잉이 미국 제일의 암병원을 세울 수 있도록 재정적 지원을 아끼지 않았다. 젊은 록펠러는 노츠에게 2천 달러를 지원했다. 그 돈으로 그녀는 동료인 올리버 R. 그레이스 시니어와 함께 아버지의 생각을 이어가고, 비슷한 목표를 추구하는 사람들에게 자금을 지원하기 위한 단체를

설립했다. 단체의 이름은 암연구소Cancer Research Institute로, 사무실
은 로어 맨해튼의 브로드웨이였다. 지금도 그곳에 있다.

  암연구소는 항암면역요법이라는 개념을 널리 알리고 촉진시키는
일을 유일한 목적으로 설립된 최초의 연구 기관이었다. 하지만 그
곳에 놓인 전화기는 오래도록 울리지 않았다.

3장

어둠 속의 희미한 불빛

면역계는 어떤 방식으로 작동하는가? 말기 위암에서 기적적으로 생존한 환자를 통해 암의 면역치료를 추구한 로젠버그 박사의 이야기. T세포나 IL-2, 인터페론이 기적의 암 치료라고 주목받았다가 몰락했지만 의학은 이를 통해 희미한 빛을 발견한다.

혈액은 매우 특별한 즙(汁)이다.

괴테

우리가 스스로의 몸에 대해 얼마나 몰랐는지, 그리고 얼마나 오랫동안 그런 무지 속에서 살았는지 돌이켜보면 놀랄 정도다. 우리는 태양계의 행성들과 달 표면의 조성에 대해서는 상당히 자세한 부분까지 알면서도, 정작 자신의 혈액 속에서 어떤 일이 일어나는지에 대해서는 쓸모 있는 지식을 갖고 있지 못했다.

면역생물학에 관한 연구는 현미경이 발명되고, 생물학자들이 자기瓷器 필터로 혈액 속의 세포들을 분리하면서 시작되었다. 붉은색을 띤 세포는 전신 구석구석에 산소를 운반한다는 사실이 밝혀졌다. 붉은색을 띠지 않은 세포는 뭉뚱그려 '백혈구'라는 이름이 붙었다. 적포도주가 아닌 것은 모두 백포도주라고 부른 데 따른 명명법이다. 아직도 우리는 면역계를 구성하는 모든 세포들을 그냥 백혈구라고 부른다.

처음에 사람들은 모든 면역세포가 똑같다고 생각했다. 하지만 현미경의 성능이 점점 좋아지면서 혈액 속에는 전문화된 다양한 세포들이 독특한 생태계를 이루면서 섬세하고도 강력한 개인 방어 네트워크를 구성하고 있다는 사실이 밝혀졌다.

◇◇◇

19세기 생물학자들이 처음 밝혀낸 면역반응은 가장 원시적이며, 따라서 가장 오래된 면역계가 일으키는 것이었다. 5억 년 전에 만들어진 이 개인 방어 시스템을 '선천성' 면역계라고 한다.[1]

선천성 면역계는 강력하고, 믿기 어려울 정도로 단순하다. 이 면역계를 구성하는 세포들 또한 크기가 커서 어떻게 움직이는지, 어떻게 적을 잡아먹는지 현미경으로 볼 수 있다. 아메바처럼 생긴 선천성 면역계의 세포들은 신체를 구성하는 세포들 사이의 좁은 틈을 교묘하게 통과해가며 주변을 순찰한다. 우리 몸 전체를 통틀어 순찰하는 면적은 테니스장 두 개 크기를 넘는다. 이들은 그 넓은 공간을 꼼꼼하게 돌아다니다 그 자리에 있어서는 안 될 것을 찾아내면 즉시 죽여버린다.

이런 순찰대원 세포에는 크기가 작지만 아주 똑똑한 수지상 세포 樹枝狀 細胞('나뭇가지 모양 세포'라는 뜻 – 옮긴이)와 크기가 더 크고 물방울처럼 생긴 대식세포(말 그대로 '몸집이 크고 적을 잡아먹는다'는 뜻이다)가 있다. 이들은 쓰레기를 수거하는 역할도 한다. 사실 이들이 먹어 치우는 것은 대부분 우리 몸에서 수명이 다한 세포들이다. 정상 세포는 유통 기한이 지나면 고상하고 품위 있게 스스로를 파괴하여 생을 마감한다. 물론 이들 면역세포는 악당들을 먹어 치우기도 한다.

대식세포는 단순한 침입자를 인식하는 능력을 원래부터 갖고 있다. 자기와 타자他者, 즉 우리 자신의 세포와 외부에서 들어온 세포를 구분할 수 있는 까닭은 서로 다르게 생겼기 때문이다. 무슨 말인가 하면, 세포 표면에서 밖으로 돌출된 단백질이 서로 다르다는 뜻이다. 표면 단백질은 세포마다 독특하므로 일종의 화학적 지문指紋이라고 할 수 있다. 대식세포는 이 지문을 맞춰보며 타자라고 인식되는 대상을 열심히 찾아다닌다. 그리고 찾아내면 바로 붙잡아 삼켜버린다.

또한 선천성 면역세포들은 처리한 침입자 세포의 아주 작은 부분을 보관해두었다가 면역계 전체에 그 생김새를 알려주는 역할도 한다. 최근 밝혀진 바에 따르면 일부 선천성 면역세포는 단순히 적을 잡아먹고 죽이는 정도를 넘어 보다 큰 차원에서 면역계의 뇌와 비슷한 역할을 하는 것 같다.

선천성 면역세포들은 거의 항상 마주치는 통상적인 적들을 식별해내는 데 특화되어 있다. 기나긴 역사 속에서 우리와 함께 진화해온 세균, 바이러스, 곰팡이, 기생충 같은 것들이다. 이 녀석들만 방어하면 대개 충분하다.

침입자가 발견된 장소로는 더 많은 적이 침입할 수 있으므로 선천성 면역세포들은 국소적으로 지원군을 요청하기도 한다. 지원 요청을 할 때는 호르몬과 비슷한 단백질 화학물질을 사용한다. 이 화학물질들을 '사이토카인'이라고 한다. 사이토카인은 비상경보와 같은 역할을 하므로 과잉 반응이 일어나지 않도록 그 범위와 지속 시간이 제한적이다. 사이토카인에는 많은 종류가 있어 다양한 신호를 전달한다. 각각의 신호가 전달되면 몸속에서는 매우 복잡한 연쇄반응이 꼬리를 물고 일어나 면역학적 방어에 나선다. 이렇게 놀랄 정도로 섬세한 화학적 의사소통을 통해 필요한 부위의 혈액 공급이 늘어나 더 많은 지원군, 즉 면역세포들이 집결한다. 동시에 혈관 중에서 가장 작은 모세혈관의 투과성이 변해 지원군이 혈관 밖 조직으로 빠져나가기 쉬운 상태가 된다. 이런 상태를 가리켜 염증이라고 한다. 때에 따라 그 부위의 신경이 더 많은 경계 신호를 발산하여 문제를 주목하고, 같은 실수를 되풀이하지 않도록 한다.

여기까지가 지구상에 존재하는 거의 모든 생명체에서 선천성 면역계가 작동하는 방식이다. 아주 섬세하지는 않지만, 통상적으로 질병을 일으키는 침입자들을 인식하고 살상하여 불과 며칠 만에 퇴치하는 데는 이 정도면 충분하다. 하지만 보다 최근에 진화한 생물, 우리처럼 아래턱을 지닌 척추동물은 새로운 도전에 맞서 또 다른 형태의 면역계를 발달시켰다. 이것을 '후천성' 면역계라고 한다. 무엇보다 후천성 면역계는 통상적이지 않은, 즉 한 번도 맞닥뜨린 적이 없는 침입자를 인식하고, 살상하고, 기억할 수 있다.

후천성 면역계의 중요한 면역세포는 두 가지, B세포와 T세포다. 이들은 혈액 속을 돌아다니며 독특한 방어 능력을 발휘한다.[2] 질병도 진화하고 적응한다. 자연은 언제나 새로운 것을 발명해낸다. B세포와 T세포는 이런 현상에 맞서기 위해 진화한 것이다. 암을 공격하여 완치시키는 데 중요한 것은 T세포다. 하지만 항암면역요법을 둘러싼 이야기에서는 B세포와 T세포 모두 각자 맡은 배역이 있다.

면역요법의 가장 성공적인 형태는 백신이다. 백신은 지난 수백 년간의 역사를 통해 우리에게 매우 친숙해졌다. 백신의 생물학적 작용은 후천성 면역계에 의해 나타난다.

백신이란 나중에 맞닥뜨릴지도 모를 질병에 대비하여 무해한 견본품을 만들어 면역세포들을 훈련시키는 것이다. 견본품을 몸속에 투여하면 면역계는 향후 그 견본품과 비슷하게 생긴 침입자가 몸속에 들어왔을 때 맞서 싸울 군대를 양성한다. 나중에 정말로 살아 있는 병원체가 몸에 들어온다면 이미 막강한 군대가 그들을 기다리고 있는 난처한 상황을 맞게 되는 것이다.[3]

이런 면역을 형성하는 데는 B세포와 T세포가 모두 관여한다. B세포가 먼저 발견되었으므로 그 이야기를 먼저 해보자.

면역세포들은 우리 뼛속 골수에 있는 줄기세포에서 만들어져 일정한 성숙 과정을 거친 후 혈액 속으로 방출되어 임무를 수행한다. B세포[4]는 질병을 일으키는 병원체들에 맞서 우리 몸을 방어하기 위해 독특한 전략을 구사한다. 침입자를 직접 죽이지 않고, 항체를 만들어내는 것이다. 항체는 Y자 모양의 끈적거리는 분자다. 외부에서 유래한 이질적 세포, 즉 타자他者 세포를 인식하고 단단히 달라붙는다. 타자 세포 입장에서 표면에 달라붙은 항체는 죽음의 표식이다.

예전에는 항체를 항독소라고 불렀다. 혈액 속에 존재하면서 독소를 중화시킨다고 생각했기 때문이다. 당시 사람들은 질병을 일으키는 독성 분자가 있으며, 이 독성 분자에 자물쇠와 열쇠처럼 꼭 들어

맞는 해독제, 즉 항독소가 일대일로 결합하여 독성을 중화시킨다고 믿었다.

B세포는 모든 타자를 바로 식별한다(T세포도 그렇다). 이런 일이 가능한 이유는 자기가 아닌 타자, 외부에서 들어온 침입자, 또는 자기 몸속의 병든 세포들이 정상적인 세포와 다르기 때문이다. 적어도 이들을 판별하는 면역계의 입장에서 보면 확실히 그렇다. 이런 차이는 표면에 나타난다. 세포의 겉모양이 다르게 생겼다는 뜻이다. 외부 침입자나 병든 세포는 표면에 이질적인 단백질들이 나타난다. 이렇게 독특한 분자적 표식은 말하자면 지문 같은 것이다. 자기가 아닌 세포의 표면에 이질적인 단백질들이 발현되어 숨길 수 없는 지문처럼 배열된 것을 '항원'이라고 한다.

B세포는 이런 항원 지문을 식별하는 항체를 만들어낸다. 재미있는 것은 항체가 이미 알고 있는 항원뿐 아니라 전혀 알지 못하는, 난생처음 접해본 위협들까지 식별해낸다는 점이다. 어떻게 그럴 수 있을까? 기발하다고밖에 할 수 없는 무작위적인 유전적 짜깁기를 통해 1억 가지 형태의 서로 다른 항체를 만들어내기 때문이다. 항체의 다양성이 이렇게 무궁무진하기 때문에 수백만, 수천만 가지 서로 다른 단백질 배열을 지닌 항원이 침입하거나 우리 몸속에서 만들어지더라도 꼭 들어맞는 항체를 적어도 한 개 정도는 만들어낼 수 있다. 모든 B세포는 아무리 무작위적으로 항원을 선택해도 딱 맞는 항체를 만들어낸다. 아무리 많은 사람 중에서 무작위로 누군가를 선정해도 그가 누군지 바로 알아맞히거나, 수많은 복권 중에서 아무렇게나 한 장을 골라도 반드시 일등에 당첨되는 능력과 비

숫하다. 어떤 조합도 한두 개의 B세포만 있으면 대처할 수 있다. 항원을 인식하여 면역반응을 개시하는 데는 단 한 개의 항체만 있으면 충분하다.

이 과정을 좀 더 자세히 알아보자. 우리 혈관 속을 돌아다니는 B세포는 약 30억 개로 추산된다. 각각의 B세포 표면은 점착력이 강한 항체들로 뒤덮여 있다. 각각의 항체는 마주칠 가능성이 매우 낮은, 심지어 존재하지 않을지도 모르는 항원과 정확히 들어맞도록 되어 있다.[5] B세포는 수명이 짧지만, 수명을 다할 때까지 대부분의 시간을 혈류를 따라 돌아다니며 자신이 지닌 항체와 딱 들어맞는 항원(우리 몸이 마주친 적 없는 세균, 바이러스, 곰팡이, 기생충 등)과 마주치는 행운의 순간이 오기를 기다린다.

그러다 정말로 딱 들어맞는 항원을 만나면 B세포는 바로 행동에 돌입한다. 자신을 복제하기 시작하는 것이다. 이렇게 만들어진 딸세포daughter cell들은 서로 정확히 동일하며, 한 개도 빠짐없이 문제의 항원에 '딱 맞는' 동일한 항체를 지니고 있다. B세포는 12시간 이내에 이런 딸세포를 2만 개까지 복제할 수 있다. 복제 과정은 일주일 동안 계속된다. 새로 만들어진 딸세포 하나하나는 각자 새로운 공장이 되어 외부 침입자나 병든 세포와 결합하는 항체를 생산한다.

이제 공격의 시간이 다가왔다. B세포 표면의 항체들은 마치 점착성 유도 미사일처럼 정확히 목표 항원을 향해 날아간다. 공격은 맹렬하다. 목표 항원에 결합하는 항체의 숫자는 초당 2천 개에 이른다. 각각의 항체 미사일은 오직 하나의 표적만을 향해 날아간다. 타자 세포 표면에 있는 목표 항원이다. 그 밖에는 어떤 것에도 눈길조차 주지 않는다. 항체들은 항원을 찾아내고 들러붙는 일을 계속 반복하여 마침내 표적은 고슴도치 꼴이 되고 만다. 직접 침입자나 병든 세포를 공격하는 것 외에도 표적에 결합한 항체는 깜박거리는 네온사인처럼 주변을 돌아다니는 대식세포의 주의를 끄는 역할도 한다. 대식세포는 공짜 식사 쿠폰을 받은 아메바처럼 즉시 그쪽으로 이동한다. 항체는 접근해 온 대식세포에도 단단히 들러붙는다. 포식자와 먹이를 한데 묶어버리는 것이다. 이때 항체는 '옵소닌화 opsonizing'('먹을 수 있도록 준비한다'는 뜻의 독일어에서 유래했다)라는 과정을 통해 '타고난 작은 쓰레기 수거자들'의 식욕을 자극하는 것 같다. 포식자와 한데 묶여 꼼짝할 수 없는 신세가 된 침입자는 결국 잡아먹히고 만다.

새로운 질병이 생긴 후 약 일주일간에 걸쳐 점점 강화되는 이런 방어 작용은 환상적일 정도로 섬세하고 우아하다. 위험이 사라지면 B세포 군단 역시 생을 마치지만 연대 병력 정도는 그 뒤에도 남는다. 어떤 일이 일어났는지 기억하면서 똑같은 위험이 다시 나타나면 즉시 행동을 개시할 태세를 갖추는 것이다. 이런 과정이 바로 면역이다.

광학 현미경으로 보면 B세포와 T세포는 거의 똑같다. 20세기 들어서도 대부분의 기간 동안 T세포의 존재조차 몰랐던 이유가 바로 여기에 있다. B세포와 마찬가지로 T세포도 타자로 규정된 항원을 인식하고 자기 복제를 통해 엄청난 수의 딸세포를 만들어 공격을 퍼붓는다. 하지만 T세포가 병든 세포를 인식하고 살상하는 방식은 전혀 다르다.

◇◇◇

　점차 생물학자들은 현미경으로는 거의 다른 점이 없어 보이는 백혈구들이 사실 동일하지 않다는, 즉 '정확하게' 동일한 방식으로 기능을 수행하지는 않는다는 사실을 깨닫는다. 1950년대에 이르면 작은 림프구(면역세포) 중 일부는 전혀 다른 경로를 통해 몸속을 돌아다닌다는 사실도 밝혀졌다.

　흉선은 흉골 바로 뒤에 위치한 나비 모양의 분비샘이다. 당시만 해도 정체불명의 기관이었다. 앞에서 말했듯, B세포는 골수에서 만들어져 일정 기간 혈액 속을 돌아다닌 후 일생을 마친다. 하지만 이런 B세포 중 일부는 이렇게 긴 여정 중 짧은 나들이를 다녀오듯 흉선 속으로 들어갔다 나오는 것 같았다. 더 희한한 것은 나오는 세포 수가 들어간 세포 수보다 훨씬 많다는 점이었다. 흉선에서 나오는 세포 수는 몸속에 존재하는 B세포를 모두 합친 숫자의 4배에 이르렀다. 그럼에도 전체 림프구의 숫자는 변함없이 일정하게 유지되었다. 도대체 이 세포들은 어디로 갔단 말인가? 림프구들이 사라지는 현상의 수수께끼는 1968년에야 풀렸다. 림프구들을 정확하게 추적할 수 있게 되면서 흉선에서 혈류로 쏟아져 나오는 이상한 B세포들이 흉선으로 들어가는 것들과 동일한 세포란 사실이 밝혀진 것이다. 그리고 흉선으로 들어간 세포 중에는 많은 숫자가 다시 나오지 않았다. 종합해보면 이 림프구들은 그 희한한 분비샘 안에서 만들어지고, 재활용되고, 어쩌면 조금씩 변형되는 것 같았다.[6]

이어진 실험들을 통해 흉선을 통과하여 순환되는 림프구는 그때까지 친숙했던 B세포와 전혀 다르다는 사실이 밝혀졌다. 특이하게도 이 세포들은 장기 이식 후 거부 반응 등 특정한 면역반응에만 관여하는 것 같았다. 결국 모든 림프구가 골수에서 유래한 B세포라는 생물학적 모델은 잘못된 것이었다. 당연한 질문이 뒤따랐다. 그렇다면 흉선에서 유래한 림프구는 다른 종류인가? B세포 말고도 후천성 면역에 관련된 백혈구가 있다는 말인가? 그렇다면 흉선에서 유래한 세포를 뭐라고 불러야 할까?

그것은 놀랄 만큼 논쟁적인 질문이었다. 1968년 열린 한 면역학회에서 J. F. A. P. 밀러라는 젊은 연구자가 '두 가지 종류'의 림프구가 존재할 가능성을 생각해보자고 제안했다. 즉, 골수에서 만들어지며 항체를 생산하는 B세포와 흉선에서 만들어지며 뭔가 다른 기능을 수행하는 T세포가 있을지도 모른다는 것이었다. 반응은 싸늘했다. 사람들은 대놓고 B와 T는 '허튼소리bullshit'의 첫 번째와 마지막 글자라고 놀려댔다.[7] 물론 밀러가 옳았다. 1970년대에 이르면 T림프구, 즉 'T세포'는 항체를 만들어내는 B세포와 다르다는 사실이 널리 인정된다.

다시 5년이 지나자 전체적인 모습은 더욱 복잡해졌다(관점에 따라 더욱 명확해졌다고도 할 수 있겠다). T세포에도 다시 몇 가지 종류가 있다는 사실이 밝혀진 것이다. 면역학자들은 T세포 중에서도 가장 중요한 두 가지를 이들이 전형적으로 수행하는 기능에 따라 'CD8'과 'CD4'로 구분하지만, 이들은 '살해자'와 '조력자'라는 이름으로 더잘 알려져 있다.[8] '살해 T세포'는 면역계라는 팀에서 오로지 죽이는 일에만 전념하는 거친 선수다. 반면, '조력 T세포'는 미식축구팀의 쿼터백처럼 화학적 신호(사이토카인)들을 복잡하게 조합한 후 전달하여 보다 큰 차원에서 면역방어라는 게임을 조화롭게 펼칠 수 있도록 '돕는다'.[9]

마침내 면역이라는 현상의 큰 그림이 나타나기 시작했다. T세포가 바로 퍼즐의 빠진 조각이었다. T세포를 이해하자 그간 우리 몸이 다양한 질병에 어떻게 반응하는지 관찰한 것들을 대부분 그럴듯하게 설명할 수 있었다. 요약하면 이렇다.

선천성 면역계를 구성하는 세포들은 친숙한 침입자, 늘 마주치는 병원체에 신속하게 대응한다. 그런 병원체가 침입했을 때는 대개 이들만으로도 충분히 대처할 수 있다. 때때로 힘에 부치는 상황이 벌어지면 이 세포들은 침입자가 다른 곳으로 퍼져나가지 못하도록 붙들고 늘어지면서 지원 병력을 요청한다. 그러나 침입자가 친숙하지 않은 녀석들이라면 상황이 달라진다. 이때는 후천성 면역계가 나서야 한다.

후천성 면역계를 구성하는 B세포와 T세포는 자기 자신을 복제하면서 서서히 면역반응을 일으키기 시작한다. 자기 자신의 일부가 아닌 타자, 이질적 항원을 인식한 운 좋은 세포는 이내 수십억 개의 딸세포로 분열하여 복제 세포 군단을 형성한다. 이 과정은 5-7일 정도 걸린다. 때때로 방어전에는 팀플레이가 필요하다. 세균이나 바이러스가 피부나 점막을 뚫고 혈류 속으로 뛰어들면 B세포에서 만들어낸 항체들이 들러붙어 완전히 감싸버린다. 스파이더맨이 일단 거미줄로 악당들을 꽁꽁 묶어놓았다가 나중에 처리하는 것과 비슷하다. 적이 힘을 쓰지 못하게 완전히 봉쇄한 후 '없애버릴 것'이라고 쓰인 딱지를 붙이는 것이다. 그러면 대식세포가 다가와 딱지를 보고 꿀꺽 삼켜버린다.

B세포는 힘이 세지만 항상 모든 침입자를 제때 막을 수 있는 것은 아니다. 때때로 압도적인 힘을 지닌 병원체들이 침입해 방어선을 무너뜨리고 우리 몸속의 세포들을 감염시키는 일이 벌어진다. 예를 들어, 바이러스는 우리 몸속의 정상 세포에 바이러스 DNA를 주입할 수 있다. 이런 식으로 일단 세포 속에 숨어버리면 B세포가 항체를 만들어 방어하기에는 너무 늦다. 감염된 세포는 결국 더 많은 바이러스를 생산하는 공장이 되어버린다. 질병의 지원군이 생긴 것이다. 건강을 지키려면 감염된 세포를 제거해야 한다.

바이러스가 정상 세포 속으로 들어가면 감염된 세포에 변화가 생긴다. 세포 표면에 이질적인 단백질이 나타나 세포는 본래 모양과 달라진다. 더 이상 내가 아닌 이질적인 존재, 타자가 되는 것이다. 이렇게 자기라는 정체성을 잃고 타자가 된 세포 표면에 새롭게 나타나는 이질적인 항원을 인식하고 살금살금 다가가 그 세포를 죽여버리는 것이 T세포의 임무다. 병든 세포를 인식하고, 감출 수 없이 표면에 드러난 이질적 항원에 결합하고, 마침내 병든 세포를 죽이는 것은 모두 T세포의 전문 분야다.

침입자들을 물리치고 나면 복제 면역세포 군단은 대부분 생을 마치지만 소수의 세포가 남아 그 전투를 기억한다. 똑같은 침입자가 다시 나타난다면 이제 새로운 복제 세포 군단을 만들어 방어선을 형성하는 데 일주일씩 걸리지는 않는다. 이미 몸은 만반의 준비를 갖추고 있는 것이다. 바로 이것이 면역이다.

완전한 설명이라고 할 수는 없다. 지금까지 요약한 것은 거대한 산호초 군락의 이국적인 생태계를 어항 수준으로 축소시킨 것에 불과하다. 면역계는 전체적으로 훨씬 더 섬세하고 흥미로우며, 지금 이 순간에도 새로운 사실들이 계속 밝혀지고 있다. 하지만 면역계가 어떻게 기능을 수행하는지 밝혀내고자 했던 과학자들에게 이렇게 새로운 B세포와 T세포 모델은 거의 모든 질병에서 관찰된 사실과 잘 들어맞았다. 그러나 단 한 가지 확연한, 그리고 무시무시한 예외가 있었다.

◇◇◇

암은 다르다. 물론 암세포도 더 이상 자기로 인식되지 않는 병든 세포다. 하지만 감염은 아니다. 돌연변이를 일으킨 것이다. 그리고 이상하게도 T세포는 돌연변이를 일으킨 암세포를 인식하지 못하는 것 같았다.

대부분의 과학자들은 암세포가 정상적인 세포와 너무 비슷하기 때문에 면역계에서 이질적인 세포로 인식하지 못한다고 믿었다. 면역계와 암에 대한 이런 믿음은 대부분의 암 연구자, 대부분의 종양 전문의, 대부분의 면역학자들이 공유했고, 실제로 관찰된 사실과 대부분 잘 들어맞기도 했다. 면역계는 암을 공격하지 않는다. 우리는 암이 아무런 방해도 받지 않고 거침없이 자라 중요한 장기를 가득 채울 때까지 별다른 이상을 느끼지 못한다. 그때까지도 병원체와 싸울 때 나타나는 증상들이 전혀 나타나지 않기 때문이다. 열도

나지 않고, 염증도 없으며, 심지어 코를 훌쩍거리지도 않는다. 이것은 하나의 법칙이다. 예외란 없다.

이런 믿음은 또 다른 믿음을 낳았다. 면역계가 암에 대해서도 타고난 기능을 발휘할 수 있도록, 즉 암세포를 인식하고 없애버리도록 만들 수 있다는 생각은 터무니없는 것이라는 믿음이었다.

◇◇◇

이 점에 관한 한 과학계는 거의 완벽한 합의에 이르러 반대 주장을 펼치기가 쉽지 않았다. 암 백신은 실패했다. 환자들이 거울을 보고 종양을 발견할 때까지도 면역계는 암의 존재를 전혀 알아차리지 못하는 것 같았다. 우리 몸속에서는 끊임없이 돌연변이가 일어나고, 돌연변이를 일으킨 세포들이 암이라고 부를 수 있는 상태에 도달하기 전에 면역계가 먼저 인식하고 그 세포들을 죽여버린다고 주장하는 지성적인 사람들조차 "암에 관해서라면 낙관주의가 들어설 자리가 없다"[10]면서 "면역감시라는 개념의 가장 큰 문제는 실험동물에서조차 입증할 수 없다는 점"[11]이라고 인정했을 정도다. 면역감시를 시사하는 데이터나 증거는 어디에도 없었다.

하지만 이야기가 있었다.

먼 옛날부터 역사가들과 의사들은 암의 '자발적 관해'라는 현상에 경이로움을 느꼈다.[12] 가장 좋은 예로 13세기의 성聖 페레그리노를 들 수 있을 것이다.[13] 그는 암에 걸렸다가 기적적으로 완치된 후, 나중에 암이라는 질병의 수호성인으로 시성되었다. 이런 이야기나 관찰은 기적이나 마법처럼 들렸지만, 운 좋게도 갑작스러운 완치를 직접 곁에서 지켜본 소수의 과학자들은 완전히 마음을 뺏긴 채 과학적인 설명을 찾아 나섰다.

그리고 1891년 윌리엄 콜리에게 프레드 스타인이 있었던 것처럼, 1968년 스티븐 로젠버그 박사에게는 제임스 디안젤로[14]가 있었다.

◇◇◇

치료에 성공할 수 있으리라는 첫 번째 희망은 순수한 자연의 힘만으로도 효율적으로 완치되는 예를 관찰하면서 생겨났습니다. ⋯⋯ 비록 드물었지만, 이런 증례들이야말로 희망을 주는 태양과도 같았습니다.

알프레드 피어스 굴드, 〈암에 관한 브래드쇼 강연The Bradshaw Lecture on Cancer〉 중, 1910년

1968년의 어느 여름날, 매사추세츠주 웨스트 록스베리에서 63세된 한국전쟁 참전 용사가 극심한 복통을 호소하며 재향군인 병원 응급실로 걸어 들어왔다. 당시 28세였던 스티븐 로젠버그 박사는 외과 당직 전문의로서 문을 열고 들어서는 모든 환자를 진료할 책임이 있었다. 언뜻 보기에 제임스 디안젤로는 그 병원에서 노상 마주치는 수염이 까칠한 참전 용사로, 역시 그 병원에서 일상처럼 시행되는 담낭 수술이 필요해 보였다. 하지만 진찰 중 로젠버그는 환자의 배를 가로지르는 커다란 흉터를 발견했다. 환자의 병력은 도저히 믿을 수 없을 정도였다.

12년 전 제임스 디안젤로는 바로 그 병원에 위암으로 입원했다. 주치의는 오렌지 크기의 종양을 잘라냈지만, 간과 복강에 산탄총을

쏜 듯 흩뿌려진 작은 결절들을 발견하고는 고개를 저었다. 1968년이라고 해서 사정이 다를 것도 없었지만, 1957년 당시 그런 소견은 확실한 사형 선고였다. 엎친 데 덮친 격으로 수술 후 디안젤로는 걷잡을 수 없을 정도로 심한 세균 감염에 걸리고 말았다. 결국 그는 위의 60퍼센트를 잘라낸 채 집으로 돌아갔다. 일주일에 위스키 4병을 마시고, 하루에 담배 2갑을 피우는 제4기 암환자가 그해를 넘길 가능성은 전혀 없어 보였다.[15] 하지만 그는 12년 후 멀쩡히 살아 있는 상태로 로젠버그 앞에 누워 있었다.

로젠버그는 병리과에 보관된 디안젤로의 과거 조직 생검 슬라이드를 재검토해달라고 요청했다. 진단은 틀림없었다. 디안젤로는 '분명' 위암이었다. 그것도 특히 공격적이고 치명적인 종류였다. 그렇다면 아직도 몸속 어디선가, 별로 중요하지 않은 장기 속에서 암이 서서히 자라고 있는 것 아닐까? 아닌 게 아니라 디안젤로는 담낭을 제거해야 했기에 젊은 외과의사는 직접 자기 눈으로 확인해볼 기회가 있었다. 복벽에는 아무것도 없었다. 부드럽고 유연한 간에서도 마찬가지였다. 나중에 로젠버그는 이렇게 썼다. "종양은 손으로 만져서 쉽게 확인할 수 있다. 질기고, 치밀하며, 전혀 유연성이 없기 때문에 정상 조직의 질감과 사뭇 다르다. 차라리 생경한 느낌이라고 해야 할 것이다."[16] 매우 상세하게 작성된 12년 전의 수술 기록에는 분명 간에 크고 치밀한 암 덩어리가 몇 개 있다고 적혀 있었다. 그러나 아무것도 없었다. 다른 장기 속에 숨어 있는 것도 아니었다. 로젠버그는 다시 처음부터 차근차근 진찰해보았다. 어디에도 암은 없었다.

"그는 매우 공격적이고 치료 불가능한 암에 걸렸으며 틀림없이 단시간 내에 사망할 수밖에 없었다. 우리는 물론 다른 어느 병원에서도 그의 암을 치료하지 않았다. 하지만 그는 완치되었다."[17] 디안젤로는 스스로의 힘으로 암을 완전히 물리친 것이다. 가능성은 한 가지뿐이었다. 그의 면역계가 그렇게 한 것이다.

로젠버그는 그것이야말로 정확히 면역계가 '하도록 되어 있는' 일이라고 적었다.[18] 면역세포들은 자신의 몸에 속한 세포(자기 세포)와 자신에게 속하지 않은 세포(타자 세포)를 구분한다. 면역계가 과도한 반응을 보이는 것이 바로 알레르기다. 면역계가 정상적인 자기 세포를 이질적인 타자 세포로 오인하여 공격하기 시작하면 자가면역질환이 생긴다. 환자로서는 매우 좋지 않은 상황이다. 암세포는 정상적인 자기 세포와 너무나 비슷하기 때문에 면역계에서 인식하지 못한다는 것이 당시의 생각이었다. 로젠버그 역시 전문의가 되기 위해, 그리고 박사학위를 받기 위해 공부하는 동안 내내 그렇게 배웠다. 하지만 디안젤로의 경과는 그렇지 않을 수도 있다고 말해주었다. 그는 자가면역질환을 앓지 않았지만 어쨌든 그의 면역계는 암세포를 인식하고 물리쳤다. 다른 방법으로는 도저히 설명할 길이 없었다. 바로 그때 로젠버그는 콜리와 똑같은 영감을 얻었다. 그리고 그 생각은 일생에 걸친 강박관념이 되었다. 기적이 아닌 무언가가 암을 완치시킨 것이다.

로젠버그의 기록은 이렇게 이어진다. "그의 면역계가 암세포를 완전히 파괴했다고 가정한다면, 다른 사람의 면역계도 똑같은 일을 하도록 만들 수 있지 않을까?" 디안젤로의 혈액 속에 그런 기능을 나타내는 신비로운 물질이 들어 있을 것만 같았다. "면역반응이란 백혈구뿐 아니라 많은 물질이 함께 작용하여 일어나는 것이다." 로젠버그는 궁금해지기 시작했다. 면역반응을 일으키는 물질을 다른 환자의 몸속으로 옮겨줄 수도 있지 않을까?

◇◇◇

그 후 로젠버그는 오늘날이라면 생각할 수도 없는 일을 벌였다. 어쨌든 두 명의 환자가 모두 흔쾌히 동의한 데다, 로젠버그 자신도 외과적인 조치를 통해 최대한 빨리 결과를 얻어내야 한다는 생각밖에 없었기에 가능한 일이었다. 그는 병원의 의무 기록을 뒤져 디안젤로와 혈액형이 똑같은 위암 환자를 찾아냈다. 로젠버그가 계획을 설명하자 디안젤로는 웃음을 터뜨렸다. "그는 오랜 세월 동안 어느 누구에게도 도움이 되지 않는 삶을 살아왔다. 그는 흔쾌히 한번 해보자고 말했으며, 정말이지 성공하기를 간절히 바랐다." 그보다 더 간절히 바란 사람이 있다면 말기에 접어든 위암 환자였다. 앙상하게 뼈만 남은 몸에 목욕 가운을 걸친 채 숨쉬기마저 힘들어 쌕쌕거리는 그는 한때 도박꾼이었다. "그는 쓸쓸하게 웃으며 평생 도박을 했지만 한 번도 운이 따라주지 않았는데 드디어 패가 들어올 때가 된 모양이라고 농담을 했다." 다른 사람의 피가 자신의 병을 완치시킬 수 있다면 그는 얼마든지 주사위를 굴릴 준비가 되어 있었다.

치료는 효과가 없었다. 수혈은 마법을 일으키지 않았다. 환자는 얼마 안 있어 암으로 사망했다. 실험은 실패로 돌아갔지만 로젠버그는 직접 눈으로 확인한 사실에 한 치의 의심도 품지 않았다.

"마음속에서 뭔가가 타오르기 시작했다. 그 불길은 아직까지 한 번도 꺼진 적이 없다."

1974년 7월 1일 외과 수련을 마친 바로 다음날, 로젠버그는 메릴랜드주 베데스다에 위치한 미 국립 암연구소National Cancer Institute 외과 과장이 되었다. 그리고 이제 거의 1백 명에 가까운 인력과 연구 시설을 이용하여 6년 전에 직접 목격한 면역 기반 암 치료법의 놀라운 결과를 재현하는 데 온 힘을 쏟기 시작했다.[19]

면역을 이용한 암 치료법을 집중적으로 연구한 것은 로젠버그만이 아니었다. 그러나 이 시기에 로젠버그만큼 모든 것을 쏟아붓고, 로젠버그만큼 많은 것을 성취한 사람은 없었다. 중요한 점은 그가 하원으로부터 거의 백지 수표에 가까운 연구비를 지원받은 덕에 전 세계에서 가장 재능 있는 과학자들을 끌어모을 수 있었다는 것이다. 이후 수십 년간 그들은 미 국립 암연구소의 수많은 연구실에서 분주하게 움직이면서 항암면역요법이라는 분야를 이끌고 활기를 불어넣었다. 한편 그들의 수장을 이끌고 활기를 불어넣은 것은 건강한 자존심과 까맣게 태운 커피, 그리고 오직 암을 정복하겠다는 목표만 바라보는 의지였다. 브롱크스에서 홀로코스트를 피해 살아남은 폴란드 이민자의 아들로 태어난 34세의 이 의사는 세상을 바꾸고 명성을 얻겠다는 야심에 몸이 달아 있었다. 그에게 암을 정복한다는 과업은 모든 것을 던져야 하는 일이었다. 휴일 따위는 없었다. 다른 방법이란 있을 수 없었다. 그는 면역세포가 종양 항원을 인식하도록 만드는 데 모든 것이 걸려 있다고 확신했다.

당시 과학계에서는 면역요법이란 부적절하고 쓸모없는 시도라는 데 암묵적으로 합의하고 있었다. 하지만 로젠버그는 모든 것이 이미 우리 몸속에 준비되어 있으며, 의사는 그것을 일깨우기만 하면 된다고 믿었다. 의사로서 그는 면역기능이 정상인 사람에 비해 면역기능이 떨어진 환자들에게 훨씬 많은 암이 생긴다는 사실을 알고 있었다. 또한 이식 외과의로서 그는 타인의 장기를 이식받고 거부반응을 막기 위해 면역을 억제시킨 환자들에게 암이 갑자기 맹렬한 기세로 나타났다가 면역기능이 회복된 후 가라앉는 모습을 여러 번 보았다(아마 기증받은 콩팥과 함께 모르는 사이에 불과 몇 개의 암세포가 섞여 들어갔을 것이다). 또한 그는 환자의 면역계가 이식받은 장기를 타자로 인식했을 때 발생하는 이식편대숙주병移植片對宿主病이 얼마나 무서운지 경험을 통해 알고 있었다. 끔찍했지만 동시에 면역계의 힘을 생생하게 보여주는 경험이었다. 그 힘을 암과 싸우는 데 이용할 수 있다면 환상적인 일이 될 터였다.

전 세계의 다른 연구소들도 이렇듯 멋진 반응에 불을 붙이려고 노력 중이었다. 몇몇 연구실은[20] 콜리와 유사한 면역요법을 시도했다.[21] 한 곳에서는 종양에 직접 결핵 관련 세균인 BCG를 주입하는 방법을 시험 중이었다.[22] 주입한 독소가 이질적인 세균 단백질에 대해 폭넓은 면역반응을 일으킨다면 더욱 큰 반응이 유도되어 결국 종양 자체를 공격할 수도 있을 것이라는 논리였다. 이 방법은 실제로 어느 정도 성공을 거두기도 했다.

로젠버그는 그런 방법에 큰 흥미를 느끼지 못했다. 독소와 BCG는 "광범위"하지만 "무딘" 접근 방식으로 "진정한 이론적 근거는 거의 없이" 행운을 바라는, 이를테면 면역학적 "아베마리아"에 불과하다고 생각했다. 그는 당시 막 과학적으로 밝혀지기 시작한 T 림프구의 작용 기전을 통해 정확히 종양 항원을 표적으로 삼는 데 초점을 맞추어야 한다고 믿었다.

로젠버그가 의학을 공부하기 시작했을 때 면역학 교과서에는 '림프구'라는 단어조차 존재하지 않았다. 이제 그들은 림프구의 존재는 물론, 항체를 생산하는 B세포와 T세포 등 두 가지 유형이 있다는 사실도 알고 있었다. T세포는 이식받은 장기의 세포 표면에 존재하는 이질적인 단백질을 인식하는 면역세포로 장기 거부 반응과 이식편대숙주병을 일으킨다는 사실도 알려져 있었다. T세포가 사람을 구분할 수 있다면 당연히 건강한 자기 세포와 돌연변이가 일어나 암으로 변해버린 세포를 구분할 수도 있을 것이었다.

마우스를 대상으로 한 몇몇 연구에서 T세포가 암세포 표면에 있는 항원들을 인식할지도 모른다는 결과가 나오자, 로젠버그는 이 연구들을 믿어보기로 했다.[23] 또한 그는 정확히 동일한 종양을 수술적으로 이식한 다른 마우스들에게 이 T세포들을 주입하자 원래 마우스와 마찬가지로 종양이 치료되었다는 연구들도 믿었다.

6년 전 로젠버그 자신도 록스베리 재향군인병원에서 마우스가 아니라 사람을 대상으로 똑같은 실험을 했었다. 실험은 완전히 실패했지만, 아직도 그 원칙만큼은 확신했다. 로젠버그는 디안젤로의 몸속에 일부 암 백신을 접종받은 면역계와 비슷하게 위암 항원을 인식하는 T세포가 존재한다고 믿었다. 다른 환자에 주입했을 때 정확히 같은 현상이 일어나지는 않았지만, 그것은 두 명의 환자가 정확히 동일한 종양, 즉 정확히 동일한 항원 지문을 갖고 있지 않았기 때문이었을 것이다. 하지만 환자의 종양을 정확히 인식하는 T세포를 배양할 수 있다면 어떻게 될까?

미 국립 암연구소에서 그의 팀은 돼지를 이용해 정확히 같은 방법을 시도했다.[24] 엄청나게 손이 많이 가는 작업이었다. "일단 돼지들을 수술대 위로 끌어올려야 했다. 마취시키고, 기도에 관을 삽입한 후, 멸균 상태에서 사람을 수술할 때와 정확히 동일한 방식으로 돼지들의 몸을 세척해야 했다." 그 후 의사들은 한 환자의 몸에서 떼어낸 종양을 잘게 잘라 어렵게 준비한 돼지들의 장 점막에 이식했다. 몇 주 후 돼지들의 몸속에서는 인간 암세포 항원에 대한 면역반응이 일어나 수십억 개에 달하는 복제 T세포 군단이 형성되었다. 하나같이 바로 그 종양 항원을 특이적(면역학에서 '특이적'이란 말은 특이하다거나 특수하다는 뜻이 아니라 열쇠와 자물쇠처럼 정확히 일치한다는 뜻이다. 이런 특이적 반응은 결합하는 양쪽의 입체구조가 조금만 달라도 일어나지 않는다 – 옮긴이)으로 인식하여 암세포를 살상하는 세포들이었다. 로젠버그 연구팀은 T세포들이 집중적으로 모여 있는 돼지의 비장과 이식된 종양에서 가장 가까운 림프절들을 채취한 후 실험실로 가져가 림프구를 추출했다. 처음 치료받은 환자는 펜실베이니아에서 온 24세의 여성으로,[25] 더 이상 치료할 길이 없는 매우 공격적인 암을 앓고 있었다. 한쪽 다리를 잘라냈지만 암은 거침없이 퍼져갔다.

1977년 11월 15일 미 국립 암연구소 임상시험위원회의 승인을 얻은 로젠버그 팀은 그녀의 암을 돼지에게 이식하여 종양 항원을 인식하도록 만든 T세포 5밀리리터를 환자에게 주사했다. 환자가 시험 용량을 잘 견디는지 확인한 후, 차차 용량을 올려 최종적으

118

로 시간당 약 50억 개의 T세포를 주입했다. 환자는 고열과 함께 두 드러기가 생겼지만 곧 가라앉았다. 연구팀은 암에 대한 면역반응이 일어난다는 희망에 들떴지만, 몇 주 후 CT 검사에서 암은 여전히 걷잡을 수 없이 자라고 있었다. 치료는 아무 소용이 없었다. 2년간 의 노력이 물거품으로 돌아가는 순간이었다.

∞∞

로젠버그 팀이 실험실에서 돼지들과 함께 분주한 나날을 보내는 동안, 같은 미 국립 암연구소[26] 내에서 세 명의 다른 과학자들[27]이 예기치 못했던 결과를 논문으로 발표했다. 이들은 인간의 혈액과 골수에서 발생하는 암, 즉 백혈병을 연구하고 있었다. 백혈병 세포 를 실험실에서 배양하던 중 이들은 우연히 배양 용기 속에서 백혈 병 세포가 아닌 건강한 인간 T세포가 대량으로 자랐다는 사실을 발 견했다.

이 유쾌한 사고의 원인을 조사한 결과, 면역세포에서 생성된 화 학적 전령, 즉 사이토카인이 이런 반응을 유도했다는 사실이 밝혀 졌다. 이 사이토카인은 T세포 성장 촉진 작용을 한다고 생각되어 처음에는 'T세포 성장인자'라고 불렸으나, 점차 '인터루킨-2IL-2'라 는 이름으로 알려지게 되었다.[28] T세포 연구자들에게 IL-2는 말하 자면 비료와도 같은 것이었다.

종양 세포에 T세포가 인식할 수 있는 항원이 있다면, T세포는 다 른 병든 세포나 이질적인 세포와 마찬가지로 분명 종양 세포를 표 적으로 삼아 살상할 것이다. 그렇게 되지 않는 이유는 뭔가 그 과정을 방해하고 있다는 뜻이다. 그것이 뭔지는 아무도 몰랐지만, 로젠 버그의 연구실에서는 쓰나미가 몰려오듯 엄청난 숫자의 T세포를 몸속에 넣어준다면 암세포의 저항성을 극복할 수 있지 않을까 알고 싶었다.

모든 사람의 몸속에는 약 3천억 개의 T세포가 순환하고 있다. 각각의 T세포는 일종의 복권과 같다. 그 복권은 가능한 모든 항원 중에서 요행히 딱 들어맞는 것과 무작위적으로 짝지어지는 순간 당첨된다. 3천억 개라면 어마어마한 것 같지만 감염된 세포 또는 병든 세포의 항원 지문을 인식하는 단 한 개, 또는 극소수의 T세포만 활성화된다는 점을 기억할 필요가 있다. 그 항원 지문이 무엇일지 면역계가 미리 예측할 방법은 없다. 따라서 3천억 개의 T세포를 갖추어놓고 언제 어떤 상황에서든 우리 몸을 침입하는(또는 몸속에서 생겨난) 모든 항원에 정확히 일치하는 조합을 만들어내려고 하는 것이다. 다시 말해 항원 복권에서는 3천억 개의 가능한 조합 중에서 기껏해야 수십 개의 T세포만이 당첨된다. 항원이 나타났을 때 그것을 인식할 수 있는, 즉 항원과 정확히 일치하는 특이적 수용체를 지닌 T세포가 겨우 수십 개에 불과하다는 뜻이다.

T세포의 숫자를 엄청나게 늘린다면 어떻게 될까? 항원을 인식할 가능성을 높일 수 있을까? 3천억 개의 T세포 중 적어도 한 개는 분명 종양 항원과 정확히 일치하는 수용체를 갖고 있을 것이다. 이상적인 상황에서 어떤 T세포가 정확히 일치하는지 알아낸 후, 인터루킨-2 비료를 줘서 그 T세포를 10억 개 정도 복제하여 다시 환자에게 주입할 수 있을 것이다. 3천억 개의 T세포를 '전부' 복제할 수

있다면 어떨까? 적어도 가능한 조합을 늘리는 효과는 있을 것이다. 결국 종양 항원과 정확히 들어맞는 T세포의 숫자도 늘어난다. 당첨 복권이 일테면 12개에서 1,200만 개 정도로 늘어날 수 있는 것이다.

로젠버그는 당장 IL-2를 발견한 연구자들을 만났다. 그리고 1977년 9월 26일 자신의 실험실에서 직접 마우스를 이용하여 IL-2를 생산하기 시작했다. 그렇게 얻어진 강력한 묘약을 1만 개의 T세포가 들어 있는 배양 용기에 가했다. 5일 뒤, T세포의 숫자는 120만 개로 불어나 있었다.

T세포가 많다는 것은 좋은 일이었지만, 이 녀석들이 아직도 살상 작용을 나타낼지는 또 다른 문제였다. 이들 중 하나라도 암세포를 인식하고 살상할 수 있을까? 시험관 속에서는 그렇다고 해도 살아 있는 동물의 몸속에서는 어떨까? 그것이야말로 오랜 세월 동안 수많은 면역요법이 넘어서지 못한 관문이었다. 그리고 모든 관문의 끝에는 최후의 궁극적인 관문이 버티고 있었다. 모든 것이 희망대로 풀려나간다고 해도 사람에게서 똑같은 결과를 얻을 수 있을까?

막대한 정부 예산이 투입되는 연구소에 청운의 뜻을 품고 들어온 젊고 재능 있는 과학자들이 이후 수년간 이 질문에 매달렸다. 마음은 급했지만 진행은 더디기만 했다. 충분한 양의 IL-2를 얻기가 어려웠던 것이다. 연구자들이 아니라 쥐들이 시간을 잡아먹었다. 1980년대 초에 들어서면 유전공학과 분자생물학 분야에서 새로운 기술이 개발되면서 이런 구도가 크게 달라진다. 사상 최초로 세균의 DNA를 조작할 수 있게 되자 과학자들은 살아 있는 세균에 유전자를 삽입하여 일종의 화학공장으로 바꿔버렸다. 재조합 DNA를 이용하여 기적의 약을 생산하려는 경쟁에 수많은 생명공학 기업들이 뛰어들었다. 사실 IL-2는 뒷전이었다. 모든 회사들의 목표는 또 다른 사이토카인, 인터페론을 대량생산하는 것이었다.

◇◇◇

과학 이야기가 흔히 그렇듯 인터페론의 역사도 수수께끼 같은 현상을 관찰한 데서 출발한다. A라는 바이러스(리프트밸리열Rift Valley fever 바이러스)에 감염된 원숭이들이 나중에 B라는 바이러스(황열 바이러스) 감염에 저항성을 나타냈던 것이다. 접종과 백신이라는 개념은 오래전부터 친숙했지만, 1937년 원숭이에서 관찰된 이 현상은 전혀 새로운 것이었다. 두 가지 바이러스는 연관되지 않았으므로 접종이라고 할 수는 없었다. 뭔가 다른 생물학적 기전이 작용하는 것 같았다. 후속 실험 결과, 이렇듯 수수께끼 같은 현상은 원숭이에 국한된 것도 아니고 두 가지 바이러스에 국한된 것도 아니었다. 어찌된 셈인지 모든 동물의 다양한 세포가 한 가지 바이러스(보통 치명적이지 않은 '약한' 바이러스)에 노출된 후에는 치명적일 가능성이 있는 두 번째 바이러스가 세포를 침입하는 데 저항성을 나타냈다.

사실 바이러스는 아주 조그만 주사기 안에 유전 물질이 들어 있는 것에 불과하다. 스스로는 번식하지 못한다. 대신 유전 물질을 숙주세포 속에 주입한다. 바이러스의 유전 물질은 숙주세포의 유전자를 다시 프로그래밍한다. 숙주세포에게 필요한 단백질 생산을 중지시키고, 대신 바이러스를 재생산하는 데 필요한 물질들을 생산한다. 그러니까 그 실험을 통해 밝혀진 사실은 이전에 어떤 바이러스에 노출된 경우 향후 이런 바이러스 복제 계획을 방해할 수 있다는 것이었다. 연구자들은 이런 현상을 '간섭interference'이라고 불렀다. 엄청난 출력으로 방송을 내보내는 송신탑 주변에서 작은 라디오 방송국들의 신호에 다이얼을 맞추기 어려운 것처럼, 첫 번째 바이러스가 두 번째 바이러스에 방해 전파 같은 역할을 한다고 생각했던 것이다. 여기서 '인터페론interferon'이란 이름이 나왔다.

바이러스 간섭 현상의 본질을 규명하는 일은 1940년대와 1950년대 내내 생물학 분야에서 가장 흥미로운 주제로서 한 세대에 걸쳐 수많은 젊은 과학자들을 끌어들였다. 인터페론이 호르몬과 비슷하게 액체 상태로 존재한다면 이를 분리하여 다양한 질병을 치료할 수 있을지도 모른다는 것이 당시 사람들의 바람이었다. 1957년 알릭 아이작스와 진 린든먼은 영리하게도 닭의 세포를 독감 바이러스로 감염시킨 후 세포막에서 마침내 호르몬 비슷한 액체를 분리해냈다.[29] 투명하고도 강력한 그 액체는 당시까지 전혀 알려지지 않은 단백질이었다. 사실 인터페론은 동물 세포가 바이러스의 공격을 받을 때 생산하는 세 가지 주요 사이토카인 중 하나다(때로는 종양이 생겼을 때도 분비된다).

인터페론은 암을 비롯한 질병과의 전쟁에서 마법의 탄환이 될 가능성이 있다고 각광받았던 첫 번째 사이토카인이었지만(관점에 따라 과대 선전되었다고 볼 수도 있을 것이다), 결코 마지막은 아니었다.[30] 최초로 생산된 양은 안약병 한 개 정도에 불과했으나, 제조 과정은 그야말로 지난至難했다. 핀란드 혈액은행Finnish Blood Bank에 수많은 사람들이 헌혈한 혈액을 한데 모아 원심분리한 후, 분리된 백혈구를 단계적으로 점점 미세한 자기 필터에 통과시켜 겨우 그만큼을 얻었다. 이렇게 복잡하고 혼란스러운 과정을 거쳐 제조된 인터페론은 한동안 지구상에서 가장 값진 상품이었다.

이런 사정은 DNA 재조합 기술이 발명되면서 삽시간에 변해버렸다. 1980년에 이르면 과학자들은 효모 세포의 DNA를 조작하여 마치 양조장에서 술을 빚듯 인터페론을 대량생산했다. 마침내 인터페론의 실체를 규명하는 데 충분한 양을 손에 쥐게 된 것이다. 거의 40년간 무성하기만 했던 소문이 과연 사실인지 알아볼 차례였다. 희망은 위험할 정도로 높았다. 1980년 3월 31일자 〈타임〉지에서 "암에 대한 페니실린Penicillin of Cancer"이란 제목의 커버스토리로 다룰 정도였다.

인터페론은 한껏 고조된 열광적 분위기에 부응하지 못했다. 과학적으로 모범적인 연구를 통해 생화학 분야에 새롭고 중요한 통찰을 제공했으며,[31] 심지어 몇몇 의학 분야에서는 실용적으로 응용되기도 했다. 하지만 결국 대중은 암이라는 질병에 대한 치료 방법으로서 이 마법의 탄환이 '페니실린'이라고 쓰인 과녁을 얼마나 멀리 벗어났는지만 기억할 뿐이었다. 한껏 부풀었던 희망은 〈타임〉지 다음 호가 나오기도 전에 물거품이 되어버렸고, 그렇지 않아도 마음 불편한 면역요법의 역사에서 또 한 번 너무 일찍 유레카를 외쳤던 순간으로 기록되었을 뿐이다.

어쨌든 1980년에 그렇게 실망스러운 결과를 예측한 사람은 거의 없었다. 인터페론을 둘러싼 흥분과 열광에 힘입어 오로지 추측만을 근거로, 그토록 귀중한 물질을 생산해낼 수 있는 몇몇 생명공학 회사에 투자 붐이 일어났다. 물론 이들은 얼마 안 있어 또 다른 희소한 생화학적 물질들을 대량생산하는 방법을 찾아 나서게 된다.

인터페론 붐이 가라앉자, 이제 스티브 로젠버그의 실험실에 포진한 젊고 총명한 박사후 과정 연구원들이 애타게 원하는 물질이야말로 세상에서 가장 희소하고, 가장 중요하고, 가장 수지맞는 것이었다. 바로 인터루킨-2IL-2였다.

◇◇◇

IL-2는 믿기지 않을 정도로 강력한 사이토카인이다. 심지어 1:400,000의 비율로 희석해도(IL-2를 400,000배의 불활성 액체에 녹인 용액) 효과를 나타낸다. 또한 IL-2는 신속하게 분해된다. 그렇지 않다면 더 이상 싸울 필요가 없는데도 강력하고도 특이적인 면역학적 전쟁을 계속하라는 명령이 온몸에 메아리쳐 오히려 위험한 지경에 처하게 될 것이다. 하지만 3분 미만으로 짧은 반감기[32]는 로젠버그 팀에서 원하는 효과를 달성하기에 충분치 않았다. 실험이 진행되는 동안은 면역세포들에 계속 성장 신호를 보내야 했다. 특히 종양 항원을 인식하고 활성화되는 결정적인 순간에 성장 신호가 끊기지 않아야 했다. 그러려면 훨씬 많은 IL-2가 필요했다. 결국 실험실에서 살다시피 하면서 훨씬, 훨씬 많은 마우스들을 희생시켜야 했다.

1983년 6월 12일, 놀라운 일이 일어났다. 로젠버그가 학회에 참석하기 위해 막 비행기에 탑승하려는 순간 스탠퍼드 대학에서 독립한 생명공학 기업 시터스Cetus의 수석 연구원이 다가와 유전자 재조합 기술로 만든 IL-2가 가득 든 시험관을 건넸던 것이다. 로젠버그는 지구상에서 가장 값진 물건이 들어 있는 바이알을 혹시라도 잃어버릴세라 재킷 안주머니에 소중히 집어넣었다. "흥분을 감추기 힘들었습니다." 그전까지 공급받았던 IL-2를 모두 합친 것과도 비교가 안 될 정도로 많은 양을 갖고 조심스럽게 비행기에 오른 그가 느긋한 마음으로 여행을 했을 리 없다.

다행히 바이알은 그와 함께 무사히 귀환했다. 엄청난 양의 IL-2를 확보한 덕분에 실험은 새로운 국면에 접어들었다. T세포를 도저히 불가능하다고 생각했던 수준까지 증식시킬 수 있었던 것이다. 더욱이 로젠버그는 머지않아 훨씬 많은 양을 공급해주겠다는 약속까지 받아둔 터였다. 생산량이 늘어나면서 시험관은 플라스크로, 다시 양동이로 변했다. 연구자인 폴 스피스는 나중에 시험관 밑바닥에 남아 사용하지 못하고 버려진 재조합 IL-2만 합쳐도 종전 방식으로 만들려면 9억 마리의 마우스를 희생시켜야 했을 것이라고 계산했다.

"그전까지는 아주 강력한 엔진이 힘차게 포효할 준비를 마친 채 놓여 있고, 그 기계를 맘대로 다뤄볼 수도 있는데, 열쇠가 어디 있는지 모르는 것 같은 기분이 들었습니다. IL-2가 바로 그 열쇠가 아닐까 생각했었죠. 드디어 그 생각이 옳았는지 직접 알아볼 순간이 다가온 겁니다." 로젠버그의 회상이다.

약속대로 그의 연구실에서는 체계적인 방식으로 실험을 수행했다. 아직 모든 과정이 입증되지는 않았지만 실험은 인간의 T세포가 암세포 항원을 인식할 수 있다는 것을 전제로 수행되었다. 그들은 IL-2를 이용하여 암과 싸울 T세포 군단을 만들기 위해 크게 두 가지 방법으로 접근했다. 첫 번째 방법은 환자의 T세포를 추출하고 IL-2를 가해 엄청나게 강화된 T세포 군단을 만든 후 다시 환자의 몸속에 주입하는 것이었다. 두 번째 방법은 IL-2를 직접 환자의 혈액 속에 주입하여 몸속에서 일어나고 있을지 모를 면역반응을 지원하고 강화시키는 것이었다. 마우스에서는 IL-2의 용량만 충분하다면 두 가지 방법이 모두 효과가 있었다. 그러나 1984년 11월, 마우스에서 효과가 있다고 반드시 사람에게도 통하지는 않는다는 사실이 다시 한 번 분명해졌다.[33]

"제 마음속에서 적어도 부분적으로 지금껏 추구해온 방법에 대한 의구심이 고개를 쳐든 것은 아마 그때가 처음이었을 겁니다." 나중에 로젠버그는 이렇게 인정했다. 언제나 활력이 넘치는 노련한 외과의사에게서 좀처럼 듣기 어려운 자기 회의의 고백이자, 인간의 운명과 그가 기록한 실패의 규모를 엄청나게 축소시킨 말이기도 했다. 하원에서는 이미 수억 달러를 밀어 넣은 '암과의 전쟁'에서 가시적인 결과가 나오기를 기대했다. 로젠버그는 정부 산하 연구소의 장으로서 돼지와 마우스에 엄청난 혈세를 쓰고도 연속 66차례의 '실패'를 기록하고 있었다. 66명의 인간을 만나 서로 알게 되고, 어떻게든 도우려고 혼신의 노력을 기울였지만 결과적으로 이런저런 방법으로 실험을 했을 뿐 한 명도 구하지 못한 꼴이었다.

1984년 11월 29일, 뭔가 보여줘야 한다는 생각에 절박하게 쫓긴 그는 마침내 두 가지 방법을 한꺼번에 시도하고, 강력한 사이토카인의 용량도 두 배로 올리기로 결정한다. 환자는 전직 해군 무관이었던 린다 테일러라는 여성으로, 다른 치료에 전혀 반응하지 않는 흑색종을 앓고 있었다. 연구 팀은 IL-2를 가해 분열시킨 T세포를 다시 환자의 몸속에 주입했다. 팔에 있는 정맥을 통해 34억 개의 세포를 점적點滴 주입하는 데 거의 한 시간이 걸렸다. 그 후 환자의 몸속에서 일어나는 면역반응을 지속시키기 위해 IL-2를 하루 4천만 단위의 고용량으로 6일간 주사했다.

테일러는 병합 요법에 반응을 나타냈다. 불과 몇 주 만에 종양은 크기가 줄어들며 물렁물렁해졌다. 현미경 검사에서는 죽은 종양의 괴사 조직이 관찰되었다. 이듬해 3월이 되자 영상검사상 전혀 암의 흔적을 찾을 수 없었다. 로젠버그는 "암이 완전히 사라졌다"고 보고했다. 성공한 것이다. 그는 이런 병합 요법을 보다 많은 환자를 대상으로 "더 강하게 밀어붙여야 한다"는 새로운 절박함을 느꼈다.

보다 큰 규모의 연구 결과는 일정하지 않았다. 치료는 대부분의 환자에게 도움이 되지 않았으며, 심신이 크게 약화되는 데서 사망에 이르기까지 다양한 부작용이 관찰되었다. 로젠버그는 반응을 나타낸 환자를 보고 짜릿한 흥분을 느꼈다가, 바로 옆 침대에 누워 있는 환자가 전혀 좋아지지 않았을 뿐 아니라 부작용으로 인해 죽음에 한발 더 다가섰다는 사실을 확인하고 이내 분위기가 싸늘하게 식어버리곤 했던 경험을 털어놓았다. 어떤 환자에게는 효과적인 치료가 다른 환자에게는 왜 그토록 완전하게 실패하는지 알 수 없었다. 치료를 통해 데이터를 얻었고 일부 환자에게는 분명 도움이 되는 것도 사실이었지만, 아무것도 확실히 입증할 수는 없었다. IL-2 치료는 어떤 환자에게서 암을 완전히 몰아낸 것처럼 보였다. 하지만 다른 환자들에게는 치명적이었다. 이런 결과를 옆에서 지켜본다는 것은 정신적으로는 물론, 신체적으로도 진이 빠지는 일이었다. 심지어 치료를 견뎌내고 암을 극복한 사람들조차 오랫동안 당시의 경험을 회상하며 정신적 외상에 시달렸다.

하지만 로젠버그는 그런 일이 암에 대한 임상시험에서 드물지 않다고 주장했다. 참여한 환자들은 실험적 약물을 투여받는 데는 당연히 위험이 따르지만, 아무것도 하지 않는다면 100퍼센트 사망한다는 사실을 알고 있었다. 하지만 미 국립 암연구소 내에서도 그런 치료는 중단하기를 바라는 사람들이 있었다. 로젠버그는 "그들이 나를 멈추게 만들 때까지" 절대로 멈추지 않겠다고 공언했다. 결국 정확히 그런 일이 벌어지고 말았다.

로젠버그로서는 암울하기 짝이 없는 시간이었다. 그러나 그는 이 치료의 가능성을 계속 시험하고, 이를 통해 관찰된 소견들을 좋든 나쁘든 사람들에게 알려야 한다고 믿었다. 한편 항암화학요법의 개척자이자 당시 미 국립 암연구소 소장이었던 빈센트 T. 디비타 박사[34]는 하원으로부터 거센 압박을 받고 있었다. '조금이라도 성공의 증거를 내놓아야 그간 암과의 전쟁에 쏟아부은 어마어마한 세금을 정당화할 수 있을 것 아닌가?' 그해 가을 〈뉴잉글랜드 의학저널 New England Journal of Medicine〉은 로젠버그 팀이 매우 조심스러운 어조로 23명의 환자를 치료한 결과를 보고한 논문을 승인했다. 논문은 1985년 12월에 게재될 예정이었지만, 건강 담당 기자들에게 준비할 시간을 주기 위해 시한부 보도유보embago 조건으로 일주일 먼저 보내졌다. 그것이 실수였다.

로젠버그의 과학 논문은 〈포춘〉지 특집 기사로 가판대에 깔리기 시작했다. 표지에는 "암을 물리치는 시터스사의 인터루킨-2"라고 쓰인 시험관 안에 의학적 분위기를 물씬 풍기는 액체가 들어 있는 사진이 실렸고, "암 치료의 혁신적 돌파구CANCER BREAKTHROUGH"라는 표제가 달렸다.

로젠버그는 그 잡지를 보고 까무러치는 줄 알았다. "암 치료의 혁신적 돌파구"란 말은 진지한 과학자라면 누구나 피하고 싶어 하는 허풍에 불과했다. 〈포춘〉의 표지는 무책임할 뿐 아니라 대중을 호도하는 것이었다. 물론 아주 소수의 환자들은 IL-2 치료를 받고 암이 완치되었지만 그의 팀은 어떤 사람이 치료에 반응할지, 치료가 왜 어떤 사람에게는 듣고 어떤 사람에게는 듣지 않는지, 왜 어떤 암에는 듣고 다른 암에는 듣지 않는지 전혀 알지 못했다. 반응을 보였다가 재발하여 사망한 환자들도 있었다. 로젠버그는 이렇게 밝혔다. "우리는 암을 완치시킨 것이 아닙니다. 다만 돌로 된 그 얼굴에 균열이 있다는 사실을 알아냈을 뿐입니다."

그럼에도 〈포춘〉지 표지를 장식한 후 〈뉴잉글랜드 의학저널〉 특별판이 나오기까지 일주일간 '혁신적 돌파구'라는 이름의 지니genie는 마법의 램프를 빠져나오고 말았다. 모든 주요 방송사의 저녁 뉴스는 혁신적 돌파구 일색이었다. 이 소식은 바로 다음날 〈뉴욕 타임스〉, 〈로스앤젤레스 타임스〉, 〈USA 투데이〉, 〈워싱턴 포스트〉, 〈시카고 트리뷴〉을 비롯해 전 세계 수백 개 언론의 1면을 장식했다. 로젠버그는 〈포춘〉지 표지가 불러일으킨 선정성을 혹시라도 바로잡을 수 있을까 하는 희망에서 톰 브로카(미국의 유명 언론인으로 당시 NBC 저녁 뉴스의 앵커였음 - 옮긴이)와 함께 병동을 걷는 장면을 보도

하는 데 동의했지만, 이미 "혁신적 돌파구"라는 확고한 구도가 형성된 뒤였다. 그다음은 주간지 차례였다. 〈타임〉지는 이 소식을 대대적으로 보도했고, 〈뉴스위크〉 표지에는 자애로운 미소를 머금은 로젠버그 박사의 모습이 등장했다.

미 국립 암연구소에는 수많은 기자들의 인터뷰 요청과 함께 전 세계 암환자들로부터 하루 수백 통의 전화가 밀려들었다. 미국 전역의 암센터에 희망에 들뜬 암환자들의 문의 전화가 봇물을 이루었다. 그 소동을 보며 로젠버그는 당혹감을 느꼈다. 그는 연구 결과를 발표했을 뿐 혁신적 돌파구를 언급한 적이 없었다. 언론의 광적인 반응은 어쩌면 그가 이미 저녁 뉴스를 통해 얼굴이 알려졌기 때문일지도 몰랐다. 그는 미 국립 암연구소의 외과 과장이자, 로널드 레이건 대통령을 수술한 외과 의사였다. 그때 그는 전국에 생방송되는 TV 뉴스에 출연하여 공보 담당 비서들이 감히 입에 담지 못한 말을 아무렇지도 않다는 듯 말해버렸던 것이다. "대통령은 암입니다." 기자회견과 자신의 직설적인 정직성이 불러일으킨 역풍에 가장 놀란 사람은 다름 아닌 그 자신이었다. 하지만 이번에는 상황이 훨씬 나빴다.

"점점 급박한 느낌이 들어 나는 사람들의 기대 수준을 낮추려고 애썼다."로젠버그는 나중에 이렇게 썼다. 하지만 그는 자신이 믿는 것을 연구하는 데 삶을 바쳐온 사람이었다. 동료 중 몇몇은 그가 걷잡을 수 없는 기대의 불길을 잡으려고 노력하기는 했지만 적어도 어느 정도는 그 불길의 빛과 열기에 감사하는 것 같다고 느꼈다. 평생을 바쳐온 연구가 재조명되고 이목이 집중되는 것은 분명 사실이었다. 자신을 '올해의 인물' 중 하나로 선정한 〈피플〉지와의 인터뷰에서 그는 "지난 30년간 암 연구에 있어 가장 큰 진전"이라는 표현을 사용했다. 자신의 면역요법을 혁신적 돌파구로 바라보는 관점을 거부하면서도, 간혹 스스로도 그런 단어를 썼던 것이다.

일요일 아침 로젠버그와 디비타는 따로 시간을 내어 CBS 방송의 〈페이스 더 네이션Face the Nation〉(한 주간의 뉴스 중 대중에게 파급 효과가 큰 사회 문제를 심층보도하는 프로그램 – 옮긴이)에 출연했다. 녹화 전 관계자들과 이야기를 나누며 디비타는 한 환자의 죽음에 대해 언급했다. 선정적인 헤드라인을 누그러뜨려야 할 필요를 강조하기 위해 특별히 견디기 어려웠던 개인적 경험을 예로 든 것이었다. 그 환자는 〈뉴잉글랜드 의학저널〉에 게재된 23명의 환자에 대한 논문 속에 언급되지 않았으며, 이전에 어떤 언론에도 보도된 바 없었다. 간단히 말해 특종이었다. 불과 몇 분 뒤, 진행자 레슬리 스탈은 인사를 마치자마자 퉁명스러운 태도로 이렇게 물었다. "IL-2와 관련해서 사망 환자가 있었다는 게 사실입니까?"

환자의 이름은 게리 파울키였다. 로젠버그는 그 남성에 대해 한 번도 공개적으로 이야기한 적이 없었다. 그는 "환자에게 현재 진행 중인 치료의 성적을 언론에 제공한다"는 생각을 매우 불쾌하게 여겼고, 어떤 항암치료든 그 위험성을 언론에서 진정으로 이해하리라 믿지도 않았다. 실험적인 치료라면 더 말할 필요조차 없었다. TV 주간 방송은 과학적인 정보를 공개하기에 전혀 적합한 장소가 아니라는 것이 그의 판단이었다. 그러나 모든 것에도 불구하고, 그것은 사실이었다. 그는 어떤 언론에도 파울키의 죽음이나 치료의 무시무

시한 부작용에 대해 언급하지 않았다.[35]

로젠버그는 스탈이 묻기 전에 미리 선수를 쳐 임상시험 중 일어난 파울키의 사망 문제를 언급했어야 했음을 깨달았다. 하지만 때는 이미 늦었다. 로젠버그의 실험을 둘러싼 선정적인 헤드라인들로 인해 전 세계적으로 항암면역요법에 대한 기대가 한껏 부풀어 있었다. 끝 간 데 없이 치솟았던 희망은 이제 급작스럽게 맹렬한 속도로 추락하는 중이었다. 로젠버그는 나중에 이렇게 회상했다. "과학자들이 과학적 발견을 공개적으로 논의할 때는 어떤 균형 같은 것이 있다고 생각한다. 대중의 알 권리와 전문지식이 없는 대중이 오해하거나 비현실적인 기대를 갖게 될 수도 있다는 과학자의 두려움 사이에서 균형을 잘 잡아야 한다. 그때 나는 그런 균형을 잡지 못했다."

물론 언론의 보도 분위기가 롤러코스터처럼 오르내렸다고 해서 로젠버그 연구실에서 암환자를 대상으로 얻어낸 결과나 데이터가 변하는 것은 아니었다. 정확한 생물학적 기전은 여전히 불분명했지만, 1992년 1월 16일 FDA는 진행 신장암 환자에 대한 IL-2 치료를 승인했다. 물론 완치를 기대할 수는 없었고, 심지어 가장 먼저 선택하는 1차 치료로 인정한 것도 아니었다. 하지만 로젠버그가 자랑스럽게 지적했듯이, 그것은 미국 최초로 오로지 환자의 면역계를 자극하는 방법만 사용하는 암치료가 승인된 사건이었다.[36] 현재는 많은 연구자들이 면역관문 억제제 등 최신 항암면역요법과 함께 사용했을 때 IL-2가 당시 로젠버그가 생각했던 것보다도 훨씬 중요한 역할을 할 수 있다고 믿는다. 그러나 이 사건의 가장 중요한 의미는 미 국립 암연구소 연구실에서 세상을 향해 제시했던 증거들이 실제로 유효할지도 모른다는 작은 희망의 불빛이 켜졌다는 점일 것이다. 항암면역요법은 효과가 있을 가능성이 있고, 실제로 효과를 거두었다. 하지만 과학적 원리는 아직도 거의 이해할 수 없었다. 로젠버그의 치료법과 성공률은 재현하기가 매우 어려웠으며,[37] 기본적인 수준에서조차 엄청난 면역학적 연구가 필요했다. 그럼에도, 희망은 분명히 존재했다. 명백한 데이터가 있었고, 생존자들이 있었다. 로젠버그는 윈스턴 처칠이 남긴 말을 약간 바꾸어 IL-2 연구가 암 치료에 미친 영향을 평가했다. "그것은 시작이나 끝이 아니라, 항암면역요법이라는 이야기가 시작되는 도입부의 끝입니다."

작은 희망의 불꽃은 소수의 젊고 재능 있는 연구자들에게 영감을 주었고, 그들은 이 분야에 뛰어들어 근근이 명맥을 이어오던 연구자들의 뒤를 이었다. 이후 수십 년간 미 국립 암연구소를 거쳐 간 과학자들의 면면을 살펴보면 항암면역요법의 인명사전이나 다름없다. 하지만 그 밖의 사람들에게 항암면역요법은 재앙이었다. '콜리'라는 이름이 금기어로 여겨지던 시대에 수련받은 종양 전문의들, 재현할 수 없는 결과를 의심의 눈초리로 바라보던 연구자들, 무엇보다 로젠버그를 구원자로 생각하고 IL-2를 구원의 약속으로 받아들였던 일반 대중에게 항암면역요법은 툭하면 〈타임〉지 표지에 등장하여 '혁신적 돌파구'를 외쳐대는 양치기 소년과도 같았다. 면역요법의 짧은 전성기는 이내 막을 내렸고 화려한 무대를 비추던 조명도 꺼져버렸다.

1990년대에 들어서자 미래의 암 치료법으로 DNA 조작기술이 각광을 받기 시작했다. 종양 유전자와 억제 유전자가 발견된 것이다. 종양 유전자에 돌연변이가 일어나면 종양이 생길 가능성이 높아지며, 억제 유전자는 그렇게 불안정한 돌연변이가 발생하지 않도록 막아준다고 생각되었다. 많은 연구자들이 이들 유전자를 표적으로 하는 치료를 개발하는 데 뛰어들었다. 머지않아 표적 치료와 '억제 경로inhibition pathways',[38] 즉 암세포들이 계속 성장하고 분열하기 위해 스스로 혈액을 공급받거나 에너지를 끌어오기 위해 이용하는 대사적 경로를 겨냥한 소분자 치료가 가세했다. 이런 치료들은 방사선요법, 항암화학요법, 수술과 마찬가지로 암을 직접 공격했다. 면역계에 작용하여 간접적으로 효과를 나타내는 것이 아니었으므

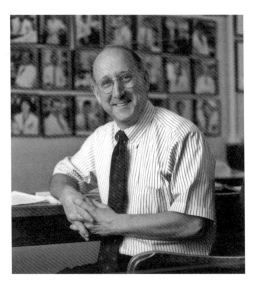

•　　스티븐 A. 로젠버그 박사.
(미 국립 암연구소 암연구센터 제공)

로 대중이 원리를 이해하기도 쉬웠으며, 실제로 효과도 있었다. 어느 정도까지는 말이다. 새로운 제조 기술이 개발되면서 약값도 점점 싸졌고, 치료 결과도 점점 좋아져 암환자의 수명을 몇 주에서 몇 개월 정도 연장할 수 있었다. 이들 역시 각종 언론의 헤드라인을 장식했다. 면역요법은 이들의 위세에 가려 점점 관심에서 멀어졌고, 연구비 경쟁에서도 밀려났다. 면역요법이라는 스토리는 혁신적 돌파구라는 장을 지나 '실패작'이라는 장으로 넘어가고 있었다.

"우리는 불빛이 있는 곳에서 찾게 마련이다." 괴테의 말이다. 항암면역요법이라는 약속은 이제 완전한 암흑 속에서 간혹 깜박이는 희미한 빛에 불과했다. 젊고 명석한 과학자라면 결코 선택해서는 안 될 길이었다. 1980년대 후반에서 1990년대에 학업을 마친 세대는 대부분 연구비가 풍부하고 보다 희망적인 분야를 추구했다. 일부는 새로운 화학요법제 개발이나 방사선 종양학을 선택했다. 많은 사람들은 '경로 억제' 분야에 뛰어들었다. 종양 전문의들은 선배들에게서 배운 대로 잘라내고, 불로 태우고, 중독시키는 전통적인 치료법을 고수했다. 스스로 믿을 수 있는 유일한 무기였던 것이다.

기초적이지만 필수적인 면역요법 분야는 진정한 신념을 지닌 극소수 연구자들의 몫으로 남겨졌다. 로이드 올드, 랠프 스타인먼 등은 묵묵히, 아주 조금씩 앞으로 나아갔다. 스티브 로젠버그는 IL-2에서 새로운 목표와 기술 쪽으로 관심을 돌렸다. 필 그린버그 박사를 따라 종양을 인식하고 살상하는 T세포를 보다 효과적으로 배양하여 환자의 몸속에 주입하는 새로운 방법을 추구했던 것이다.[39] 당시 전국 규모의 암학회에서 항암면역요법 세션에 가보면 거의 텅 빈 방에서 항상 얼굴을 마주치는 사람들끼리 만나곤 했다. 대부분 연구비 부족에 허덕이는 연구실에 몸담고 있었다. 이런 풍경이 매년 반복되는 것을 본 사람이라면 짐작조차 못했겠지만 그래도 항암면역요법 분야에는 시도해볼 만한 방법들이 얼마든지 남아 있었다. 이런 방법들의 공통점은 종양면역학자들이 아직까지도 종양 항원을 인식하고 암세포를 살상할 수 있으리라 믿는 단 한 가지 면역세포, 바로 T세포였다.[40]

하지만 여기에는 이제 모든 사람들에게 익숙한 질문이 으레 뒤따랐다. T세포가 종양 항원을 인식할 수 있다면(할 수 있다), 그리고 그린버그를 비롯한 사람들이 종양 항원을 인식하여 암을 공격하는 T세포를 자극하여 대량으로 배양할 수 있다면(실제로 그렇게 했다), 왜 암환자의 몸속에서는 암에 대한 면역반응이 저절로 일어나지 않을까? 왜 꼭 그런 방법을 써야만 할까? 면역계가 암을 발견하여 살상할 수 있다면 여태 뭘 했단 말인가? 아니, 왜 애초에 암이라는 병이 생긴단 말인가?

두 가지 답이 가능했다. 면역요법이 틀렸거나, 방정식에서 아직도 뭔가 빠져 있다는 것이다. 사실 이런 질문은 흥미로웠다. 하지만 로젠버그는 실험적인 이론을 최대한 빨리 실제 치료에 적용하는 데 더 흥미가 있었다. 기본적인 면역학적 연구가 선행돼야 결과를 이해할 수 있다고 해도 그때까지 기다릴 수는 없었다. 하지만 중요한 퍼즐 조각이 빠진 것처럼 뭔가 놓치고 있다는 것, 아직 발견하지 못한 것이 있다는 점은 분명했다. T세포가 암에 맞서 '활성화'되는 것을 방해하는, 또는 T세포가 임무를 완수하기 전에 스위치를 내려버리는 뭔가가 있었다. 면역계나 질병에 관련된 일반적인 요인은 아니었다. 수수께끼의 뭔가는 '오로지' 면역계와 암세포가 상호작용을 일으킬 때만 존재하는 것 같았다.

분자생물학자나 항암화학요법을 배운 종양 전문의에게 이렇게 영묘靈妙한 '무언가가' 존재한다는 생각은 전혀 과학적이지 않은, 뜬구름 잡는 소리로 들렸다.[41] 그 말은 곧 항암면역요법 자체가 제대로 된 과학이 아니라는 소리였다. 믿든지, 믿지 않든지가 있을 뿐 그 중간은 없었다. 모든 것이 무엇을 믿을 것인지 선택하고, 그것을 어떻게 해석할지 결정하는 데 달린 문제였다.

면역요법에 냉소를 보내는 사람들, 즉 암이나 면역 또는 양쪽 모두를 연구하는 사람들 절대 다수는 항암면역요법이 효과를 나타내지 못하게 방해하는 수수께끼의 '뭔가'가 바로 '현실'이라고 믿었다. 암과 면역계는 서로 반응을 주고받지 않는다. 서로 아무런 할 말이 없고, 강제로 대화를 하게 만들 수도 없다. 인터페론이나 IL-2나 BCG가 조금이라도 항암 효과를 나타냈다면 그것은 그 암이 바이러스에 감염된 세포에서 유래했고, T세포는 바이러스 항원을 인식한 데 불과하다. T세포가 바이러스에 감염된 세포를 인식한다는 데는 어느 누구도 이견이 없었다. 아무렴! 그리고 실제로 어떤 암은 바이러스에 감염된 후(HPV 등) 발생 가능성이 높아진다는 사실이 알려져 있기도 했다.[42] 이것이야말로 사실관계에 멋지게 들어맞는 모델 아닌가? 오컴의 면도날로 깨끗하게 면도를 마친 것처럼 산뜻한 이론 아닌가? 그들은 로젠버그가 관찰한 사실을 잘못 해석했다고 단정했다. 암세포 표면에 나타나는 항원들은 T세포가 타자로 인식할 정도로 이질적이지 않다. 그렇게 이질적이라면 암 백신을 만들 수 있어야 했다. 왜 아직까지 아무도 성공하지 못했단 말인가?

항암면역요법을 연구하는 사람들도 얼마든지 논박할 수는 있었다. 비록 희미하게 깜박거릴 뿐이지 분명히 존재하는 불빛을 가리키며 저것 보라고 말할 수 있었다. 그러나 결국 그들은 주장하는 바를 뒷받침할 생물학적 이론을 갖고 있지 않았다. 반박하는 길은 한 가지뿐이었다. 항암면역요법의 문제들을 깨끗하게 설명할 수 있는 '뭔가'를 찾아내어 T세포가 신뢰할 수 있는 수준으로 암 세포를 인식하고, 표적으로 삼고, 살상하는 모습을 보여주는 것이었다. 이 목표를 향한 경쟁에서 가장 빛나는 성공을 거두게 될 인물은 그때까지 항암면역요법을 시도조차 해본 일이 없었다.

THE BREAKTHROUGH

4장

유레카

텍사스의 생화학자 짐 앨리슨이 기발한 착상으로 T세포 표면 수용체의 작용 원리를 밝히고,
이는 결국 최초의 면역관문 억제제 개발로 이어진다.

기회는 준비된 지성을 찾아온다.
루이 파스퇴르

마침내 그 '뭔가'를 찾아낸 사람은 생활에 쪼들리면서도 하모니카 연주에 열을 올렸던 텍사스인이었다. 심지어 그는 암 연구자도 아니었다.

짐 앨리슨은 생기기도 제리 가르시아(1960년대 말을 풍미했던 사이키델릭 록그룹 그레이트풀 데드의 리드 기타리스트이자 보컬리스트 - 옮긴이)와 벤저민 프랭클린을 섞어놓은 것처럼 생긴 데다 실제로도 두 사람과 관련이 있었다. 그는 뮤지션이자 과학자로서 맥주 냄새를 폴폴 풍기며 재미있는 말을 던지곤 했지만, 무엇이든 당장 실행에 옮기지 않고는 배기지 못하는 급한 성미와 다듬어지지 않은 지성을 숨기고 있었다. 무엇보다 호기심이 많고 주의 깊은 관찰자로서 뭔가에 빠지면 다른 일에는 거의 신경을 쓰지 않았다. 단 한 번의 성공을 위해 99번의 실패를 마다하지 않는 기초과학 연구자로서 더

없이 적합한 인물인 셈이다. 바로 그런 성격 때문에 그는 2018년 노벨상을 거머쥘 수 있었다.

앨리슨이 고향인 텍사스주 앨리스Alice시[1] 밖으로 눈을 돌린 것은 고등학교 때였다. 감히 찰스 다윈의 이름을 입에 올리는 고급 생물학 과정을 들으려면 통신 강좌밖에 방법이 없었던 것이다. 그가 들었던 수업은 오스틴시에서 열렸다. 텍사스주에서 가장 좋은 공립대학이 있으며, 가장 짜릿한 음악 행사가 넘치는 곳이었다. 두 가지 조건이 모두 완벽하게 들어맞았기 때문에 짐 앨리슨은 고등학교를 졸업한 후 아예 오스틴으로 이사를 해버렸다. 당시 열일곱 살이었던 소년의 목표는 아버지처럼 시골 의사가 되는 것이었다.

1965년에서 1973년까지 오스틴은 음악을 좋아하는 젊은이가 지내기에 기가 막힌 환경이었다.[2] 짐은 블루스 하모니카를 불었는데 실력이 뛰어나 와달라는 요청이 끊이지 않았다. 그는 시내에서 홍키통크honky-tonk(1930년대 후반부터 텍사스주를 중심으로 대두된 초기 컨트리 음악 – 옮긴이)를 연주하거나, 루켄바크Luckenbach까지 가서 연주해주고 보수로 론 스타스Lone Stars(텍사스산 맥주 상표 – 옮긴이) 몇 잔을 얻어 마시곤 했다. 당시 아웃트로 컨트리라는 새로운 장르를 들고 나왔던 윌리 넬슨이나 웨일런 제닝스 같은 뮤지션들이 어슬렁거리던 곳이다.[3] 삶은 재미있기만 했다. 반면 의대를 들어가기 위한 공부는 아무 생각 없이 뭔가를 끝없이 외우기만 하는 것처럼 느껴졌다.

1965년 그는 전공을 생화학으로 바꾸었다. 암기 대신 실험실을 택한 것이다. 박사논문 주제로는 효소를 선택했다. 마침 마우스의

144

백혈병 세포에 에너지를 공급하는 화학물질을 분해하는 효소들을 연구하게 되었다.[4] 생화학 박사과정 학생으로서 이 효소들이 작동하는 생화학적 원리를 규명하는 것이 앨리슨의 임무였다.[5] 하지만 그는 종양에 어떤 일이 일어났는지에도 호기심을 느꼈다.

"그래서 도서관에 있는 모든 면역학 자료들을 읽었습니다."[6] 그의 실험에서는 효소들이 에너지원을 모두 분해하자 종양 세포들은 괴사 상태에 빠져 "사라졌다". 죽은 세포들이 항상 그렇듯, 대식세포와 수지상 세포가 달려들어 깨끗이 청소해버린 것이다. 하지만 앨리슨은 면역학 책을 통해 희미한 아메바처럼 보이는 이 세포들의 역할이 그저 쓰레기를 수거하는 데 그치지 않는다는 것을 알고 있었다. 당시는 이 세포들이 최전선에 파견된 종군 기자들처럼 우리 몸에서 항상 벌어지는 질병과의 전투 현장에서 새로운 소식들을 전달한다는 사실이 막 밝혀진 참이었다. 새로운 소식은 이들이 꿀꺽 삼켜버린, 죽거나 병든 세포 속에 들어 있었다. 짧은 단백질 조각에 불과했지만, 질병을 일으킨 병원체가 독특하게 발현하는 항원으로서 귀중한 정보를 담고 있었던 것이다. 대식세포와 수지상 세포는 몸속 구석구석에 파견되어 있다가 싸움이 벌어지면 가장 먼저 현장에 나타난다. 그리고 뭔가 흥미로운 것을 발견하면 일단 삼킨 후 림프절로 달려가 자기 것이 아닌 단백질 조각을 거기 모인 모든 면역 세포들에게 보여준다. 림프절은 영화 〈카사블랑카Casablanca〉에 나오는 릭스 카페Rick's 같은 곳이다. 우리 편과 악당들, 기자들과 군인들, 대식세포, 수지상 세포, T세포, B세포, 심지어 병든 세포들까지 모두 릭스 카페로 모인다.[7] 이런 과정을 통해 B세포와 T세포가 자기에게 맞는 항원을 발견하고 활성화된다.

마우스의 대식세포가 죽은 종양 조직을 어떻게 처리하는지 보는 순간 앨리슨의 머릿속에 한 가지 생각이 떠올랐다. '이건 백신이 작용하는 원리와 똑같잖아!' 백신이란 어떤 병원체를 죽이거나 약화시킨 형태로 면역계에 보여줌으로써(접종), 면역계가 다음에 그 병원체를 다시 만났을 때 효과적인 면역반응을 일으키도록 준비시키는 것이다. 그 질병에 대항하는 T세포의 클론 군단을 만들어놓으면 질병의 세력이 아무리 강해도 최소한 대등한 싸움을 벌일 수 있다. 그의 실험과 뭐가 다르단 말인가? 종양 세포들은 죽었고, 대식세포들이 죽은 종양 세포를 깨끗이 먹어 치웠다. 그리고 틀림없이 림프절로 달려가 종양 항원을 다른 면역세포들에게 보여주었을 것이다. 백신과 똑같지 않은가? 질문이 꼬리를 물었다. 그렇다면 그의 실험은 간접적으로 마우스에게 특정한 혈액암에 대한 백신을 접종한 것 아닌가? 그렇다면 마우스들은 그 혈액암에 대해 '면역'을 갖게 되었을까?

"그냥 재미삼아, 또 다른 실험을 준비했습니다. 암에 걸렸다가 완치된 마우스들이 눈앞에서 먹이를 먹고 있었죠. 그 녀석들에게 다시 한 번 종양 세포를 주사하고, 효소로 치료를 하지 않으면 어떤 일이 벌어지는지 보기로 한 겁니다." 엄밀히 말하면 실험도 아니었다. 승인을 받지도 않았고, 시험 계획서를 쓰지도 않았다. 그저 즉흥적으로 실행에 옮긴 것뿐이었다. 마우스들은 어떻게 되었을까? 아무 일도 없었다. "그 녀석들은 암에 걸리지 않았습니다. 다시 종양 세포를 10배로 올려 주사해봤죠. 그래도 암이 생기지 않았습니다.

다섯 번을 더 해보았지만 그래도 종양이 생기지 않았어요! 뭔가 일이 벌어진 겁니다. 놀라운 일이 말이죠!"

그저 한번 해본 실험으로는 아무것도 입증할 수 없다. "사람들은 그걸 인간에게 적용하는 건 또 다른 문제라고 말합니다. '알아, 종양 조직을 떼 내서 이렇게 저렇게 처리해서 다시 몸속에 주사하면 되겠지. 하지만 그게 그렇게 쉬운 게 아니지.'" 하지만 그 실험 덕분에 앨리슨은 처음으로 수수께끼 같은 면역계의 신비로움과 잠재성을 깨닫게 되었다. 그렇게 흥미로운 현상은 한 번도 본 적이 없었다. 이제 그는 면역학을 공부하고 싶었다. 박사후 연구원으로 첫발을 내딛은 곳은 샌디에이고의 스크립스 연구소Scripps Institute였다.[8] 그 뒤로 텍사스주 스미스빌 근처에 문을 연 MD 앤더슨 암센터의 연구소로 자리를 옮겼다. 주 예산으로 기부 받은 토지에 지은 작은 연구소였다. "주지사가 경기 부양 대책인지 뭔지로 지은 거였는데 좀 이상한 곳이었어요. 7만 평방미터가 넘는 주립공원 한복판에 있었죠.[9] 건물을 몇 개 지어놓고 여섯 명의 연구자를 고용해서 일하게 했어요. 원래는 발암 기전, 즉 암이 어떻게 생기는지 연구하게 되어 있었죠. 거기에 대해서는 아무것도 몰랐습니다." 하지만 그는 그런 실험에 도움이 될 만한 몇 가지 면역학적 기법을 익힌 적이 있었다. 그 사이에 MD 앤더슨에서는 아예 그들의 존재를 잊어버리다시피 했다.[10] "우리 마음대로 해도 아무도 문제 삼지 않았습니다." 그야말로 앨리슨을 위한 장소였다. 나중에 어떻게 될지 몰라도 당장은 좋았다. 동료들은 명석하고 열정적인 과학자들로 모두 비슷한 또래였다(가장 나이 많은 사람이 30대였다). 다들 연구실에 맥주를 갖다놓고 밤늦도록 일하면서, 서로 실험을 도와주고 지적인 자원을 공유했다.

더 좋은 것은 학생들을 가르치거나, 행정적인 업무를 할 필요조차 없었다는 점이다. 미 국립 보건원과 미 국립 암연구소에서 제공하는 연구비도 넉넉했다. 앨리슨은 노턴 코맨도 850 오토바이를 끌고 다니며 관심 있는 분야를 마음껏 연구할 수 있었다. 그때 막 존재가 밝혀진 새로운 림프구, T세포에 관한 연구였다. "면역학이라는 생소한 분야가 기지개를 켜고 있었어요. 과학의 역사에서 환상적인 시기였죠. 무슨 말이냐 하면, 면역계란 게 있다는 사실은 누구나 알았어요. 백신이 있었으니까요. 하지만 조금만 파고들면 아무도 잘 모르는 것들이 널려 있었죠."

아무도 잘 모르는 것 중 하나가 애초에 T세포가 어떻게 병든 세포를 인식하느냐 하는 문제였다. 앨리슨은 이 주제에 관해 구할 수 있는 모든 논문과 그 논문들이 인용한 참고문헌까지 읽어보았다. "처음에는 제가 바보라고 생각했습니다. 전혀 이해할 수 없었거든요. 그러다 이런 생각이 들더군요. 아니야, '그놈들이' 바보야. 무슨 말을 하는지도 모르고 논문을 쓴 거야!"

T세포가 어떻게 항원을 인식하는지에 관해서는 수많은 이론이 있었다.[11] 널리 인정되는 이론은 각각의 T세포마다 고유한 수용체(T세포 표면에서 밖으로 튀어나와 고유한 형태로 배열된 단백질들)가 있어 병든 세포에 발현된 특이적 항원을 '보고' 곧장 다가가 자물쇠에 열쇠를 꽂아 넣듯이 결합한다는 것이었다. 합리적이긴 했지만 문제가 있었다. 아무도 T세포 수용체를 실제로 찾아내지 못했다는 것이었다. 정말로 그런 것이 존재한다면 T세포 표면에서 돌출된 헤아릴

수 없이 많은 단백질 사이에 여기저기 흩어져 존재할 것이므로 숫자 또한 아주 많을 것이었다(실제로 T세포 수용체는 너무나 많기 때문에 새로운 수용체가 발견되면 별을 발견했을 때처럼 이름이 아니라 숫자를 붙여 명명한다).[12] 또한 이런 '수용체' 단백질은 이중 사슬 비슷한 형태로 존재할 것이었다. 몇몇 연구실에서는 T세포 수용체가 B세포 표면에 존재하는 것과 거의 비슷한 형태라고 확신했다. 앨리슨이 보기에는 어리석은 믿음이었다.

"하버드, 존스 홉킨스, 예일, 스탠퍼드에서 저마다 T세포 수용체를 발견했다고 주장했죠. B세포에서 항체가 만들어지는 건 아니까 T세포 역시 항체와 비슷하게 생긴 수용체를 갖고 있을 거라고 가정했습니다."[13]

형태가 어떻든 찾아낼 수 있다면 이론상 인위적으로 조절할 수도 있어야 했다. T세포 수용체를 조절할 수 있다는 말은 면역계의 살인 병기가 무엇을 표적으로 삼을 것인지 조절할 수 있을 가능성을 의미했다. 그렇게만 된다면 인류에게 상상할 수 없을 정도로 큰 영향을 미칠 터였다. 그 방법을 발견한 사람이 엄청난 명성을 얻게 되리라는 것은 두말할 필요조차 없었다.

앨리슨은 T세포가 그저 B세포의 다른 형태, 살상 기능을 지닌 B세포일 뿐이라고 생각하지 않았다. T세포가 존재하고(물론 존재한다), B세포와 다르다면(물론 다르다), 그들의 차이에 주목해야 했다. T세포가 특이적인 항원 표적을 '볼 수 있게' 해주는 수용체의 분자 구조는 B세포 수용체와 구별되는 핵심적인 차이였다. 따라서 둘의 형태는 전혀 다를 것이었다. 전혀 다른 방식으로, 전혀 다른 일을 하기 때문이다.

번득이는 아이디어가 떠오른 것은 앨리슨이 강의실 뒷줄에 앉아 연구소를 방문한 아이비리그 출신 학자의 이 주제에 관한 강연을 듣고 있을 때였다. 갑자기 모든 것이 너무나 명백해졌다. B세포와 T세포를 비교하는 방법을 찾을 수 있다면, 두 가지 세포의 표면 단백질들을 비교해서 겹치는 것을 지워나가는 실험을 설계할 수 있을 것이었다. 마지막까지 '지워지지 않고' 남는 것, 그것이 바로 T세포 수용체였다. 기본적으로 건초 더미에서 바늘을 찾는 일이었는데, 그의 아이디어는 건초 더미를 태워버리고 남은 재를 체로 거르는 것과 같았다. 걸러지지 않고 남는 것, 그것이 바늘이었다.

그는 서둘러 연구실로 돌아가 실험에 착수했다. "성공이었습니다. 단 한 번 만에요. 그러니까 T세포에는 있지만 B세포에는 없는 것, 아니 다른 어떤 세포에도 없는 것을 손에 넣은 거죠.[14] 그것이 T세포 수용체일 수밖에 없었습니다!" 그는 수용체가 알파와 베타의 이중 사슬 구조임을 입증한 후 즉시 논문을 썼다.

앨리슨은 논문을 권위 있는 동료심사 학술지에 발표하고 싶었다.[15] 하지만 〈셀Cell〉이나 〈네이처〉는 물론 A급 동료 심사 학술지 어디에서도 텍사스주 스미스빌에 처박혀 있는 햇병아리 학자의 발견을 실어주려 하지 않았다. "결국 〈면역학 저널Journal of Immunology〉이라는 신생 학술지에 실었지요." 〈사이언스〉나 〈뉴잉글랜드 의학저널〉은 아니었지만 어쨌든 그의 논문이 활자로 인쇄되어 세상에 나온 것이었다.[16]

"논문 마지막에 이렇게 썼지요. '이것이 세포 항원 수용체일 가능성이 있다. 그리고 여기 내가 왜 이것이 정말로 T세포 항원 수용체라고 생각하는지 이유를 적고자 한다.' 그 밑에다 죽 적어 내려갔지요. 모든 이유들을 말입니다." 그 논문은 면역학에서 가장 중요한 주제에 관한 대담한 선언이었다. "그런데 아무도 관심을 갖지 않았습니다. 딱 한 곳만 빼고요."

그곳은 유명한 생물학자인 캘리포니아 대학 샌디에이고 캠퍼스의 필리파 '피파' 머랙Philippa 'Pippa' Marrack이 이끄는 연구소였다. 남편인 존 캐플러 박사와 공유하는 그녀의 연구실에서는 아직 T세포 수용체를 찾아내지 못했지만, 앨리슨의 결과가 옳은지 검증할 수 있는 과학적 기법을 확보하고 있었다. 머랙 박사 팀은 앨리슨의 실험을 그대로 재현했고, 정확히 앨리슨이 발견한 단백질을 분리해냈다. 분리된 단백질은 오직 하나뿐이었다. 머랙은 충격을 받았다. 들어본 적조차 없는 연구실에서 보고한 결과라서 더욱 충격적이었다. 그녀는 앨리슨에게 전화로 고든 컨퍼런스Gordon Conference(동명의 비영리재단에서 주최하는 국제 학회로 생물학, 화학, 물리학 및 공학 분야에서 첨단 연구 결과를 발표하고 논의한다 – 옮긴이)를 열겠다고 통보했다. 과학 분야의 다보스 포럼이라고 할 수 있는 그 학회는 세계 최고의 학자들만 참여하는 폐쇄적인 모임이었다. 그런 모임에서 그를 초청한 것이다. 메이저리그에 초청받은 기분이었다.

고든 컨퍼런스에서 발표한 후, 젊고 야심만만한 과학자는 학계에서 주목받는 존재가 되었을 뿐 아니라 스탠퍼드 대학 초빙교수로 임명되었다. T세포 항원 수용체가 분리되고, 이중 사슬 분자 구조가 밝혀지자 더 큰 목표를 위한 경쟁에 본격적으로 불이 붙었다. 그것은 바로 발견된 단백질의 청사진, 곧 T세포의 DNA에 부호화된 T세포 수용체의 유전자를 찾는 것이었다.

"DNA를 다루고 유전자를 복제하는 방법이 막 개발된 때였습니다. 모두가 이 [T세포 수용체 단백질] 유전자를 복제하려고 야단들이었지요. 그것은 20년에서 25년 동안 아무도 풀지 못한 문제였습니다. 면역학의 성배라고나 할까요? 모든 사람이 앞다투어 경쟁에 뛰어들자 상황이 험악해졌지요. 무슨 뜻인가 하면 모두가 그 길 끝에 노벨상이 놓여 있다는 걸 알았다는 말입니다."

그해 8월 스탠퍼드 대학의 면역학자 마크 데이비스 박사는 일본에서 열린 세계면역학회(1년에 3번 열리는 대규모 학회다)에서 예정에 없던 강연을 열어 마우스의 T세포 수용체 베타 사슬 유전자 위치를 찾아냈다고 발표했다. 이듬해 그는 명망 있는 영국 저널 〈네이처〉에 그 사실을 상세히 기술한 논문을 발표했다. 저널의 같은 호에는 캐나다의 유명한 유전학자이자 생물학 연구자인 택 맥 박사의 논문이 나란히 실렸다. 인간의 T세포 수용체 베타 사슬 유전자를 찾아냈다는 내용이었다. 이제 T세포 수용체의 나머지 절반, 즉 알파 사슬 유전자만 남은 셈이었다. MIT의 면역학자 도네가와 스스무가 알파 사슬 유전자를 찾았다고 발표했을 때 데이비스는 아내이자 동료인 위에수 치엔 박사와 함께 청중 속에 앉아 있었다.[17] 그보다 몇 년 전 데이비스는 자신의 연구실에서 개발한 유전자 복제 기법을 도네가와에게 알려준 적이 있었다. 이제 그는 경솔하게 행동한 대가를 치르고 있다는 기분이 들었다. 집으로 돌아오는 비행기 안에서 치엔은 남편에게 도네가와가 알파 사슬을 부호화했다고 발표한 슬라이드 속에 있었던, 바코드처럼 생긴 '유전자 지문'을 금방 찾아 낼 수 있다고 말했다. 데이비스는 기회의 냄새를 맡았다. 그들은 즉 시 연구실로 돌아가 밤을 새워 도네가와의 슬라이드에 있던 유전자 를 분리한 후, 그 자리에서 논문을 써서 오후 7시에 이륙하는 런던 행 DHL 항공편에 실어 보냈다. 논문은 런던 공항에 대기하고 있던 사람이 직접 받아 바로 〈네이처〉지의 편집인 책상에 배달했다. 다 음날 바로 그 책상에 알파 사슬 유전자에 관한 도네가와의 논문이 도착했다.

똑같은 발견을 기술했을 뿐 아니라, 제목조차 거의 같은 두 편의 논문은 1984년 11월호에 나란히 실렸다.[18] 하지만 원칙적으로 데이 비스와 치엔의 논문이 먼저 편집인의 책상에 도착했기 때문에 알파 사슬 발견의 영예는 그들에게 돌아갔다. 생물학 교과서에 영원히 그들의 이름이 남게 된 것이다.[19] 2년 후인 1987년, 도네가와 스스 무는 그보다 먼저 발표한 B세포 유전자에 대한 혁신적인 연구로 노 벨 생리의학상을 수상한다. 지금까지 T세포 수용체 유전자로 노벨 상을 수상한 사람은 없다. 그 후 도네가와는 인간이 무엇을 어떻게 기억하고, 무엇을 어떻게 잊어버리는지에 대한 분자적 기초 연구를 위해 면역학계를 떠났다.

◇◇◇

"어쨌든 우리는 많은 것들을 복제했죠. 하지만 무엇 하나 제대로 된 건 없었어요. 그러고 있는데 버클리에서 저를 세미나에 초대한 거예요. 사실 논란의 여지가 있는 일이었습니다. 제가 큰 연구소 출신이 아니기 때문이죠. 저는 하버드 출신이 아니잖아요. 버클리 같은 곳에 있는 대부분의 연구자들처럼 번듯한 족보가 없잖습니까?" 2주 뒤 버클리 대학에서 정식 교수 자리를 제의했을 때 그는 정말 깜짝 놀랐다.[20] 하워드 휴즈 의학연구소Howard Hughes Medical Institute 에서 엄청난 액수의 연구비를 지원하는 자리였다. 앨리슨은 자신의 연구실에서 박사 직위에 걸맞은 봉급을 지원받으며 무엇이든 원하는 대로 연구할 수 있었다. 학생들을 가르칠 필요도 없었다. 연구비는 아무런 제약 없이 언제까지고 계속 지급될 가능성이 높았다. 유일한 의무는 3년마다 하워드 휴즈 의학연구소 본부에 가서 세계 최고의 과학자들 50명 앞에서 25분간 T세포에 관해 연구한 것을 발표하는 것뿐이었다.[21]

앨리슨의 T세포에 관한 지식은 10년 전 처음 관심을 가졌을 때에 비해 훨씬 깊어져 있었다. 연구도 그만큼 순조로웠다. 이제는 T세포에도 여러 종류가 있으며, 질병에 대한 면역반응을 조절하는 과정에서 이들이 각기 다른 역할을 한다는 사실이 널리 알려져 있었다. T세포 중 일부는 미식축구의 쿼터백처럼 면역반응을 '돕는' 역할을 했다(조력 T세포). 이 과정은 보통 사이토카인이라는 화학적 지침을 통해 이루어진다. 다른 T세포들은 일대일로 감염된 세포를 맡아 살상하는 역할을 했다(세포독성 T세포). 이 과정은 보통 감염된 세포에 자살하라는 화학적 신호를 전달함으로써 이루어진다. T세포의 조력 또는 세포독성 작용과 기타 기능은 오직 T세포가 '활성화' 되었을 때만 일어난다. '활성화'되지 않으면 질병에 대한 후천성 면역반응이 시작되지 않는다. 그때까지 T세포들은 혈류를 따라 몸속

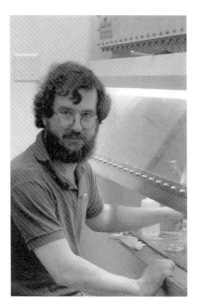

을 돌아다니며 실력을 발휘할 순간을 기다릴 뿐이다. 그렇다면 T세
포를 활성화시키는 것은 무엇일까? 무엇이 질병에 맞서 행동을 개
시하도록 만드는 것일까?

 "우리는 T세포 수용체가 점화 스위치라고 생각했습니다." 앨리
슨은 말했다. 그것은 자연스러운 가정이었다. 하지만 T세포 수용체
를 발견한 후에야 그들은 깨달았다. '이런, 그게 아니었군!'²² T세포
수용체가 병든 세포 표면에 나타난 이질적인 항원을 '보고' 다가가
열쇠와 자물쇠처럼 결합하게 만들 수는 있었다. 그러나 항원이란
열쇠를 꽂아 돌린다고 해서 T세포라는 엔진이 켜지는 것은 아니었

다.[23] 그것은 '출발' 신호가 아니었다.

"그 사실을 알았을 때 이런 말이 절로 나오더군요. '오 이런, 이거 멋진데! T세포는 훨씬 복잡하군 그래!' 수수께끼가 늘어난 겁니다. 더 재밌어진 거죠."

T세포 수용체와 항원의 결합이 T세포를 활성화시키는 데 필요한 유일한 신호가 아니라면, 공동자극costimulation에 필요한 분자가 하나 더, 어쩌면 몇 개 더 있다는 뜻이었다.[24] 그러니까 T세포는 열쇠 두 개를 한꺼번에 꽂아 돌려야 열리는 안전 금고처럼, 가속 페달을 밟고 동시에 키를 돌려야 시동이 걸리는 자동차처럼, 두 개의 신호가 있어야만 활성화되는 것이었다. 하지만 T세포의 가속 페달은 어디 있을까?[25] 그는 불과 3년 만에 가속 페달을 찾아냈다. T세포 표면에 있는 CD28이라는 또 다른 분자였다.[26] 'CD'란 '구분 항원군 cluster of differentiation'[27]의 약자다. 말하자면 "주변에 비슷한 것들이 많지만 이건 확실히 다르다"는 뜻이다.

CD28[28]은 잠든 T세포를 일깨우는 두 번째 신호였다.[29] 중대한 발견이었다. 하지만 앨리슨 연구팀은 이내 문제가 그렇게 간단하지 않다는 사실을 깨달았다. 시험관에서 T세포 수용체에 딱 들어맞는 항원 열쇠를 꽂고 '동시에' CD28로 공동자극을 가하자 아닌 게 아니라 T세포가 활성화되었다. 하지만 마우스 모델에서 똑같은 방법으로 활성화시키려고 했을 때는 아무 일도 일어나지 않는 경우가 많았다. T세포가 정지해버린 것 같았다. T세포라는 자동차를 실제로 '달리게' 만들려면 올바른 키를 꽂아 돌리고, 그와 동시에 가속 페달을 밟는 것 외에 '세 번째' 신호가 있어야 하는 것 같았다. 그들은 세 번째 신호를 찾아 나섰다.

앨리슨의 박사 과정 학생인 매튜 '맥스' 크러멜이 CD28과 다른 분자들의 단백질 구조를 비교해가며 비슷한 단백질을 찾는 일을 맡았다. 범인 식별용 사진첩을 컴퓨터에 넣고 한 장 한 장 넘겨가며 뚫어지게 쳐다보는 것과 비슷한 일이었다. 얼굴이 아니라 분자 형태를 비교한다는 점만 다를 뿐이었다. "당시 우린 그걸 유전자 은행gene bank이라고 불렀죠." 기본적인 아이디어는 형태가 비슷한 분자끼리는 서로 관련이 있고, 따라서 기능도 비슷할지 모른다는 것이었다. 곧 크러멜은 세포 밖으로 튀어나온 부분, 즉 수용체가 CD28과 아주 흡사한 다른 분자를 찾아냈다.[30] 그 분자는 얼마 전에 발견되어 이름과 숫자로 명명되어 있었다.[31] 당시 실험에 사용된 네 번째 세포독성 T 림프구에서 발견되었기 때문에, 발견자인 피에르 골드스타인은 세포독성 T 림프구 관련 단백질 4번cytotoxic T-lymphocyte-associated protein #4라고 명명하고 약자로는 CTLA-4라고 썼다.[32]

한편, 시애틀에 있는 브리스틀 마이어스 스퀴브Bristol-Myers Squibb, BMS 연구 캠퍼스에서는 제프리 레드베터와 피터 린슬리라는 연구자들이 똑같은 세 번째 신호 문제를 붙들고 씨름하고 있었다. "린슬리가 CTLA-4를 차단하는 항체를 만들어냈죠." 앨리슨의 회상이다. 이들은 CTLA-4가 세 번째 '달려라' 신호, 즉 T세포를 활성화시켜 면역반응을 일으키는 또 다른 가속 페달이라고 주장하는 논문을 발표했다.[33] 다른 연구자들이 그들을 추월하고 항체까지 만들어냈다는 사실은 앨리슨 팀에게 큰 실망을 안겨주었다. 특히 크러멜의 낙

담은 이만저만 큰 것이 아니었다. 박사학위 논문을 쓰려고 3년 동안 그 항체를 붙들고 있었던 것이다. 하지만 앨리슨은 CTLA-4 실험을 계속하기로 결정했다. 항상 배움에는 끝이 없는 법이다. 린슬리 팀이 T세포 활성화를 둘러싼 수수께끼를 완전히 해결했다고 확신할 수도 없었다.

"차를 더 빨리 달리게 하려면 두 가지 방법이 있잖아요. 하나는 가속 페달을 밟는 거, 또 하나는 브레이크에서 발을 떼는 거지요." 린슬리 팀은 CTLA-4가 또 다른 '출발' 신호라는, 즉 사실상 두 번째 CD28이라는 가정하에 실험을 설계했을 뿐이었다. "우리 팀에게 이렇게 말했습니다. '우리는 [CTLA-4가] 정지 신호라고 가정하고 실험을 해보자고!' 두말할 것도 없이 우리 생각이 옳았다는 걸 확인할 수 있었습니다."[34]

이제 앨리슨 연구실에서는 질병에 대해 T세포가 활성화되는 데 필요한 모든 단계를 거의 확실히 그려낼 수 있었다. 우선 T세포는 독특한 단백질 지문을 이용해서 병든 세포를 인식해야 한다. 이때 다른 뭔가가 T세포 수용체와 정확히 일치하는 항원을 제시해줘야 하는데, 보통 수지상 세포나 대식세포가 이런 역할을 한다. 항원과 결합하는 것은 자동차에 키를 꽂아 돌리는 것과 같다.

나머지 두 개의 신호(CD28과 CTLA-4)는 각각 자동차의 가속 페달과 브레이크에 해당한다. CTLA-4는 브레이크였다. 그리고 CD28보다 힘이 더 셌다. 두 가지 페달을 동시에 밟을 수도 있다(실제로 크러멜은 이런 방식으로 정확하지는 않지만 대략적으로 활성화 속도를 조절할 수 있다는 사실을 발견했다). 그러나 자동차에서 두 가지 페달을 동시에 끝까지 밟으면 브레이크가 가속 페달보다 더 힘이 센 것과 마찬가지로, 두 가지 신호를 동시에 전달하면 다른 조건이 어떻든 T세포는 활성화되지 않는다. CTLA-4를 강력하게 자극하면 면역반응은 정지해버린다.

설명이 너무 복잡한가? 그것은 실제로 이 과정이 복잡하기 때문이다. 이 과정이 복잡한 데는 그럴 만한 이유가 있다. 두 가지 신호는 다름 아닌 정교한 안전장치다. 면역계는 면역반응이 지나치게 폭주하여 건강한 세포까지 공격하는 일을 방지하기 위해 보다 큰 차원에서 끊임없이 확인하고 균형을 잡는다. 앨리슨의 연구실에서는 이렇게 복잡한 시스템의 한 부분을 규명한 것이었다. 각각의 안전 조치는 일종의 퓨즈 같은 것이다. 애초에 살상을 목적으로 만들어진 T세포가 엉뚱한 항원, 예컨대 정상적인 세포를 표적으로 삼는 경우 끊어지도록 되어 있다. T세포가 살상 무기로 변하기 전에 "정말로 공격해도 좋습니까?"라고 반복해서 묻는 것이다.

병원체에 대한 적절한 면역반응은 건강을 지켜준다. 하지만 면역반응이 자기 자신의 세포에 대해 걷잡을 수 없이 폭주하기 시작하면 자가면역질환이 생긴다. 다발경화증, 크론병, 일부 당뇨병, 류머티스성 관절염, 루푸스, 그 밖에도 100여 가지의 자가면역질환이 있다. 이렇게 정교한 피드백 시스템이 작동하는데도 병이 생기는 것이다. 두 가지 신호 체계를 만들어 T세포를 활성화시킬 것인지 거듭 확인하도록 한 것은 면역계에 내장된 수많은 중복적 안전장치 또는 오류 방지 피드백 회로 중 하나일 뿐이다. T세포가 작동하는 데 이렇게 여러 개의 '관문'이 설치되어 있다는 것은 아무도 예상하지 못했던 일이었다.[35] 하지만 이제 앨리슨 연구팀과 시카고 대학의 제프 블루스톤 연구팀이 동시에 이런 면역관문 중 하나를 찾아낸 것이다.[36] 블루스톤은 새롭게 발견된 사실을 장기 이식과 당뇨병 치료에 응용하는 데 초점을 맞추었다. 원치 않는 면역반응이 일어나지 않도록 하는 데 집중한 것이다. 앨리슨의 관심은 다른 곳에 있었다.

생물학은 흥미롭다. 질병들은 괴상한 동시에 매혹적이며, 면역학은 세련되고 멋지다. 하지만 앨리슨은 암이란 병이 개인적으로 "나를 열 받게 만들었다"고 인정했다.[37] 암으로 어머니를 잃었을 때 그는 어린아이였다.[38] 어머니는 그의 손을 꼭 잡은 채 숨을 거두었다. 그는 암이 어떤 병인지, 왜 어머니가 열이 나는지 몰랐다. 그저 어머니가 가버렸다는 사실만 알 뿐이었다. 그 뒤로도 그는 대부분의 가족을 암으로 떠나보냈다. 그는 순수한 과학적 호기심에서 연구를 하는 사람이었다. 그러나 분명히 공언하거나, 심지어 혼잣말로라도 입 밖에 꺼낸 적은 없지만 마음속 깊은 곳에는 언제나 단 한 가지 잠재적 실용성을 지닌 주제가 묵직하게 얹혀 있었다. 암이었다. 이제 그는 또 다른 실험을 구상하며 그런 정서적 목표를 향한 지적 탐험을 준비했다

"제 연구실은 항상 절반은 기초 면역학, 절반 정도는, 사실은 그보다 약간 적지만, 종양에 초점을 맞추었죠. 하지만 마침 이전에 종양 연구 경험이 있는 박사후 과정 연구원[대너 리치]이 들어왔어요. 늦여름에 저는 실험 계획서를 완성했습니다. 그리고 이렇게 말했죠. '자네, 마우스에 종양을 이식한 뒤에 이 [CTLA-4 차단] 항체를 주사해보게. 다른 마우스들에는 종양만 이식하고 항CTLA-4 항

체를 주지 마. 그리고 어떻게 되는지 보자고.'" 11월에 대너는 놀라운 결과를 가지고 왔다. 항CTLA-4를 주사한 마우스들은 암이 완치되었다. 종양은 완전히 없어졌다. 반면 CTLA-4를 차단하지 않은 마우스에서는 종양이 계속 자라고 있었다.

앨리슨은 충격을 받았다. 실험 데이터가 이렇게 나오는 경우는 없었다. "데이터로 보면 '완벽한' 실험이었습니다. 한쪽은 100퍼센트가 살아남고, 다른 쪽은 100퍼센트가 죽었으니까요. 맙소사, 무슨 말이냐면, 솔직히 뭔가 나오리라고 기대는 했어요. 하지만 100퍼센트가 나온 겁니다. 정말로 우리가 암을 완치시켰거나, 완전히 맛이 간 실험을 했거나 둘 중 하나였죠."

그는 처음부터 다시 해보기로 했다. "그러지 않을 수 없었습니다. 마침 추수감사절이었는데, 실험을 끝내려면 2개월은 잡아야 했지요." 하지만 크리스마스 휴가 때 유럽 여행을 떠나기로 했다는 대너에게 앨리슨은 그깟 마우스 몇 마리 때문에 여행을 포기할 필요는 없다고 말했다.

앨리슨은 다시 실험 준비를 하라고 지시했다. "이번에는 모든 마우스에게 종양 세포를 이식하고, 그다음에는 자네 마음대로 하게." 다만 최대한 편향에 사로잡히지 않고 객관적으로 관찰하기 위해 마우스 우리에 A, B, C, D라는 라벨을 붙이라고 말했다. "내가 직접 종양을 측정할 테니 나한테는 아무 말도 하지 마." 앨리슨은 실험이 끝날 때까지 어떤 마우스에게 어떤 처치를 했는지 모르는 상태로 힘들고 지루한 일을 손수 해가며 마우스 하나하나를 직접 확인할 생각이었다. "정말 끔찍했죠." 그는 매일 실험실로 가 우리 A 속

마우스들의 종양이 점점 커진다는 사실을 확인했다. 각각의 종양을 캘리퍼로 측정한 후 칸이 나누어진 종이에 결과를 적었다. 우리 B로 가서도 같은 일을 반복했다. 역시 하나같이 종양이 커지고 있었다. 우리 C와 D도 똑같았다. 마우스들의 숫자가 많았기 때문에 측정치도 많았지만 전체적인 경과는 모두 동일했다. 100퍼센트 실패였다.

'대너란 녀석이 휴가 갈 생각에 마음이 들떠 또 실험을 망친 걸까?' 뒷걸음질치는 기분이 들었다. 마침내 크리스마스이브가 다가왔다. 그날도 그는 실험실에서 네 개의 우리 속에 들어 있는 마우스들을 응시하고 있었다. 한 놈도 빠짐없이 종양이 꾸준히 커지고 있었다. "이렇게 말했죠. '씨발, 이제 다시는 측정 따위는 하지 않을 테다. 이 일도 좀 쉬면서 해야겠어.'"

하지만 4일 뒤 실험실에 다시 들른 그는 상황이 완전히 달라졌음을 깨달았다. 두 개의 우리에서 종양이 줄어들고 있었다. 나머지 두 개의 우리에서는 종양이 계속 자라났다. 마침내 맹검을 해제하고 마우스들에게 어떤 처치를 했는지 찾아본 그는 탄성을 올렸다. 예방접종과 마찬가지로 면역반응이 시작되려면 시간이 필요했던 것이다. 면역반응이 시작되었다는 증거는 눈앞에 있었다. 종양은 하루가 달리 줄어들었다. 지난번과 똑같았다. 100퍼센트, 완벽한 실험이었다!

그때까지 어디로 가는지도 몰랐지만, 갑자기 목적지에 도착해버린 것이었다. 그들은 수십 년간 혼란스럽기만 했던 데이터를 깨끗이 해명하는 생물학적 기전을 밝혀냈다. 종양은 T세포에 내장된 안전장치를 역이용하여 자신을 향한 신체의 면역반응에 브레이크를 걸고 있었다. 진화의 과정 속에서 터득한 암의 생존전략이었다. 적어도 그중 하나였다. 마우스에서 그 전략을 차단할 수 있다면 사람에서도 가능하지 않을까? 혁신적 돌파구는 우리 속에서 벌어진 일이 아니었다. 그 데이터가 드러낸 새로운 세계관이었다. 실제로 과학에서는 유레카를 외칠 만한 순간, 일거에 판세를 뒤집는 혁신적 돌파구가 거의 없다. 그런 일은 영화에나 나오는 것이다. 하지만 그 순간만큼은 달랐다. '유레카!' T세포는 암을 인식하고, 암은 T세포에 내장된 정지 스위치를 역이용하며, 우리는 암의 전략을 차단할 수 있다.

그 밖에 어떤 일이 가능할까? 그 질문, 그것이 불러일으키는 희망, 그것이 중요했다. 바로 그것이 돌파구였다.

◇◇◇

CTLA-4는 T세포 활성화의 '면역관문'이었다. 면역관문이란 T세포 표면에 자연이 만들어놓은 내장형 스위치 같은 것이다. 우리 몸속에 존재하는 세포 살상 기계가 지나치게 난폭해지지 않도록 조절하는 역할을 한다. 앨리슨은 암이 이 스위치를 역이용하여 암에 관한 면역반응을 중단시킨다는 사실을 밝혀낸 것이었다('하향 조절'이라고 한다).

앨리슨의 연구실에서는 T세포 표면의 CTLA-4 수용체에 결합하는 항체를 만들었다. 비유하자면 자물쇠에 열쇠를 꽂은 후 손으로 잡는 부분을 부러뜨린 것과 비슷하다. 암에게 역이용당하지 않도록 면역관문을 아예 차단해버리는 것이다. 이것이 바로 면역관문 억제제이다. 어떤 생물학자들은 달리는 자동차의 브레이크 페달 밑에 벽돌을 괴어놓은 것에 비유하기도 한다.

면역관문을 억제하는 것은 면역반응을 유도하거나, 서서히 증가시키거나, '강화'하여 암을 치료하려고 했던 종전의 방식과 다르다. 암이 자신에 대한 면역반응을 무력화시키는 전략을 구사하지 못하도록 차단하는 것이다.

수십 년간 연구자들은 왜 면역요법이 암에 대해 일관성 있는 작용을 나타내지 않는지 해명하려고 노력했다. 많은 사람은 T세포가 아예 종양 항원을 인식하지 못하기 때문이라고 생각했다. 그렇다면 항암면역요법이란 애초에 불가능하다. 앨리슨의 연구는 전혀 다른 이야기를 들려준다. T세포가 암을 찾아낼 수는 있지만, CTLA-4 분자가 브레이크처럼 면역반응을 중단시킨다는 것이다. 그것이 사실이라면 항체를 이용해서 면역관문을 차단하거나 억제하는 것이야말로 그간 항암면역요법을 추구한 사람들이 그토록 찾아 헤맸던 잃어버린 퍼즐 조각일 터였다.[39]

앨리슨의 연구실은 T세포 표면의 CTLA-4 수용체를 차단하는 항체를 손에 넣었다.[40] 그리고 암세포가 T세포 활성화를 중단시킬 기회를 잡지 못하도록 사전에 차단할 수 있다고 믿었다. 이론적으로 그것은 암환자에게 도움이 될 약물 개발로 이어질 가능성이 있었다. 그런 가능성을 실현하기 위해서는 물론, 실제로 그런 작용이 나타나는지 알아보기 위해서라도 적절한 시험이 반드시 필요했다. 어느 정도 규모를 갖춰 시험을 하려면 먼저 항체를 대량으로 생산해야 했다. 하지만 흥미를 갖는 제약회사가 없었다.

1996년이었다. 앨리슨이 원하는 약물을 만들 수 있는 생산 설비를 갖춘 제약회사는 많지 않았다. 당시 가장 흔한 항암제는 소분자 약물이었다. 이런 약물들은 대량생산하기가 비교적 쉬웠다. 제조 과정 또한 거대 분자인 CTLA-4 차단 항체보다 훨씬 단순했다. 대부분의 항암제가 소분자 약물이었다. 이들은 한동안 암을 공격하기는 했지만, 완치시킬 수는 없었다. 크루멜은 이렇게 말한다. "당시 제약회사들이 관심을 갖는 것은 그런 약물들이었습니다. 그 뒤로도 15년간 상황은 변하지 않았죠."

또 다른 문제는 항CTLA-4가 '항암제'이긴 했지만 치료 철학이 조금 다른 약물이었다는 점이다. 즉, 암세포를 직접 공격하는 것이 아니라, 면역계에 작용하여 면역계가 암세포를 공격하도록 하는 약물이었다. 다시 말해 그것은 항암면역요법이었다. 그리고 그때까지 항암면역요법이란 위험한 도박이나 다름없었다. 그런 약물을 제조하고, 검증하고, 시판하고, 보급하려면 엄청난 돈과 시간이 필요했다(다른 약물도 그렇지만). 대부분의 종양 전문의들이 믿지 않는 방식으로 암에 접근한다는 것은 여느 회사들이 감당할 수 있는 위험이 아니었다. 선뜻 나서는 회사가 있을 리 만무했다.

머지않아 앨리슨은 세 번째 문제에 부딪혔다. CTLA-4가 처음 발견된 시점부터 앨리슨과 블루스톤의 연구실에서 작용과 원리를 밝혀내기까지의 기간 동안 거대 제약회사인 BMS에서 임시 특허를 출원했던 것이다. 새로 발견한 땅에 말뚝을 박아 소유권을 표시하듯, 특허 자체는 분명 앨리슨보다 앞섰다. 하지만, 그 특허는

CTLA-4의 작용 원리를 잘못 이해한 것이었다.

BMS는 CTLA-4를 가속 페달로 생각했다. 그들은 CTLA-4에 결합하여 T세포의 기능을 활성화시키는 작용제agonist로서 항CTLA-4 항체의 특허를 청구했다. 앨리슨과 블루스톤의 놀라운 발견은 CTLA-4가 사실은 브레이크 페달로 T세포 활성화를 하향 조정한다는 것이었다. 즉, 앨리슨의 항체는 브레이크를 차단하여 암을 치료하는 약물로 사용할 수 있다는 점에서 독특한 특허라고 할 수 있었다. 간단히 말해 앨리슨이 옳았고, BMS는 틀렸다. 앨리슨과 연구팀은 결국 승리를 거두었다. 하지만 수십억 달러의 매출을 올리는 거대 기업과 특허 분쟁을 벌이고 있다는 사실은 그들의 약물을 선전하는 데 전혀 도움이 되지 않았다. "엄청난 흥분이 일었지만, 그 뒤로는 쥐 죽은 듯 정적만 감돌았습니다. 누가 바늘만 떨어뜨려도 들릴 정도였죠." 크러멜의 설명이다.

그들은 2년간 여기저기를 돌아다니며 설명한 끝에 마침내 파트너를 찾았다. 다트머스 의과대학Dartmouth Medical School[41] 출신 면역학자들이 뉴저지를 근거로 설립한 작은 제약회사였다. 메더렉스Medarex는 BMS나 로슈Roche처럼 자금이 풍부한 거대 기업은 아니었지만 인간 항체를 만들어내는(마우스 항체가 아니라) 유전자 조작 마우스를 보유하고 있었다.[42] 앨리슨의 지적 재산권을 이용할 수 있다면 그들의 마우스는 살아 있는 제조 공장이 되어 최초의 인간 대상 임상시험을 수행하는 데 충분한 항CTLA-4 항체를 생산해낼 수 있었다. 어쩌면 그냥 항암제로 쓸 수 있을지도 몰랐다. 하지만 '어쩌면'이라는 가정이 현실이 되는 데는 15년이라는 세월이 필요했다. 당시에는 그들조차 이전에 다른 사람들이 그랬던 것처럼 그저 마우스의 암을 치료하는 데 그칠 가능성이 훨씬 높다고 생각했다.

THE BREAKTHROUGH

제거, 평형, 탈출

짐 앨리슨의 연구를 토대로 암과 면역 사이의 관계를 밝힌 로이드 올드와 밥 슈라이버. 그리고 그 밖의 탁월한 의사들의 노력에 힘입어 최초의 면역관문 억제제인 항CTLA-4 제제가 상용화되기까지의 이야기.

사물을 바라보는 시각이 변하면, 사물 자체
도 변한다.
막스 플랑크

새롭게 발견된 사실은 CTLA-4가 T세포 표면에 존재하는 면역관
문, 즉 면역계의 활성화를 방해하는 일종의 브레이크라는 것이다.
이 면역관문을 차단하면 브레이크가 작동하지 않는다. 앨리슨은 면
역관문을 차단하면 적어도 마우스에서는 T세포가 암에 반응하는
방식이 변하는 것 같다는 사실을 발견한 것이었다.

이런 현상의 더 큰 의미는 T세포 표면의 면역관문이 암은 물론
다른 질병에 대한 완전하고도 성공적인 면역반응을 일으키는 데 매
우 중요할지도 모른다는 것, 그때까지 놓치고 있던 결정적인 퍼즐
조각일지도 모른다는 것이었다. 그런 반응이 일어나려면 중요한 요
소들이 많았지만, 암세포를 죽이는 문제에 관해서라면 T세포야말
로 주연급 액션 스타였다. 대부분의 항암면역요법은 어떻게든 그
주연 배우가 연기를 시작하도록 설득하는 데 번번이 실패했다. 로

젠버그, 그린버그 등은 IL-2라는 사이토카인을 이용해 T세포의 숫자를 늘리고 에너지를 북돋워 장애물을 극복하려고 했다. 암 백신은 암세포의 고유한 단백질들을 T세포와 접촉시켜 주연 배우에게 동기를 부여하고자 했다. 이런 방법들은 모두 단 한 가지 과학적인 전제를 바탕에 깔고 있었다. T세포는 종양을 자기가 아닌 타자로 인식할 수 있고, 일단 인식하고 나면 바로 행동에 돌입하여 왕성한 자기 복제와 암세포 공격을 시작하리라는 것이었다. 하지만 IL-2든 암 백신이든, 기타 어떤 시도를 해봐도 암에 관한 한 이런 일이 항상 일어나지는 않는 것 같았다. 왜 T세포는 암을 공격하지 않는가? 오랜 세월 동안 그 의문은 끝내 풀리지 않았다.

"제가 그 답을 찾아냈지요." 앨리슨은 말했다. 이 질문에 대한 일반적인 답을 가리키는 말이기도 하고, 구체적으로 T세포가 암을 인식하여 활성화되고 공격에 나서는 과정을 방해하는 면역관문 중 하나를 가리키는 말이기도 했다.[1] "하지만 그걸 증명하지는 못했습니다."

증명 과정은 면역계와 암이 만나는 교차로 부근에 참호를 파놓고 밤낮없이 일했던 다른 과학자들의 실험실에서 서서히 무르익어갔다. 그들의 실험은 앨리슨과 직접 관련이 있는 것도 아니었고, CTLA-4와도 아무런 상관이 없었다. 하지만 버클리에서 앨리슨이 면역관문에 대해 이루어낸 일과 수억 년에 걸쳐 쓰인 보다 큰 차원의 생물학적 연대기를 서로 연결시켰다. 그가 '그것이 무엇인지'를 찾아냈다면, 그들은 '그래서 그것이 무슨 의미가 있는지'와 '왜 그렇게 되는지'를 추구했다. 앨리슨이 특이하게 생긴 퍼즐 조각 한 개를 찾아냈다면, 그들은 동시다발적으로 그 퍼즐 조각을 정확히 제자리에 맞춰 진화라는 큰 그림의 베일을 벗겨냈던 것이다.

◇◇◇

지난 반세기 동안 항암면역요법 분야에서 일했던 어떤 사람과 이야기를 하더라도 반복해서 언급되는 이름들이 있다. 하지만 로이드 올드 박사만큼 존경 어린 태도로 언급되는 인물은 거의 없다.[2] 올드는 뉴욕 메모리얼 슬론 케터링 암센터의 터줏대감으로, 고도로 훈련된 면역학자이자 존경받는 연구자였다. 그는 주류 과학계와 천덕꾸러기 의붓자식 취급을 받는 종양면역학의 연결고리로, 항암면역요법이 가장 어두운 터널을 통과할 때 실질적으로 이 분야의 얼굴이자 목소리였다.[3] 정확히 콜리의 유산을 계승했다고 할 수는 없지만, 부분적으로 콜리의 딸인 헬렌이 설립한 암연구소의 지원을 받아 논리가 제대로 서 있지 않은 콜리의 이론을 존중하고 발전시켰다. 2011년 세상을 떠날 때까지 그는 실로 세계 최고의 종양면역학자로서 이 분야의 횃불을 후세에 전달한 인물이었다.[4] 그는 50년간 재능 있는 학자들을 조용히 이 분야로 끌어들여 면역계를 암에 대항하는 살상 무기로 변화시키기 위한 다양한 전략들을 개발했으며, 그 전략들을 합리적이고 과학적인 방식으로 검증하는 방법을 발전시키고 표준화했다.[5]

검증 방법 중 많은 것들이 그가 개발한 '메스 A_{Meth A}'라는 종양세포주를 이용했다. 그는 메스 A를 모델 종양으로 삼아 여러 가지 실험을 했는데, 특히 면역반응과 연관이 있다고 생각되는 다양한 단백질들을 가했을 때 나타나는 반응을 비교했다.

그런 단백질 중 하나가 종양괴사인자TNF다. 올드는 TNF를 발견했으며, 이 물질이 화학적 전령으로서 종양을 살상하는 데 중요한 역할을 할 가능성이 있다는 사실을 밝혔다. 현재 우리는 TNF가 사이토카인의 일종으로 질병에 대한 면역반응의 특정한 단계들을 촉발하는 수십 가지의 강력한 화학적 신호 중 하나임을 알고 있다. T 세포는 살상 표적으로 점찍은 세포에게 여러 가지 메시지를 전달한다. TNF는 그중 하나다. TNF가 전달하는 메시지는 말하자면 '이제 죽을 때가 되었으니 깨끗하게 스스로 목숨을 끊으라'는 것이다.

우리 몸속에서는 끊임없이 늙거나 병든 세포가 죽고, 새로운 세포들이 생겨난다. 세포는 죽을 때가 되면 스스로를 파괴하여 목숨을 끊는다. 이를 '세포자멸사apoptosis'('떨어져나가다'라는 뜻의 고대 그리스어에서 유래했다)라고 한다. 세포자멸사는 말하자면 봄맞이 대청소 같은 것으로, 세포가 생겨날 때부터 내장되어 있는 자연적인 과정이다. 한 해 동안 우리 몸속에서 이런 식으로 스스로 없어지는 세포들의 무게는 대략 체중과 같다. 우리 몸은 이런 자연적 과정을 이용하여 손상되거나, 감염되거나, 돌연변이가 일어난 세포들을 제거한다. 세포자멸사는 태어나기도 전부터 자궁 속에 있는 태아의 초기 발달 과정에 핵심적인 역할을 한다. 암을 일으키는 돌연변이 중 일부는 세포자멸사에 의한 자기 파괴 능력을 없애버린다. 돌연변이 세포는 스스로 죽어 건강한 세포에게 길을 열어주는 대신, 끊임없이 분열을 계속하며 통제 불능 상태로 증식한다. 세포자멸사에 대한 저항은 암의 가장 중요한 특징이다. 올드는 세포자멸사를 보다 잘 이해하고, 이를 회피하는 암세포의 전략을 차단하는 방법을 찾기 위해 다양한 실험을 수행했다.

올드는 TNF가 세포자멸사 과정에 관여한다고 생각했다. 그의 마우스 모델에 TNF를 주입하면 면역계가 활성화되어 메스 A 종양 세포들을 파괴했다. 드디어 병을 깨지 않고 그 속에 들어 있는 범선 모형을 파괴하는 방법을 알아낸 기분이었다.

하지만 TNF의 역할을 제대로 이해하려면 면역반응이란 전체 시스템에서 그 사이토카인을 제거하는 실험이 필요했다. 길게 이어진 연쇄반응의 사슬에서 TNF가 연결하는 부위를 제거하거나 차단한 후 무슨 일이 일어나는지, 또는 무슨 일이 일어나지 않는지를 알아봐야 했다. 마침 미국 반대편에서도 그런 실험을 하는 사람이 있었다. 뉴욕주 로체스터 출신으로 세인트루이스의 워싱턴 의과대학 면역연구소장인 로버트 슈라이버 박사였다.[6] 슈라이버의 실험은 면역계가 특별히 어떤 일을 하도록 만들려는 것이 아니었다. 암에 대해 어떤 일을 하도록 만들려는 것은 더욱 아니었다. 한때 그의 동료였던 짐 앨리슨과 마찬가지로(두 사람은 스크립스Scripps에서 박사후 연구원으로 함께 일했다), 그저 면역계에 대해 최대한 많은 것을 알아내어 차근차근 질문에 답해가며 과학의 수레바퀴를 조금씩 앞으로 굴리고자 했을 뿐이었다. 복잡하고 비교적 연구되지 않은 분야였다. 그가 추구하는 질문들은 한 과학자가 일생을 바쳐도 모자랄 것들이었다.

슈라이버의 연구실에서는 15명의 연구원이 면역계의 전령인 사이토카인을 파고들었다. 그들이 발견한 몇 가지 사이토카인들은 하나같이 신호와 작용과 반응이 꼬리를 물고 이어지는 과정 속에서 복잡하기 이를 데 없는 춤을 추는 것처럼 보였다. 또한 슈라이버 연구팀은 아르메니아 햄스터를 이용하여 기발한 방법으로 만들어낸 수많은 항체들의 특허를 갖고 있었다.[7] 각각의 항체는 정확히 특정 사이토카인과 결합했다. 따라서 다른 신호에 전혀 영향을 미치지 않고 한 가지 신호만 차단하는 기능이 매우 뛰어났다. 면역반응이라는 크고 복잡한 연쇄반응에서 단 한 개의 연결고리만 제거하는 방법이 바로 거기 있었다.[8] 슈라이버는 뛰어난 연구로 이 분야를 이끌었으며, 자신의 일에 완전히 만족했다. 그의 말을 빌리자면 "너무나 재미있는" 일이었다.

1988년 봄 조금도 특별할 것 없는 어느 화요일,[9] 슈라이버는 전화를 한 통 받았다. 로이드 올드였다. 그 전화는 그의 연구와 삶의 방향을 영원히 바꿔놓았다.

그 일은 아무렇지도 않게 시작되었다. 올드는 TNF를 차단하는 품질 좋은 항체가 필요하다고 했다. 그리고 밥 슈라이버에게 그런 항체가 있다면 조금 나눠줄 수 있느냐고 물었다. "물론 나눠드리겠다고 했습니다." 올드가 원한다면 밥은 모든 항체를 기꺼이 보내줄 생각이었다. 항체라면 얼마든지 있었다. 물론 그의 연구실에서 특허를 낸 것들이지만, 그곳은 과학계였다. 그 정도 일은 이웃에게 설탕을 한 컵 빌려주는 것이나 마찬가지였다.

슈라이버의 연구실에서는 항체들을 피펫으로 시험관에 옮겨 담고 액체 질소 속에 넣은 후 포장하여 익일 배송편으로 올드에게 보냈다. 얼마 지나지 않아 올드가 다시 전화를 걸어왔다. 흥분한 목소리였다. "로이드는 우리가 보내준 항TNF 항체가 아주 품질이 좋다고 하더군요." 슈라이버는 회상했다. 항체는 TNF를 차단하여 사이토카인이 울려대는 면역 전쟁의 북소리를 잠재워버렸다. 마우스의 몸속에서는 면역반응이 크게 줄었다. 하지만 모든 면역반응이 중단되지는 않았다.

올드는 슈라이버가 보내준 다른 항체들을 사용하여 다른 사이토카인 신호도 차단해보았다. 효과가 가장 뚜렷하게 나타난 것은 역시 사이토카인의 일종인 인터페론 감마를 차단하는 항체였다. 희한하게도 그 항체는 TNF에 의한 면역반응을 중단시키는 효과가 TNF 자체를 차단하는 항체보다도 훨씬 뛰어났다. 인터페론 감마를 차단한 결과 올드의 종양 세포에 대한 면역반응은 거의 완전히 중단되었다. 놀라운 일이었다.

"로이드가 묻더군요. '어떻게 이런 일이 가능하다고 생각하나?'" 그것이야말로 모든 곳으로 통하는 질문이었다. 그 질문에 답하려면 더 많은 실험을 해봐야 했다. 밥 슈라이버의 연구실은 시험관 속에 담긴 종양 세포에서 마우스의 몸속에 이식한 종양 세포를 연구하는 쪽으로 방향을 틀었다. 슈라이버는 문득 정신을 차려보니 어느새 그 연구에 완전히 빠져 있더라고 회상했다.[10] 과연 로이드 올드는 젊고 똑똑한 생물학자들을 자신의 분야인 항암면역요법으로 끌어들이는 데 노련하기 짝이 없는 솜씨를 발휘했던 것이다.

슈라이버의 연구실에서는 올드의 메스 A 종양 세포를 배양하여 두 그룹의 마우스에게 이식했다. 인터페론 감마에 대한 질문의 답을 얻기 위해 올드가 했던 실험을 약간 변형시킨 것이었다. 그들은 인터페론 감마를 차단하는 항체 대신, 인터페론 감마 수용체에 인위적으로 돌연변이를 일으킨 마우스를 사용했다.[11] 인터페론 감마가 정상 마우스('야생형')의 면역계에서 어떤 작용을 하든, 돌연변이 마우스에서는 그 작용이 일어날 수 없었다. 실험 결과 돌연변이 마우스에게 이식한 올드의 종양 세포는 왕성하게 증식했다. 결국 돌연변이 마우스들은 암에 걸렸다. 반면 면역계가 정상인 마우스들은 암에 걸리지 않았다.[12]

슈라이버는 순수한 기초 연구자였다. 그의 연구실 역시 항암면역요법은 물론,[13] 어떤 치료에도 관심이 없었다. "로이드에게 종양면역학은 잘 모른다고 했습니다." 올드는 그런 건 아무런 문제가 되지 않는다고 답했다. "그러더니 정말 많은 것을 가르쳐주더군요, 전화로요."

슈라이버는 로이드 올드의 특별한 종양 세포주를 이용하여 종양에 대한 면역반응을 중단시키는 방법을 찾아냈다. 특수한 마우스를 써서 사이토카인이 전달하는 화재 경보를 차단하는 방법을 통해서였다. 이제 올드는 전화상으로 밥의 생각은 어떤지 묻고 있었다. 인위적으로 돌연변이를 일으킨 마우스에서 '정말로' 암이 발생할 가능성이 있을까? 모델 종양을 이식하여 일으킨 '이식된 암'이 아니라, 원래부터 마우스의 몸속에 있던 정상 세포에 돌연변이가 일어나 '진짜 암'이 생길 수 있을까?

우연이든 고의로든 올드의 질문은 슈라이버를 자신이 평생을 보낸 지적 전쟁터의 최전선으로 꾸준히 몰고 갔다. 물론 슈라이버는 그 사실을 깨닫지 못했다. 항암면역요법을 둘러싸고 전쟁이 벌어지고 있다는 사실을 까맣게 몰랐으며, 명망 있는 자신의 연구실을 학문적 지뢰밭으로 끌고 들어가고 있다는 사실도 전혀 눈치채지 못했다. 사실 그는 이미 지뢰밭 깊숙이 들어가 있었다. 의도한 바는 아니었지만 밥 슈라이버의 연구는 항암면역요법의 가장 기초적인 질문에 닿아 있었다. 암과 면역계는 어떤 식으로든 서로 관련이 있을까?[14]

암과 면역계가 관련이 있다는 개념은 1909년 독일의 의사이자 과학자인 파울 에를리히가 처음 제안했다.[15] 에를리히는 면역계가 이질적인 모든 것에 대해서와 마찬가지로 자신의 세포가 돌연변이를 일으키지 않는지도 끊임없이 감시하면서 우리를 보호하고 있으며, 이런 '면역감시' 기능이 없다면 암이 훨씬 자주 생길 것이라고 생각했다. 50년이 지난 후 종양 생물학과 장기 이식 거부 반응을 보다 상세하게 이해하게 되자 에를리히의 개념은 새로운 생명력을 얻었다. 노벨상을 수상한 오스트레일리아의 바이러스학자 F. 맥팔레인 버넷, 미국의 작가이자 의사인 루이스 토머스, 로이드 올드를 비롯한 새로운 지지자들도 생겨났다. 하지만 그 이론은 실제로 암환자들에서 뒷받침할 만한 증거가 전혀 없다는 엄연한 사실로 인해 크게 약화되어 있었다. 올드와 같은 종양면역학자들이 암과 면역계는 서로 할 이야기가 많다고 계속 주장했지만, 대부분의 사람들은 그렇지 않다고 굳게 믿었다. 전혀 근거 없는 믿음도 아니었다. 전세계 거의 모든 종양 전문의와 면역학자들의 임상 경험 외에도, 메모리얼 슬론 케터링에서 수행한 누드마우스 실험이라는 강력한 증거가 있었던 것이다.[16]

누드마우스는 유전자를 조작하여 몸에 털이 한 올도 나지 않도록 만든 실험용 동물이다. 원래 갓 태어난 마우스는 마치 새끼손가락처럼 분홍색이며 몸에 털이 하나도 없다. 하지만 누드마우스는 일생 동안 그런 상태를 유지한다. 누드마우스는 실험에 매우 유용하다. 일단 정상 마우스와 구별하기 쉽다. 하지만 무엇보다 중요한 특징은 털만 없는 것이 아니라 흉선도 없다는 점이다.[17] 흉선은 나비 모양으로 생긴 장기로 T세포가 성숙되는 곳이다.[18] 흉선이 없으면 T세포도 없으며, 따라서 후천성 면역반응도 일어나지 않는다고 생각한다.

1974년 메모리얼 슬론 케터링 암센터의 오시어스 스터트먼 박사는 두 그룹의 마우스를 대상으로 실험을 시작했다. 한 그룹은 누드마우스였고 다른 그룹은 야생형, 즉 면역기능이 정상적인 보통 마우스였다. 그는 3-메틸콜란트렌3-methylcholanthrene이라는 발암성이 매우 강한 물질을 양쪽에 똑같이 엄청난 고용량으로 주사했다. T세포가 정말로 표면에 나타난 독특한 항원을 인식하여 돌연변이 세포를 가려낸다면('면역감시'), 면역계가 없는 마우스들은 야생형 사촌들보다 암이 훨씬 많이 생기고, 훨씬 빨리 진행하며, 훨씬 악성일 것이었다. 하지만 스터트먼은 두 그룹 모두 빠른 시일 내에 암이 발생하며,[19] 양적으로나 속도 면에서 똑같이 진행된다는 사실을 발견했다. 두 실험군 간에 아무런 차이가 없다는 것은 암에 대한 면역감시 같은 것은 없으며, 나아가 면역계를 이용하여 암을 막으려고 시도해봐야 아무런 소용이 없음을 시사한다.

명망 있는 동료 심사 과학 저널 〈네이처〉에 실린 스터트먼의 논문은 마치 폭탄을 떨어뜨린 것 같았다.[20] 근근이 명맥을 이어오던 항암면역요법 분야가 사실은 막다른 길을 걷고 있다는 의미였던 것이다. 올드를 비롯하여 진정한 신념을 지닌 학자들에게 스터트먼의 관찰은 명백한 오류였다. 실험의 전제가 잘못되었으므로 실험 결과 역시 잘못될 수밖에 없었다. 흔히 연구자들은 "쓰레기를 넣으면 쓰레기가 나온다"라 한다. 하지만 당시에는 아무도 전제가 잘못되었다는 사실을 알아차리지 못했다. 〈영국 암저널British Journal of Cancer〉에서 표현한 대로, 항암면역요법에 관한 과학계 전반의 의견(그리고 연구비)이란 면에서 스터트먼의 논문은 '엄청난 충격'이었다.

슈라이버는 스터트먼이 누드마우스를 제대로 이해하지 못했다는 사실은 물론, 실험에 감추어진 문제들을 지적할 생각은 조금도 없었다.[21] 아니, 그런 실험이 있는지도 몰랐다. 그저 올드가 너무나 매혹적으로 질문을 던지는 바람에 흥미가 동했을 뿐이었다.[22] 그는 정상 야생형 마우스를 두 그룹으로 나누었다. 한 그룹에는 항체를 주사하여 후천성 면역반응의 사이토카인 신호를 차단했다. 암을 '찾아내어 파괴'하는 기능을 차단한 것이다. 다른 그룹은 아무런 처치를 하지 않고 정상 면역 상태를 유지했다. 그 후 양쪽 모두 세포에 돌연변이를 일으키는 발암물질을 주사했다.[23]

"면역을 억제시킨 동물에서는 정상 동물에 비해 훨씬 많은 종양이, 훨씬 빨리 생겨났습니다. 정말 흥미로웠지요." 아무런 문제없이 수행된 훌륭한 실험이었다. 이제 결과를 공유할 시점이었다. 그때까지도 그는 모든 것이 그토록 단순하리라 믿었다.

◇◇◇

그가 몸담고 있던 대학에서 연구실을 이끄는 학자들은 매주 모임을 갖고 실험과 연구를 통해 새로 알아낸 사실을 공유했다. 슈라이버는 새롭고 흥미로운 사실을 동료에게 들려줄 생각에 짜릿한 흥분을 느꼈다. 틀림없이 많은 질문이 쏟아질 것이다. 어떤 형태로든 반박이 있으리라고는 전혀 예상하지 않았다. 누군가 입을 열었다. "종양에는 위험 신호가 없습니다." 다른 누군가 거들었다. "암세포는 정상 세포와 너무나 비슷해 타자로 인식되지 않지요. 그래서 면역계에서 알아차리지 못하는 겁니다."

슈라이버는 믿을 수가 없었다. 그는 데이터를 제시했다. 데이터는 모든 과학의 기초가 아니었던가? 하지만 동료들은 데이터를 무시했다. 심지어 그 데이터가 뜻하는 바에 대해 개인적으로 화가 난 것 같았다. 슈라이버는 그들이 경험적 과학이 아니라 종교에 대해 말할 때와 비슷한 반응을 보인다고 느꼈다. 가장 놀라운 사실은 그가 이들을 잘 안다는 점이었다. 하나같이 뛰어난 과학자들이었으며 자신과 비슷한 입장에 있는 동료들이었다. 실제로 많은 사람이 그의 친구이기도 했다. 이토록 가까운 학문적 집단의 반응이 이렇다면 바깥세상은 어떤 반응을 보일까? 당혹스러웠다. "그때 처음 깨달았습니다. 우리는 뭐랄까, 좀 다른 상황에 처해 있었던 겁니다. 암에 관해서라면 말이죠."

과학자도 사람이다. 과학자도 믿음이 있고, 그 믿음을 유지하고 심화시키는 데 개인적으로 시간과 노력을 기울인다. 그리고 때로는 믿음 때문에 뜻하지 않게, 종종 자신도 모르게, 편향을 갖게 된다.

다시 말해 과학자도 개인적 믿음에 사로잡혀 비과학적인 태도를 취할 수 있다. 일종의 지적 맹신이다. 슈라이버는 여러 유명 학술 저널에 논문을 보냈다. 자신의 관찰을 자세히 기술하고 마우스에서 특정 사이토카인을 차단하면 암에 취약해진다는 사실을 시사하는 강력하고도 명백한 데이터를 제시했다. "그들의 반응에 정말 놀랐습니다. 이렇게 말하는 것 같더군요. '당신 지금 암에 대한 면역감시가 있다고 말하려는 거지? 그런데 암에 대한 면역감시 따위는 존재하지 않거든?'"

밥은 무엇을 '말하려는' 것이 아니었다. 그저 데이터를 제시하려는 것이었다. 그게 과학 아닌가? "똑같은 일이 반복되었습니다. 저도 똑같은 말을 반복할 수밖에 없었죠. '데이터를 보라고. 데이터가 이렇게 깨끗하잖아!'"[24] 밥 슈라이버는 보기 드물게 순한 사람이다. 소심하다고 해도 좋을 정도다. 하지만 작은 소리로 이렇게 인정했다. "정말 짜증스럽더군요. 아름다울 정도로 분명한 데이터를 제시했는데 사람들은 이렇게 말하면서 과학을 부정하려 들었으니까요. '나는 면역계가 종양을 볼 수 있다고는 믿지 않아.'" 슈라이버가 보기에 종양 생물학계 사람들은 면역학이 시간 낭비일 뿐이라고 지나치게 확신한 나머지 아무도 종양의 생물학을 자세히 들여다보지 않았다. 슈라이버와 올드는 분명 새로운 사실을 관찰했지만 자신들의 선입견과 상충한다는 이유로 아무도 받아들이지 않는 것이었다.

결국 그들은 쓰나미가 밀려오듯 양적 공세를 펼쳐 무지를 압도하기로 했다. 앞으로 나아가는 방법은 그것뿐이었다. 더 많은 실험, 더 많은 마우스, 훨씬, 훨씬 더 많은 데이터, 그것도 너무나 크고 아름답고 깨끗해서 "가장 비판적인 검토자들도 논문을 승인할 수밖에 없는" 데이터를 제시하기로 마음먹었던 것이다. 그렇게 하는 데 다시 3년이 걸렸다. 데이터는 크고도 아름다웠다. 그래도 마찬가지였다. 명망 있는 과학 저널들은 (슈라이버는 매우 예의 바른 사람이라 구체적으로 이름을 대지는 않았다) 여전히 그들의 논문에 손도 대려고 하지 않았다.

이번에는 그도 지적인 난장판에 놀라지는 않았지만, 학회에서 벌어졌던 몇 번의 격렬한 공방전을 떠올리면 아직도 약간 몸이 움츠러든다고 했다. "사람들이 실제로 싸움 구경을 기대할 정도였죠." 그는 웃었다. 심혈을 기울인 그의 연구는 한낱 여흥거리로 전락한 면도 있었지만 적어도 이제 무시당하지는 않았다. "그런 논쟁 덕에 더 주목을 끌기도 했을 겁니다."

슈라이버와 올드는 끊임없이 실험을 반복하여 치열한 논쟁에 종지부를 찍고 당장 "승리를 거두는" 것보다 조금씩 앞으로 나아가는 길을 택했다. 3년간 쓰나미처럼 엄청난 기세로 실험을 계속하며 암과 면역계에 관해 새롭고 흥미로운 사실들을 관찰했다. 면역반응을 차단시킨 마우스에서는 수많은 종양이 생겨 빠른 속도로 진행하지만, 종양 세포 자체는 허약하고 단순했다. 이런 종양을 면역기능이 정상인 마우스에 이식하면, 면역계는 이내 종양을 인식하고 없애버렸다. 정상 마우스에서 생긴 '정상' 종양을 면역기능이 없는 마우스에 이식하면 정반대 현상이 벌어졌다. 종양이 잡초처럼 번지면서 마우스는 빠른 시일 내에 사망했다. "바로 그때 머릿속의 전구에 반짝 불이 들어왔죠."

T세포는 암으로 진행할 위험이 생기기보다 훨씬 전에 돌연변이 세포를 찾아내어 죽여버린다. 이렇듯 빈틈없는 면역감시망을 뚫고 암으로 발전한 세포라면 생존과 증식에 매우 유리한 돌연변이를 지니고 있는 것이다. 두 그룹의 마우스에 발생한 종양을 비교해보면 면역기능이 없는 마우스의 종양은 단순하고 전략이 너무 뻔하여 거의 무방비 상태나 다름없었다. 비유컨대 포식자가 사라진 세상에서 마음껏 번식하여 하나의 무리를 이루었지만, 한 마리 한 마리를 보면 허약하기 이를 데 없는 영양과도 같았다. 하지만 면역계가 정상인 마우스에서 슈라이버와 올드가 관찰한 것은 훨씬 힘이 센 영양, 강인하고 주변 환경에 훨씬 잘 적응하는 암세포들이었다. 진화적 압력이 일종의 편집자처럼, 가장 쉽게 드러나거나 가장 허약한 암세포만 빨간 펜으로 지워버린 탓에, 정교하고 힘이 세며 교활한 살인자들만 살아남은 것과 비슷했다.

그전까지 면역감시라는 현상을 둘러싼 논쟁은 '예/아니오'의 문제였다. 그런 현상이 실제로 일어나는지, 일어나지 않는지를 두고 다투었다. 하지만 이 실험 결과에 따르면 면역계와 암 사이의 관계는 훨씬 복잡했다. 각각의 파트너가 서로에게 반응할 뿐 아니라, 때로는 파트너를 바꿔가며 추는 춤과 같았다. 그들은 데이터를 정리한 후 이 현상에 '면역편집'[25]이라는 이름을 붙여 다시 몇몇 저널에 투고했다. 마침내 데이터의 쓰나미는 아무도 무시할 수 없는 수준에 도달했다. 이 논문은 진지하게 받아들이는 사람이 훨씬 많았다. 그중에는 명망 있는 과학 저널 〈네이처〉의 편집진도 포함되었다.

이제 그들은 암이 어떻게 생기고 퍼지는지에 대해 잠재적으로 새로운 모델을 제시했다. "우리는 그전에 이미 그 과정의 첫 부분과 마지막 부분을 정의한 바 있었습니다." 슈라이버는 설명했다. 첫 부분이란 면역계가 암세포가 생겨나자마자 살상하는 것이다. 그들은 이 과정을 '제거'라고 불렀다. 마지막은 암이 생기는 것이다. 면역계에서 죽이지 못한 돌연변이 세포들은 살아남아 계속 돌연변이를 일으킨다. 그러다 면역계의 공격을 완전히 따돌리면 암으로 발전할 수 있다. 다루기 힘들고, 교활하며, 치명적인 이 세포들이 주변 환경에 잘 적응하여 면역계의 방어막을 뚫고 '탈출'하면 암이 되는 것이다.[26]

한편 몇 년간 쓰나미가 밀려오듯 엄청난 데이터를 수집한 슈라이버에게는 많은 수의 마우스가 남아 있었다. "녀석들은 하릴없이 우리 속을 돌아다니며 연구비를 먹어 치우고 있었죠." 그는 남은 마우스로 뭔가를 해야 한다고 생각했다. 정상적인 면역계를 지닌 녀석들이었다. 상당히 강력한 발암 물질을 투여받고도 종양이 발생하지 않은 마우스들이었다. 혹시 이놈들의 몸속에도 종양이 숨어 있지 않을까? 면역계에 의해 억제된 일종의 휴면 상태로, 하지만 완전히 없어지지는 않은 채 머물러 있을 수도 있을까? 답을 얻는 방법은 간단했다. 다른 그룹의 마우스처럼 면역계를 차단한 후 어떤 일이 벌어지는지 보면 될 것이었다.

"아니나 다를까, 암에 걸리지 않았다고 생각했던 많은 마우스들에게 엄청나게 빠른 속도로 암이 생겨나더군요."[27] 그들의 암은 "전략이 뻔한" 종류였다. 면역계의 감시를 피해 몸을 숨기는 재주가 없었다. 대부분 강력한 돌연변이에 의해 세포 표면에 단백질(항원)을 발현시켰고, 정상적인 면역계라면 쉽게 이 항원을 이질적인 것으로 인식해 암세포를 죽여버렸다.[28] 이 종양들은 내내 쥐들의 몸속에 있었다. 휴면 상태에 있어 눈에 띄지 않았을 뿐이었다. 면역계에 의해 억제된 상태로, 그렇지만 완전히 살상되지는 않은 상태로 그냥 머물러 있었던 것이다. 거꾸로 생각하면 암세포들 역시 면역계를 "억제된 상태로" 붙잡아둘 수 있었기 때문에 마우스의 몸속에서 살아남았을 것이다. 도대체 어떻게 그런 일이 가능할까? 종양 세포들은 어떻게 살아남았을까?

짐 앨리슨의 연구실에서 이미 한 가지 답을 내놓았다. 슈라이버도 알고 있었다. 바로 면역관문이다. 종양에 대해 활성화된 뒤에도 면역계는 가장 약한 암세포만 제거할 수 있을 뿐이다. 이질적인 항원을 너무 뻔하게 드러내는 암세포, T세포가 쉽게 인식할 수 있는 암세포만 표적이 된다. 면역계가 허약한 암세포들을 죽이느라 눈코 뜰 새 없이 바쁜 동안, 일부 살아남은 암세포는 유전자를 변화시켜 표면에 T세포의 공격을 중단시키는 물질을 발현한다. 이런 '중단' 신호는 CTLA-4처럼 T세포 표면에 있는 면역관문을 활성화시킨다. 요컨대 암은 스스로 진화하여 살상 기계의 핸드 브레이크를 당기는 방법을 배움으로써 살아남는다. 올드와 슈라이버의 실험들은 앨리슨이 발견한 면역관문의 배후에 숨겨진 이야기를 밝혀냈다. 너무나 흔하면서도 뭐가 뭔지 종잡을 수 없는 질병, 치명적이지만 때로는 저절로 회복되고, 안도하는 순간 재발하여 사람을 어리둥절하게 만드는 수수께끼의 질병을 면역관문이라는 개념을 통해 어떻게 설명할 수 있는지 보여주었다.

이들의 발견은 암이 어떤 경우에는 면역계와 일종의 '평형상태'를 이룬 채 오래도록, 어쩌면 평생 그대로 머물러 있을지도 모른다는 뜻이었다. 면역계는 때때로 암을 유발하는 돌연변이를 찾아내 공격하지만, 돌연변이 세포 중 가장 약한 것들이 공격받는 동안 다른 암세포들은 면역계의 공격을 피하고 계속 돌연변이를 일으켜 다시 세력을 규합한다. 충분한 시간과 기회를 얻은 덕에 살아남은 이 세포들은 결국 평형상태를 탈출할 방법을 찾을 수도 있다. 암과 T세포는 대화를 나누고, 반응을 주고받고, 스스로 변해가며 면역이라는 정교한 춤을 추는 것이다.

이로써 의사들이 진료실에서 흔히 마주치는 상황, 예를 들어 16년 동안 전혀 질병의 증거를 보이지 않다가 갑자기 재발한다거나, 고령이나 만성 염증 또는 면역결핍질환으로 면역이 약화된 환자에게 암이 잘 생기는 이유를 설명할 수 있었다. 또한 암이 재발하면 이전에 들었던 치료가 더 이상 듣지 않는 이유를 이해하는 데도 도움이 되었다.

7년 뒤 제거Elimination, 평형Equilibrium, 탈출Escape이라는 이론을 보다 정교하게 다듬어 발표한 논문은 암과 면역계 사이의 관계를 새롭게 정의했다.[29] 면역편집 이론은 면역계가 어떻게 우리를 보호하고 암에 걸리지 않도록 방어하는지 설명해준다. 그 과정에서 면역계는 일부 종양의 유전자를 '조각'하듯 완전히 바꾸어놓기도 한다. 한편 유전자가 크게 변한 종양은 면역반응을 회피하거나 중단시키는 전략을 개발하여 면역계의 포위망을 뚫고 탈출한다. 그런 전략 중 하나가 바로 T세포에 내장된 안전장치, 즉 면역관문을 이용하는 것이다. 앨리슨이 처음 물꼬를 튼 뒤로 다른 중요한 면역관문들이 잇따라 발견되었다. 앨리슨의 연구는 면역관문을 차단하여 암의 중요한 생존 전략을 좌절시키고 면역계가 본연의 임무를 수행하도록 만들 수 있으리라는 것이었다.[30] 그리고 앨리슨은 임상시험을 통해 이런 이론을 검증하려고 했다. 2004년 슈라이버와 올드가 면역편집에 관한 논문을 발표하자,[31] 이들의 이론이 1996년에 앨리슨이 발견한 현상과 정확히 들어맞는다는 사실이 분명해졌다. 사실상 서로 다른 길을 통해 같은 장소에 도달한 것이었다. 2017년 앨리슨과 슈라이버는 이렇게 상호보완적인 연구로 명망 있는 발잔 상 Balzan Prize을 공동 수상했다.

짐 앨리슨은 이 모든 사연을 남부 텍사스 액센트가 강한 특유의 말투로 간단히 설명했다. "그래요, 내가 그걸 발견했죠. 하지만 그걸 증명한 사람은 밥입니다."

슈라이버와 올드가 논문을 발표했을 때 다른 연구자들도 암이 면역반응을 중단시키는 전략에 관해 놀라운 발견들을 목전에 두고 있었다. 면역편집 이론은 여전히 중요한 개념으로 생명력을 지니고 있지만, 그 해석은 면역관문의 역할을 밝혀낸 업적을 강조하는 쪽으로 바뀌었다. 현재의 개념을 가장 잘 설명한 문헌은 2014년에 발표된 〈암의 면역 주기〉일 것이다.[32] 대부분의 암세포는 T세포가 인식하여 공격할 수 있는 항원을 발현하지만, 암은 T세포의 면역관문을 역이용하는 것을 비롯한 몇 가지 전략을 구사하여 면역계를 무력화시키고 살아남는다. 이런 전략이 없다면 암은 존재할 수 없다. 이런 전략은 역시 알파벳 E로 시작하는 몇 가지 개념으로 설명한다. 암세포가 CTLA-4 같은 면역관문을 비롯하여 T세포에 존재하는 응급Emergency 중단 스위치를 이용Exploit할 수 있도록 스스로를 변화시킨다Evolve는 것이다. 이런 모델을 통해 왜 지금까지 면역계와 항암면역요법이 암세포를 죽이지 못했는지 설명할 수 있다. 암이 면역관문을 이용하여 T세포의 공격을 중단시켜버린다면 면역 기능은 아무런 소용이 없다. 하지만 이런 전략도 상당히 많이 밝혀졌고, 효과적으로 차단하는 방법도 개발되었다. 희망 역시 알파벳 E로 시작한다. 바로 암의 종말End of cancer이다.

◇◇◇

2001년 들어 메더렉스는 앨리슨이 10D1이라는 이름으로 특허를 출원한 항CTLA-4 항체를 생산하기 시작했다.[33] 실험적인 약물의 이름은 MDX-010이었다.[34] 드디어 FDA 승인이라는 높고 험한 봉우리를 오르기 시작한 것이다. 첫 번째 단계는 약물이 아예 임상시험을 할 수 없을 정도로 위험하지는 않은지 확인하는 것이었다. 마카크 원숭이에게 소량을 투여했을 때 내약성이 좋고 별다른 독성 효과가 나타나지 않았다.[35] 인간에게도 동일한 용량을 투여하기로 했다. 최초의 인간 투여는 UCLA 인근 개인 암 클리닉에서 이루어졌는데, 3밀리그램의 MDX-010 항CTLA-4 항체를 한 차례 투여했다. 참여한 환자는 9명에 불과했다. 물론 용기 있는 자원자들이었지만, 다른 치료 방법이 없는 제4기 전이성 흑색종 환자로 절박한 입장이기도 했다. 하나같이 마음속에는 과학의 발전에 도움이 되고 싶다는 마음과 생존할 수 있을지도 모른다는 실낱같은 희망이 공존

했다. 그렇게 낮은 용량에도 7명의 환자에게서 발진과 함께 면역반응이 시작되었음을 시사하는 이상 반응들이 나타났다. 하지만 정식 임상시험을 신청하지 못할 정도로 심한 경우는 없었다.[36]

2003년 초 짐 앨리슨은 겨울 재킷을 챙겨 메릴랜드주 베데스다로 갔다. 실험적 약물이 인간에게 안전한지 알아보기 위한 제1상 임상시험을 준비하기 위해 미 국립 보건원 스티븐 로젠버그 박사 팀에 합류한 것이었다. 21명에 불과한 자리를 놓고 다시 한 번 절박한 흑색종 환자들이 경쟁을 벌였다.[37] 대부분 IL-2나 인터페론 등 초기 형태의 면역요법을 받은 적이 있었으며, 약 절반 정도가 항암화학요법에 실패한 환자들이었다. 약물은 3주에 한 번씩 90분에 걸쳐 주입되었다. MDX-010은 다시 한 번 안전성 기준을 통과했다. 세 명의 환자가 치료 반응을 나타냈다. 두 명이 완전 관해 상태에 이르렀고, 심지어 한 명은 임상시험 중에 극적으로 종양이 사라졌다.[38]

다른 환자들은 12주간의 치료 중 종양이 어느 정도 줄어들기도 했지만, 오히려 커진 경우도 있었고, 아무런 반응이 나타나지 않은 경우도 있었다.[39] 몇몇 환자는 독성 반응을 나타냈다. 하나같이 자가면역반응으로 중환자실 입원이 필요할 정도로 심각했다. 하지만 의사들은 힘겨운 노력 끝에 이런 세포독성 반응들을 조절할 수 있었고,[40] 제2상 임상시험을 진행하기에 충분한 결과를 얻어냈다. 보다 많은 환자에게, 보다 많은 용량을, 보다 긴 기간 동안 투여할 수 있다면 독성 반응을 충분히 낮게 통제하면서 통계적으로 유의한 긍정적 결과를 얻어낼 수 있으리라는 희망이 고개를 들었다. 제2상 결과가 아주 좋다면 최종 관문인 제3상 시험을 생략하고 바로 항암 제로 승인을 받을 수 있을지도 몰랐다.

다음 번 임상시험의 성공 기준은 흔히 신약들이 그렇듯 비교적 관대한 편이었다. 당시 항CLTA-4 항체는 흑색종 환자에 국한된 '최종 차수' 치료 후보 물질로 검증받고 있었다. '최종 차수'란 모든 치료에 실패했을 때 써볼 수 있는 치료를 말한다. 앨리슨은 돌연변이가 심한 종양일수록 항원성이 높으므로 면역계의 공격을 피해 살아남는 전략으로 CTLA-4 같은 면역관문에 의존할 가능성이 높을 것이라고 생각했다.[41] 흑색종은 보통 돌연변이가 심하고, 진행된 병기의 완치율이 낮아 자신이 개발한 신약의 좋은 표적이 될 수 있었다.

흑색종은 피부암 중에 가장 흔하지는 않지만, 가장 치명적인 암으로 모든 피부암 사망의 4분의 3을 차지한다. 2000년도에 제4기 '흑색종'으로 진단받은 환자 중 75퍼센트는 그해를 넘기지 못했다. 5년 생존율은 10퍼센트 미만이다. 흑색종이 그가 개발한 면역요법을 시험하는 데 첫 번째 표적이 된 이유 중 하나는 별다른 치료 방법이 없다는 것이었다.

∞∞

흑색종은 피부 세포에 심한 돌연변이가 일어나 발생하는 암으로 특히 공격적이고 치료가 어렵다. 진행이 빠를 뿐 아니라,[42] 계속 돌연변이를 일으킨다.[43] 따라서 전이성 흑색종 환자는 암세포의 빠른 돌연변이 속도를 따라잡기 위해 계속 약을 바꾸는 경우가 많다. 메모리얼 슬론 케터링 암센터의 흑색종 전문의 제드 월척Jedd Wolchok

박사 또한 이렇게 절망적이고, 대개 아무런 소용이 없는 노력을 끊임없이 반복해왔다.[44] "전이성 흑색종은 어떤 치료를 해도 거의 소용이 없습니다." 월척의 말이다. 암 자체도 좋은 소식이 아니지만, 흑색종은 특히 암울했다. 이제 제2상 임상시험을 통해 환자들에게 앨리슨의 약물을 투여하는 시험 책임자로서 월척은 더 나은 결과가 나오기를 간절히 바랐다.

소년 같은 얼굴에 점잖은 태도를 지닌 월척을 보면 비슷한 세대의 어느 누구보다도 면역종양학 분야에 오래도록 몸담았다고 믿기 어렵다.[45] 임상 의사로서 암환자들을 돌보는 동시에 의학자로서 연구실을 이끄는 댄 첸이나 다른 면역요법 전문의들처럼 월척도 오래도록 항암화학요법 전문의들로부터 상당한 저항을 감수해야 했다. 하지만 그는 면역을 이용하여 암을 치료할 수 있다는 신념을 굽히지 않았다. 당시 30세였던 제드 월척은 면역요법의 진정한 신봉자라고 하기에는 너무 어렸지만, 고등학교 시절 여름 방학에 메모리얼 병원에서 인턴을 했던 경험을 통해 어느 누구보다 깊은 신념을 갖고 있었다. 실험적인 암 백신으로 면역요법을 받은 암환자가 완전히 회복되는 모습을 보았던 것이다. 곧이어 살아 있는 전설인 로이드 올드를 개인적으로 만난 순간 월척의 운명은 결정되어버렸다. 의사로서 거쳐온 과정[46]과 미 국립 보건원의 다양한 연구실에서 꾸준히 발표되는 논문들을 통해[47] 일정한 조건하에서 T세포가 인간 종양 항원을 인식하고 활성화되어 암세포를 공격하고 살상할 수 있다는 그의 확신은 점점 깊어졌다.[48]

월척은 앨리슨의 연구실에서 발표되는 논문도 꾸준히 찾아 읽었다. 이제 그는 텍사스 출신의 그 학자가 '일정한 조건들'이 무엇인지 재정의했다고 생각했다. CTLA-4야말로 잃어버린 연결고리인 것 같았다. 지금까지 아무도 몰랐지만 처음부터 존재했던 면역반응의 브레이크라니! 그 이론은 월척이 다양한 백신을 연구하면서 진료실과 연구실에서 관찰했던 많은 것들을 설명해주었다.[49]

월척은 일찌감치 항CTLA-4 약물 임상시험에 참여하겠다고 자원했다. 이제 그는 짜릿한 흥분을 느끼는 동시에 불안하기도 했다. 제1상 시험에 참여했던 연구자들로부터 일부 유망한 반응에 대한 소식과 함께 머리가 쭈뼛 설 정도로 무시무시한 이야기를 들었던 것이다. "정말로 그들은 부작용에 관해 크게 걱정했습니다." 그리고 총알이 빗발치는 전쟁터에서 살아 돌아온 사람들처럼 똑같은 경고를 몇 번이고 반복했다. "진심으로 걱정이 돼서 그래. 부작용을 '매우 심각하게' 생각해야 하네." 모든 사람에게 새로운 영역인 그 낯선 땅에서는 발을 들여놓기도 전부터 브레이크가 풀린 면역계는 끔찍할 뿐 아니라 치명적일 수도 있다는 소식이 끊임없이 들려왔다.

◇◇◇

임상시험이 시작되기 전에 메더렉스사는 거대 제약회사인 BMS에 인수 합병되었다. BMS는 기본적으로 위험이 따르는 신약 개발에 투자할 자금이 충분했다. 더 중요한 사실은 혹시 실패한다고 해도 견뎌낼 만한 자원이 있다는 점이었다.

임상시험에서 시간은 곧 돈이다. 최대한 빨리 시판 허가를 받지 못한다면, 차라리 최대한 빨리 실패하는 편이 낫다. 보통 약물은 세

단계의 임상시험을 통과해야 한다. 각 단계마다 수년의 시간과 엄청난 비용이 들어간다. 새로 소유주가 된 BMS가 FDA 승인 과정을 최대한 빨리 진행하려고 한 것도 당연한 일이었다.

전통적으로, 새로운 항암제는 그때까지 표준치료로 사용되었던 약물과 비교하여 더 우수한 결과를 나타내면 승인을 받는다. '더 우수한 결과'란 미리 정해놓은 규칙에 따라 판단한다. 이 규칙을 임상시험의 평가목표endpoint[50]라고 한다. 쉽게 말해 골포스트다. BMS는 게임을 빨리 끝내기 위해 FDA에 평가목표를 바꾸자고 제안했다. 누가 봐도 확실한 성공 기준을 제시한 후 이 기준을 만족한다면 제3상 시험을 면제해달라고 요청한 것이다. 어쨌든 목표는 전통적인 항암화학요법을 대체하는 것이 아니라, 대부분의 치료에 실패한 암 환자들이 최후의 수단으로 시도해볼 수 있는 치료를 개발하는 것이었다.

BMS는 거래 조건을 제시했다. '우수한 반응률'의 골포스트를 3개월간의 임상시험 기간 중 30-50퍼센트의 환자에게서 종양의 크기가 줄어드는 것으로 정의하자는 것이었다. 이런 결과를 얻는다면 제3상 시험을 생략하고 바로 승인을 받아 시판할 수 있었다. 실패한다면 보다 빨리 손을 뗄 수 있었다. 이때만 해도 BMS는 새로운 평가목표를 충족시킬 수 있으리라 확신한 나머지 스스로를 코너에 몰고 있다는 사실을 전혀 깨닫지 못했다.[51] 면역치료가 어떻게 효과를 나타내는지 이해하지 못했던 것이다. 사실 어느 누구도 이해하지 못했다. 효과적인 면역치료란 것이 존재하지 않았기 때문이다. 그런 불확실성은 고려하지 못한 채 혁신적인 치료제를 전통적인 항암화학요법과 똑같은 방식으로 평가받으려고 했던 것이다. FDA는 제안을 수락했다. BMS는 성공을 자축했다. 그리고 임상시험은 보기 좋게 실패했다. 악셀 후스는 처음부터 그렇게 될 줄 알고 있었다.

◇◇◇

악셀 후스는 고향인 독일에서 수련 받은 의사이자 의학박사다. 짧게 깎은 금발에 안경을 쓰고, 호리호리한 몸에 빳빳하게 다린 정장을 즐겨 입는 그는 빈틈없이 정확한 태도로 누가 들어도 독일식 억양이 뚜렷한 영어를 구사한다. 외과의사인 그는 메모리얼 슬론 케터링 암센터에서 외과학, 분자병리학, 종양면역학을 수련 받고 면역학 박사학위를 취득한 후 하버드 경영대학원을 수료했다. 면역요법 분야에는 별똥별이 떨어질 자리에 정확히 대기하고 있었던 사람이 많다. 후스 역시 묘하다는 느낌이 들 정도로 선견지명이 있었다.[52] 전체적으로 종양면역학자들은 이렇게 뼈를 깎는 수련을 통해 행운을 거머쥔 사람들이다.

짐 앨리슨과 항CTLA-4 항체가 그의 레이더망에 걸렸을 때, 후스는 이미 모든 것을 바꾸어놓을 약물을 찾아 의학계의 최전선을 면밀히 추적하고 있었다. 후스는 메더렉스가 항체로 약물을 개발하고, 인간 시험을 시작하고, BMS에 인수 합병되는 과정을 예의 주시했다. 그것이야말로 그가 기다려온 기회였다. (아마도) 딱 맞는 약이 딱 맞는 회사에 맡겨졌던 것이다. 성공을 감지한 후스는 BMS 면역종양학 프로그램의 글로벌 의학 책임자 자리에 지원했다. 정장의 세계와 흰 가운의 세계를 연결시켜 혁신적인 약물에 관한 모든 연구를 총괄하는 자리에 그보다 더 적임자를 찾기는 어려웠다.[53] 그는 완벽한 시점에 완벽한 자리를 차지했지만, 이제 숨어 있던 장애물이 모습을 드러낸 것이다.

◇◇◇

FDA가 의약품을 승인하고 환자 안전성을 보장하는 일을 시작한 이래 항암치료는 항상 종양을 표적으로 삼았다.[54] 약물이 듣는다는 것은 종양의 크기가 줄어든다는 뜻이다. 약물이 듣지 않는다는 것은 종양이 계속 '진행한다'는 뜻이다.[55]

임상시험의 평가목표와 평가목표를 규정하는 문구는 둘 다 중요하다. 새로운 항암제는 이전에 쓰던 약물보다 더 오랜 기간 동안 진행을 늦추는지를 기준으로 평가한다. 소중하기 이를 데 없는 이 시간을 무진행 생존기간progression-free survival, PFS이라고 하며, 모든 새로운 항암치료를 평가하는 표준적인 지표로 삼는다.

생존은 중요하다. 몸이 좋아졌다고 느끼는 것도 마찬가지다. 누구나 그렇듯 암환자도 두 가지를 모두 원한다. 하지만 '느낌'이란 주관적이다. 반면에 '진행'은 CT 검사상 나타나는 음영을 물리적으로 측정하는 것이므로 표준화하거나 양적으로 측정하기 쉽다.[56]

항암면역요법은 새롭고, 검증되지 않았으며, 임상시험을 거치지도 않았다. 이전에 존재했던 어떤 항암치료와도 다르다. 종양에 직접 작용하는 것이 아니라 면역계에 작용한다. 아무도 그런 치료가 어떻게 진행될지 알지 못했다. 그런 치료를 무진행 생존기간이라는 지표로 판정한다는 것은 어느 누구에게도 익숙하지 않은 전혀 새로운 작용 기전이 어떤 식으로든 이전과 비슷하게 나타날 것이라는 가정을 바탕에 깔고 있는 것이었다. 이런 관행 자체가 눈에 보이지 않는 편향으로 작용했다. 제1세대 항암면역요법제의 성공 가능성을 앗아간 것은 바로 이런 사고방식이었다.[57]

◇◇◇

대부분의 연구자들은 항암면역요법이 효과를 발휘하는 모습을 한 번도 본 적이 없었다. 하지만 이제 임상시험을 수행하면서 면역요법이 수술이나 방사선요법이나 항암화학요법은 물론, 표적치료와도 전혀 비슷하지 않다는 사실을 깨닫고 있었다. 관련된 숫자들도 전혀 달랐다.[58]

짧은 시험 기간 동안 환자들의 무진행 생존기간 그래프는 변동이 심했다. 때로는 아예 지그재그 형태로 나타났다. 종양은 크게 부풀어 올랐다 줄어들었고, 줄어드는가 하면 다시 부풀어 올랐다. 약이 듣지 않거나, 항암화학요법과 전혀 다른 방식으로 듣는 것이었다. 어느 쪽이든 논문상으로는 실패한 것처럼 보였다.

하지만 진료실에서 제드 월책은 뭔가 다른 현상을 보고 있었다. 환자들 중 몇몇은 CT 검사상 암이 악화되었는데도 기분이 나아졌다고 했다. 몇몇은 종양이 점점 커지고 있었다. 몇몇은 종양이 완전히 사라졌지만, 다른 부위에 새로운 종양이 나타났다.

항암면역요법은 종양과 면역계라는 두 가지 살아 숨 쉬는 시스템이 교차하는 지점에 존재한다. 과학자들은 오래전부터 크론병 같은 자가면역질환이 직선적으로 진행하지 않는다는 사실을 알고 있었다. 영상과 혈액검사상으로는 살아 있는 두 가지 세력이 엎치락뒤치락하며 싸우는 것처럼 보인다. 그것은 자기와 자기의 싸움이다. 항CTLA-4 치료 결과도 마찬가지였다. 엎치락뒤치락했다. 연구자들은 눈앞에 펼쳐지는 결과가 어쩌면 종양반응이 아니라 면역반응일 것이라고 생각했다. CTLA-4의 지원을 받은 면역계는 감염병과 싸울 때 열과 부기와 염증이 밀려왔다 밀려가는 것과 비슷한 양상으로 암과 싸우고 있었다. 그리고 맹렬한 공격을 퍼붓다가 잠시 공격을 멈추고 안전을 위해 다시 한 번 물었다. "확실한가요?"

임상시험 결과 무진행 상태로 판정된 환자는 5.8퍼센트에 불과했다. 이 정도 결과라면 설사 승인을 받는다고 해도 고려할 가치가 없었다. "당연히 FDA는 이렇게 말했죠. 이 따위 치료는 필요 없어!'" 후스의 회상이다. 데이터로 볼 때 짐 앨리슨이 개발한 기적의 신약은 콜리의 독소보다 나을 것이 없었다. 아니, 많은 점에서 훨씬 못했다.

대부분의 제약회사는 수많은 잠재적 약물을 동시에 개발한다. 하나라도 성공을 거두어 다른 물질에 투자하느라 진 빚을 일거에 청산해주기를 바라는 것이다. 수천 번 타석에 들어서는 선수가 매번 안타나 홈런을 날릴 수는 없다. 틀리는 경우보다 맞는 경우가 많다면 그걸로 족하다. 이런 사업 모델에서 항CTLA-4를 단념하는 것은 쉬운 일이었다. 불가피한 사업비용으로 처리하면 그뿐이었다.

같은 시기에 거대 제약회사인 화이자Pfizer에서도 항CLTA-4 항체를 시험하고 있었다. 후스가 보기에 두 가지 제품은 생물학적 기전이 동일했다. 회사가 다르다는 점을 빼면 유일한 차이는 시험 용량이었다. 두 개의 임상시험은 거의 동시에 시작되었고, 첫 번째 결과가 나온 시점도 거의 일치했다. 화이자는 데이터를 보자마자 연구를 접었다. 후스는 계속하기로 했다. BMS는 엄청난 투자를 했다. 시험을 뒷받침해줄 과학적 근거와 논리도 분명했다. 무엇보다 면역요법이 암에 듣는다는 증거를 제공해주는 흠잡을 데 없는 데이터가 있었다. "새로운 일이 벌어질 때는 언제나 오래된 관습과 오래된 사고방식을 버려야 합니다. 하지만 많은 사람들에게 그것은 결코 쉽지 않죠."

악셀 후스는 전화기를 집어 들고 월척의 번호를 눌렀다. 그는 현장에서 일하는 젊고 명석한 항암면역요법 전문의들 중 하나로 이 연구에 열과 성을 다하고 있었다. 사실 모두가 그랬다. 후스는 그들에게 지금 고위층과 협상 중이라는 사실을 알리고 싶었다. 그는 약속했다. "제2상 시험에 실패했다고 개발 프로그램을 포기하지는 않을 겁니다. 이대로 물러설 수는 없어요." 후스는 싸울 생각이었다. 그리고 싸움이 시작되었을 때 월척과 다른 연구자들이 기꺼이 자신의 편에 합류할 것임을 확인하고 싶었다.

"그 전화는 우리에게 매우 중요했습니다. 왜냐하면 진료실에서 매우 특이한 현상을 똑똑히 보고 있었거든요.[59] 언뜻 보면 쉽게 드러나지 않는 기적적인 이야기들이 데이터 속에 파묻혀 있었습니다." 월척의 회상이다. 그의 연구실에서 기적적인 이야기의 주인공은 샤론 벨빈과 호머 씨였다.[60]

샤론 벨빈은 월척의 MDX-010 임상시험에 참여하기 전부터 메모리얼 슬론 케터링 암센터의 환자였다. 이미 화학요법과 IL-2를 포함하여 몇 차례 항암치료를 받았던 것이다. 잠깐 호전된 적도 있었지만 결국 모든 치료에 실패했다. 그녀는 24세에 불과했지만 월척이 보기에 몇 주도 버티지 못할 것 같았다. 하지만 세 번째 치료를 받을 때쯤에는 더 이상 휠체어가 필요 없었다. 치료를 받는 사이에 집에 있을 때는 개를 데리고 산책을 할 정도로 호전되었다. 누가 보아도 훨씬 좋아진 것 같았다. 고통스러운 잿빛 껍질을 깨고 금발의 젊고 아름다운 운동선수가 서서히 모습을 드러냈다. 약물은 그녀에게 분명 효과가 있었다.[61] 그런 효과는 그녀에게만 나타난 것이 아니었다.

호머 씨는 50세 남성으로 제4기 흑색종 환자였다. 암은 이미 콩팥과 간과 림프절로 퍼져 있었다. 영상검사는 끔찍했지만, 12주간의 항CTLA-4 항체 치료를 마친 후에는 더 나빠 보였다. 혈액검사에서는 림프구 수치가 엄청나게 치솟았다. 고삐 풀린 T세포들이 엄청난 속도로 증식한 후 암을 향해 돌진하고 있다는 신호였다. 12주째 치료를 마칠 때쯤 그는 스스로 건강이 좋아진 것 같다고 말했다. 문제는 영상검사상 확실히 간에 있는 전이성 병변의 숫자가 늘어난데다 콩팥에서도 종양 부담이 크게 늘어났다는 사실이었다.

숫자들은 객관적인 척도다. 하지만 환자 하나하나의 경과는 분명 혁명적인 치료가 성공을 거두고 있음을 보여주었다. "이 분야는 개개인의 일화적 경험을 기초로 발전해왔습니다." 월척의 말이다. 전통적으로 연구자들은 일화적 경험을 무시한다. 그들은 흔히 이렇게 말한다. "'일화적 경험'의 복수형이 '데이터'는 아니다." 하지만 월척은 조금 다른 각도에서 바라본다. "때로는 일화적 경험이 정말 중요합니다." 관찰된 현상의 생물학적 기전을 완전히 이해할 수 없을 때 특히 그렇다.

이후 이필리무맙ipilimumab, 또는 짧게 '이피Ipi'라고 불리게 될 새로운 항암면역요법제는 분명 아주 중요한 뭔가를 보여주고 있었다. 모든 환자에게 똑같은 방식으로 나타나지는 않았고, 아예 그런 반응이 나타나지 않는 환자도 있었지만 분명 실제로 벌어진 일이었다. 몇몇 환자는 분명 종양이 줄어들었다. 몇몇 환자는 눈으로 봐도 오히려 종양이 커졌다. 하지만 두 가지 현상이 동시에 일어난 환자가 훨씬 많았다. "임상시험에 참여한 환자들은 하나같이 죽음의 문턱에 있었습니다. 호스피스에 있었던 환자도 많았지요." 월척의 설명이다. 임상시험이 진행되는 동안 그들은 건강이 좋아졌다고 느꼈지만 영상검사는 오히려 악화되었다. 임상시험이 끝났을 때 그들은 호스피스가 아닌 집으로 돌아갔지만, 그것은 시험 결과를 통계학적 표로 나타낼 때 부정적인 데이터로 기록되었다.

"바로 그 환자들이 6개월 뒤쯤 다시 전화를 걸어온 겁니다. '오, 안녕하세요? 전 살아 있어요!' 검사해보면 암이 완전히 없어져 있었습니다. 영상검사로도 증명이 되었지요."[62] 그런 현상을 관찰한 것은 그의 팀뿐만이 아니었다.

후스는 중앙에서 시험 데이터를 집계하는 위치에 있었다. 전 세계에서 시험 결과를 정리한 숫자들이 속속 도착했고, 수많은 임상 의사들이 월척과 똑같이 혼란스러운 관찰 결과를 알려왔다. "우리는 표면적으로 직관에 반대되는 임상 관찰 결과들을 보고받았습니다." 후스의 회상이다. "환자들은 분명 훨씬 좋아졌다고 하는데, CT

를 찍어보면 훨씬 나빠진 것처럼 보였죠. 나중에 생각해보니 면역계에서 엄청난 숫자의 면역세포들을 만들어 종양과 싸우라고 보내는 바람에 CT상으로는 종양 자체가 훨씬 커진 것처럼 보였던 겁니다."

치료를 시작한 지 얼마 안 되었다면 영상검사보다 환자의 기분이 치료 효과를 훨씬 민감하게 반영했다. "분명 증상이 좋아진 환자도 CT로는 확인할 길이 없었습니다. 이런 기분이 들더군요. '눈에 보이는 것보다 훨씬 많은 일이 벌어지고 있구나!'" 면역요법의 효과를 정확하게 평가하려면 영상검사보다는 의학의 전통적 기술인 의사의 관찰이 훨씬 중요했다.

머지않아 그들은 항암면역요법 임상시험에서 성공을 어떻게 정의할 것인지 알 수 있었다. 그런 이해를 바탕으로 개정된 판정 기준을 FDA에 제시했다. 하지만 FDA에서 약물을 포기해버린다면 그런 노력이 헛수고가 될 수도 있었다. "FDA에 새로운 기준을 받아들이라고 강요할 수는 없었죠." 그들은 새로운 게임을 벌이기보다 그저 골대를 조금 옮기기를 원했다. 무진행 생존기간이라는 기준에서 정말 중요한 것은 '진행'이 아니라 '생존'이란 주장이었다. 종양이 얼마나 진행하느냐가 문제가 아니라 환자의 생존이 문제란 뜻이다. "생존이야말로 가장 좋은 평가목표입니다. 약이 정말로 도움이 된다면 환자의 수명을 늘려줄 테니까요."

너무 뻔한 말처럼 들리지만 임상시험 계획서에는 그런 생각이 반영되어 있지 않았다. 항암화학요법을 평가하는 기준에 따르면 CT에서 종양의 크기가 줄어들지 않았는데 건강이 좋아졌다고 느끼는 환자는 '비통상적 반응자'로 분류되었다. 이들은 분명 생존했지만 치료 효과를 판정할 때는 제외되었다. 후스는 이미 성공적인 데이터를 확보했다고 믿었다. 종양의 진행 여부를 무시하고 오직 환자의 생존에만 초점을 맞춘다면, 통계학적 결과는 새로운 약의 중요성을 분명히 드러낼 것이었다. 그 중요성이란 암과의 전쟁에서 인류가 결정적인 돌파구를 찾아냈을지도 모른다는 사실이었다.

월척의 환자인 호머 씨는 12주간의 임상시험이 끝난 후에도 계속 항CTLA-4 항체를 투여받았다. 호스피스 치료를 위해 병원에 들어왔지만, 치료를 시작한 지 16주가 되자 더 이상 쥐어짜는 듯한 복통으로 고통받지 않았다. 심지어 친구들과 함께 짧은 휴가 여행을 다녀올 수 있을 정도였다. 1년이 지난 후 시행한 영상검사에서 그의 종양과 수많은 전이성 병변은 거의 완전히 사라져 있었다. 하지만 2006년 임상시험을 마쳤을 당시 호머 씨는 긍정적인 결과를 나타낸 환자 속에 포함되지 않았다. 12주간의 항CTLA-4 항체 투여기간 중 CT상으로 종양이 줄어들지 않았기 때문이다. 결국 그는 무진행 생존을 달성하지 못한 것으로 분류되었고, 따라서 그의 데이터는 그의 생명을 구해준 약의 효과를 입증하는 데 반영되지 못했다.

그들은 어떻게 입증했을까? "FDA를 설득할 필요는 없었습니다. 생존에 도움이 된다는 사실을 보여줄 수만 있다면 FDA는 왜 생존 이익을 기준으로 삼았는지 따위에는 신경 쓰지 않죠! 확실하기만 하다면요. 물론 그것은 확실했습니다!"

그보다 더 힘든 일은 BMS 내부에서 왜 시험을 계속해야 하는지, 왜 기간을 연장해야 하는지, 왜 평가목표를 새로 설정해서 전체 생존기간을 측정해야 하는지 확신시키는 것이었다. "무진행 생존기간에서 전체 생존기간으로 평가목표를 바꾼다면 임상시험 기간을 크게 늘려야 했어요. 무려 3년이나요!" 500명의 환자가 참여하는 임상시험을 3년 이상 수행하려면 수억 달러가 더 필요했다. 게다가 표준적인 기준으로 그 약은 이미 '실패한' 약물에 불과했다.

모든 것이 불리한 상황에서도 회사는 평가목표를 바꾸는 데 동의했다. "우리는 시험을 계속해야 한다는 확신이 있었습니다. 몇 번이고 임상시험을 하다 보면 도처에 실패할 위험이 도사리고 있지요. 애초에 시험 설계가 잘못될 수도 있고, 내부 지원이 충분하지 않을 때도 있어요. 파트너를 잘못 만날 수도 있고, 엉뚱한 평가목표를 설

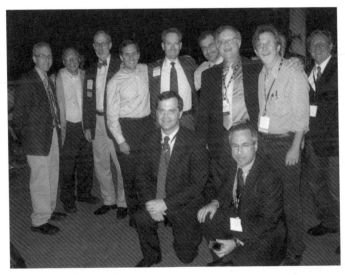

• 2010년 미국종양학회 제3상 항CTLA-4 데이터 발표장에 모인 연구자들과 메더렉스 및 BMS 직원들. (서 있는 사람, 왼쪽부터) 제드 월척, 제프 소스먼, 제프 웨버, 댄 엘키스, 악셀 후스, 제프리 니콜, 이즈리얼 로우이, 마이크 옐린, 앨런 코먼, (앉아 있는 사람, 왼쪽부터) 스티븐 호디, 닐스 론버그. (악셀 후스 제공)

정할 수도 있지요. 모든 걸 제대로 해놓고 마지막에 잘못된 결론을 이끌어낼 수도 있습니다. 위험을 일일이 열거하자면 백만 개쯤 될 거예요. 모든 임상시험이 그렇습니다. 이런 어려움을 이겨내고 끈질기게 실험을 계속할 수 있는 사람, 너무 일찍 포기하지 않는 사람, 진정한 의학적 혁명은 바로 그런 사람들에게서 나옵니다."

철저하고도 주의 깊은 계획을 세워 임상시험을 수행하는 데는 어마어마한 돈과 6년이라는 세월이 필요했다. 그리고 그 시험은 의학의 모습을 완전히 바꿔놓았다. 후스는 특유의 독일식 억양을 구사해가며 그런 혁명적인 치료가 어떻게 가능했는지 단 한 문장으로 요약했다. "일단 효과가 있는 비전을 밝혀내고(CTLA-4), 끈기와 확신이 있다면 임상 진료에 적용하면서 결과를 올바로 포착할 수 있는 방법을 개발한 후, 그 약물을 구매할 필요가 있는 사람들과 FDA에게 보여줄 수만 있다면 목적지에 도착하는 거지요." 그는 미소를 지으며 이렇게 덧붙였다. "이피에 관한 이야기를 매우 간단하게 표현하면 바로 이렇게 될 겁니다."

"이제 종양학에서도 '완치'라는 단어를 사용할 수 있습니다. 더 이상 환상이나 희망 고문이 아닙니다. 아직 누가 완치될 수 있는 행운의 환자일지 정확히 알지는 못하지만 이미 여러 차례 완치되는 모습을 보았습니다. 2011년에도 치료를 시작하자마자 완치되는 환자들이 나오기 시작했죠."

그들이 장기적 임상시험의 맹검을 처음으로 해제하기 전부터 전이성 흑색종의 생존율은 이미 개선되기 시작했다. "이필리무맙을 사용하면서 전체 생존율이 20퍼센트를 기록했습니다. 올바른 방향으로 걸음을 떼어놓았다는 신호였지요. 생존율은 계속 상승하고 있습니다." 병합요법을 사용한 뒤로 생존율은 더욱 향상되었다. 데이터가 계속 축적되면서 거의 월 단위로 숫자가 바뀌고 있다. "일부 환자는 기능적 완치 수준이지만, 다른 환자들은 정말로 모든 병변이 사라져 재발하지 않습니다. 진정한 완치라고 할 수 있겠죠."

◇◇◇

이피 자체가 암의 완치법이라고 할 수는 없다. 하지만 이피의 성공은 항암면역요법의 혁명이라고 할 수 있다. 그 혁명은 암 연구에 새로운 빛을 던졌으며 앞으로 수십 년간 추구해야 할 연구 방향을 바꾸어놓았다. 오랫동안 실패를 거듭했던 항암면역요법의 다양한 실험들이 사실은 브레이크가 걸린 면역계를 행동에 돌입하도록 만들려는 시도였다는 관점에서 갑자기 재조명되었다. 역사상 처음으로 우리는 어떻게 하면 면역계를 이륙시킬 수 있을지 알아낼지도 모른다.

암이 면역감시를 회피하기 위해 동원하는 전략들을 새롭게 이해하게 되면서 과학의 전 분야에 걸쳐 영감을 얻은 연구자들이 면역학에 뛰어들고 있다. 이미 면역요법을 추구하고 있던 사람들의 입장에서는 다른 면역관문, 다른 브레이크를 찾으려는 더욱 치열한 경쟁의 막이 오른 셈이다. 가장 중요한 사실은 이런 혁명적인 발견을 통해 인간의 면역계가 암세포를 인식하고 살상할 수 있다는 사실이 명백히 밝혀지면서 오래도록 지속해온 암과의 전쟁에서 희망에 가득 찬 새로운 지평이 열렸다는 것이다.

현재는 암에 있어 페니실린의 발견과 비슷한 순간이다. 우리는 여전히 하루가 멀다 하고 짜릿한 소식이 들려오는 혁명의 소용돌이 속에 있다. 하지만 항암면역요법의 역사가 가르쳐준 단 한 가지 교훈이 있다면 희망은 언제나 매우 조심스럽게 받아들여야 한다는 점이다.

악전고투

12년간 불굴의 의지로 암과 싸운 브래드 맥밀런과 암 전문의 댄 첸의 우정, 그리고 맥밀런이 투병하는 동안 암의 면역치료가 눈부시게 발전한 과정. 결국 맥밀런은 암에 무릎을 꿇지만 암과 면역에 대한 이해가 발전하면서 또 다른 면역관문 억제제가 개발된다.

우리는 불빛이 있는 곳에서 찾게 마련이다.
괴테

모든 암환자의 사연은 하나의 긴 여행이다. 물론 그중에도 특히 길고 힘든 여행이 있다. 브래드 맥밀런의 여행은 12년간 계속되었다. 시작은 2001년이었다. 발꿈치의 굳은살 아래 마치 얼음 속에 생긴 공기 방울처럼 검고 둥근 점이 보였다. 브래드는 매일 조깅을 했고, 주말이면 열성적으로 농구 코트를 누볐다. 이전에도 피멍이 드는 일이 자주 있었다. 하지만 이번에는 점점 커지는 것 같았다. 매년 받는 정기 신체검사 때 점을 보여주자 의사는 바로 피부과 전문의에게 의뢰해주었다. 피부과 의사는 즉시 떼어내야 한다고 했다.

브래드는 의사가 서두르는 모습에 깜짝 놀랐다. 발에서 조직을 떼어낸 자리가 생각보다 큰 것을 보고 또 한 번 놀랐다. 게다가 검사 결과가 나올 때까지 병원에서 기다려야 했다. 브래드는 진료실을 나와 아내를 찾았다. 에밀리는 의자들이 빼곡히 늘어선 대기실에 휑뎅그렁하게 앉아 있었다. 현충일 연휴가 시작되는 금요일, 5시가 지난 시간이었다. 검사실 직원들이 자기를 위해 남아 있는 눈치였다. 역시 흔치 않은 일이었다. 의료기관에서 흔치 않은 일이 계속되자 두려워졌다. 브래드는 발뒤꿈치에서 얼마나 큰 살점을 떼어냈는지에 대해 농담을 했다. 에밀리는 주말을 어떻게 보낼지 상의하는 데 집중하려고 애를 썼다. 그때 의사가 돌아왔다. "검사를 더 해봐야 해요. 하지만 흑색종이 확실합니다. 다음 주에 다시 병원에 오셔야 해요." 의사는 잠시 말이 없었다. 그녀의 시선은 에밀리에게 옮겨갔다가 다시 브래드의 얼굴로 돌아왔다. "이번 주말에는 서로에게 정말 잘해주세요, 알았죠?" 그 말이 무슨 뜻인지 알아듣지 못할 사람은 없었다.

집으로 가는 고속도로를 달리며 그들은 왜 이런 일이 생겼는지 이해하려고 애를 썼다. 선크림 따위는 안 발라도 그만이라고 생각했던 1970년대와 1980년대에 성장기를 보낸 금발의 소캘SoCal(서든 캘리포니아Southern California의 준말로 멕시코 국경에서 산타바버라에 이르는 캘리포니아 남부 지역을 가리킨다. 반대 개념으로 노캘Norcal이라는 단어도 있다-옮긴이) 소년에게 햇볕은 피부를 그을리라고 존재하는 것이었다. "결국 피부암이란 게 햇볕 때문에 생기는 거 아니야?" 일반적으로 암이란 살아온 내력에게 머리채를 붙잡히는 일이다. 브래드는 자외선을 두려워하지 않았다. 아무리 그렇다고 발바닥에 암이 생길까? 발바닥이 햇볕에 그을릴 일이 있나? 머릿속에 떠오른 유일한 예는 밥 말리(1970년대에 세계적으로 인기를 끌었던 자메이카 출신 레게 가수-옮긴이)였다. 그는 엄지발가락에 흑색종이 생겼었다. 음악 활동에 큰 걸림돌이 될 일이었지만, 말리는 모든 의학적 권고를 무시해 버렸다. "서로에게 정말 잘해주세요." 의사는 말했다. 그들은 그 조언을 가볍게 여기지 않기로 했다.

브래드는 31세였다. 아직 건강에 관한 한 자신이 있었다. 천성적으로 낙천주의자였고 자신의 철학대로 한껏 삶을 즐겼다. 당시 불어닥친 닷컴 붐을 타고 잘나가는 스타트업 회사에 기가 막힌 조건으로 새로운 일자리를 얻었고, 갓 돌을 지난 건강한 딸이 있었다. 부자는 아니었지만 그들은 언제까지나 세상은 살 만할 거라고 굳게 믿었다. 뉴 밀레니엄이었다. 밀레니엄 버그 때문에 전 세계 컴퓨터들이 충돌을 일으킬 것이라는 근거 없는 믿음에 편승하여 실리콘밸리에서 온갖 새로운 제품, 서비스, 기술이 봇물처럼 쏟아졌다. 부단한 노력과 영리한 기술을 결합시키면 어떤 일이든 해결할 수 있다는 생각은 샌프란시스코 지역에서 종교적인 믿음과 다름없었다. 발에 생긴 얄궂은 병, 흑색종이란 녀석도 분명 그럴 것이다. 이겨내면 될 일이었다. 그는 의사에게 이렇게 말했었다. "젠장, 발을 잘라버리세요. 필요하다면 뭐든지 해주세요."

하지만 검사 결과가 나오자 발을 잘라내는 정도로는 안 된다는 사실이 분명해졌다. 흑색종은 이미 퍼져 있었다. 다리를 타고 올라가 무릎 뒤 림프절을 침범한 상태였다. 의사는 상대적으로 좋은 소식이라고 했다. 암이 다리에 '머물러' 있고, 그것도 무릎 아래에 '국한되어' 있다는 뜻이었다. 흑색종은 피부에서 시작되지만 피부의 문제는 아니다. 빠른 속도로 퍼져 주요 장기, 특히 폐나 뇌를 침범한다. 치명적이다. 이 상태를 제4기라고 한다. 브래드의 병기는 3b

였다.

충격 뒤로 허세가 이어졌다. '의사들이 해결해줄 거야. 눈에 보이는 건 뭐든지 잘라버리고, 잘라버릴 수 없는 건 방사선으로 죽여버리면 돼.' 거기까지가 표준치료원칙이었다. 브래드는 그 이상을 원했다. 방사선은 디지털 시대에 맞지 않았다. 2002년보다 1902년 쪽에 가까운 것 아닌가? 브래드는 첨단적인 방법을 원했다. 그런 것이 있기는 했다. 완전히 새로운 치료였다. 그 방법은 바로 그해에 FDA 승인을 받았다. '첨단'이라면 첨단이었다. 하지만 대부분의 사람들에게 도움이 되지 않고, 효과 또한 예측할 수 없다고 했다. 대부분의 의사들은 정말 항암치료로서 유효한지조차 확신하지 못했다. 그 약은 '면역요법'이라고 했다. 브래드는 생각했다. '한번 해본다고 뭐 나쁠 게 있겠어?'

◇◇◇

인터페론[1]은 기적의 약으로 역사상 가장 과대 선전된 물질 중 하나다. 하지만 정말 중요하고 강력한 사이토카인인 것도 사실이다. 브래드의 종양 전문의가 설명했듯이 비록 일부에 그쳤지만 실제로 암환자들에게 도움이 되기도 했다. 방사선요법이나 항암화학요법과 함께 사용하면 더욱 그랬다. 다만 치료 결과가 일관성 있게 나타나지 않고, 약물 독성도 있었다. 임상시험에서 대부분의 환자들이 거의 1년 내내 지독한 독감을 앓는 것 같다고 했을 정도다. 어쨌든 FDA의 승인을 얻을 정도로 치료 이익이 충분했고, 면역요법이라는 개념이 직관에 호소하는 측면도 있었다. 오렌지 주스와 햇빛

214

으로 감기를 이겨내지 않았던가! 그는 비합리적이지만 동시에 정확한 확신을 갖고 있었다. 자신의 면역계가 특히 강하며, 어떤 질병이든 이겨낼 정도로 '탁월한' 능력을 갖고 있다는 믿음이었다.

치료 계획은 1년간 인터페론을 투여하는 것이었다. 대부분 집에서 스스로 주사했다. 항상 머리가 떵하고 감기 비슷한 증상에 시달렸지만 브래드는 남자답게, 건전한 유머를 구사해가며 잘 이겨냈다. 하지만 언제부턴가 그는 조금씩 정신이 이상해지기 시작했다. 에밀리는 남편의 짜증이 늘어난다는 사실을 알아차렸다. 감정 변화가 심한 것은 그답지 않았지만, 어쨌든 스트레스가 심한 일자리를 새로 시작한 데다 암환자가 아닌가? 그런 상황에서 평소와 조금 다른 행동을 하지 않을 사람이 있을까? 그러는 동안 '평소와 조금 다른 행동'은 도를 넘었다. 대화는 점점 새로운 직장의 동료들이 그에 대한 음모를 꾸미고 있다는 쪽으로 흘러갔다.

이윽고 그는 그해 여름 워싱턴 D.C.에서 일어난 국회 인턴 살인 사건을 자신이 저질렀다는 망상에 사로잡혔다. 소아성애자였던 신부와 관련된 추문의 배후 역시 자신이라고 했다. 저녁 뉴스에서 끔찍한 소식을 전하면 모두 자기가 저지른 짓이었다. 밤이면 자신에게만 들리는 목소리에 이끌려 이 방 저 방을 돌아다녔다. 어느 날 밤에는 다급하게 손짓을 해 에밀리를 욕실로 부르더니 안에서 문을 잠갔다. "무지무지 조심해야 해." 브래드는 속삭였다. 그러더니 경찰을 부르라고 했다. 에밀리는 경찰 대신 앰뷸런스를 불렀다. 브래드는 정신과 병동에 입원하여 항정신병 약을 투여받았다. 인터페론은 끊어야 했다.

힘든 나날이 이어졌다. 어쩌면 에밀리가 더 힘들었을지 모른다. 결국 인터페론이 몸에서 빠져나가면서 항정신병 약이 효과를 나타내기 시작했다. 그녀는 사랑하는 남편이 조금씩 익숙한 모습으로 돌아오는 것을 느꼈다. 정신병은 인터페론의 드물지만 무서운 부작용이었다. 다행히 약을 끊으면 정상으로 돌아오는 증상이었다. 그것은 좋은 소식이었다. 나쁜 소식은 암 치료를 계획대로 밀고 나갈 수 없다는 것이었다.

주치의는 대안을 제시했다. 새로운 항암면역요법제 임상시험이 곧 시작된다는 것이었다. '어쩌면 그 약이야말로 브래드가 찾던 첨단 치료가 아닐까?' 어쨌든 새로운 치료 중에서도 가장 새로운 치료인 것만은 사실이었다. 마침 스탠퍼드 암센터Stanford Cancer Center에 있는 가까운 동료의 진료실이 임상시험 기관 중 하나라고 했다. 바로 대니얼 첸이었다.[2]

댄 첸은 전문의 자격과 박사학위를 지닌 의사이자 과학자였다. 종양 클리닉에서 흑색종 환자들을 치료하면서 면역학 연구실을 운영했다. 미국으로 이민 온 과학자 부부[3]의 아들인 그는 부모의 뒤를 따라 과학자가 되고 싶었다. 운 좋게도 재능과 관심이 일치하는 분야였다. 그는 MIT에서 분자생물학을 공부했지만, 마지막 순간에 의사이자 과학자가 되는 길을 택했다. 다시 서부로 돌아와 의과대학에서 해부 실습용 시체를 사이에 두고 만난 소녀와 사랑에 빠져 결혼했다. 아내인 뎁은 산과 의사가 되었고, 첸은 서던캘리포니아 대학usc에서 면역의학 수련을 마치고 미생물학과 면역학 박사학위를 취득했다. 그 후 T세포 수용체의 유전정보를 처음 해독한 것으로

유명한 스탠퍼드 대학 마크 데이비스의 연구실에서 박사후 과정을 밟았다.[4]

이내 첸은 의학의 양쪽 측면에서 일하며 "실험실에서 임상으로" 바로 통하는 경로를 개척하는 것이 바쁘지만 보람 있는 일임을 깨달았다. 스탠퍼드 암센터에서 첸은 전이성 흑색종 전문 클리닉을 열어 환자들을 진료했지만, 대부분의 시간은 연구실에서 보냈다. 암과 면역계가 상호작용하는 원리를 이해하고, 환자들에게 도움이 되는 방향으로 이용하는 기술을 개발하는 것이 목표였다. 그 과정에서 T세포가 다양한 항원과 반응하는 모습을 시각적으로 보여주는 칩을 개발하는 일에 참여했다. 특허를 받은 그 칩은 말하자면 면역반응이 일어나는 모습을 동영상으로 보여주는 비디오 내시경 같은 것이다. 면역반응은 밝게 빛나는 광채로, 사이토카인은 별처럼 반짝이는 모습으로 나타난다.

항암 클리닉과 연구실이라는 전혀 다른 세계를 연결한다는 것, 부족한 시간을 쪼개어 한쪽에서는 질병을 하나의 수수께끼로서 접근하고 다른 쪽에서는 삶과 죽음의 갈림길로서 접근한다는 것은 자연스러운 일처럼 들릴지도 모른다. 실제로 자연스럽게 받아들이는 과학자도 있다. 하지만 순수한 연구와 인본주의적 의술 사이의 거리는 양조업자와 바텐더만큼 멀다. 연구실의 주인공은 질병 자체다. 암은 악당인 동시에 영웅이다. 자신의 존재를 끈질기게 주장하며, 창의적이고 확신에 찬 태도로 연구실이라는 무대를 주름잡는다. 무엇보다 암세포는 정상 세포와 달리 영원불멸의 존재다. 한때 우리 자신이었지만 이제는 변절자가 되어 '대의에 순종하여 스스로 목숨을 끊으라'는 요구에 저항한다. 반면 항암 클리닉이라는 무대의 주인공은 대기실에 앉아 있다. 다소곳이 차례를 기다리는 누군가의 친구, 누군가의 어머니, 누군가의 남편에게 암은 전혀 다른 존재다. 빨리 연구실로 돌아가 물리치는 방법을 찾아내고 싶은 악의 화신이다.

당시 항암면역요법이 효과를 거둘 수 있으리라는 기대가 가장 큰 분야는 암 백신이었다. 암 백신은 마우스에서 매우 좋은 효과를 나타냈으며, 인터페론과 달리 암을 특이적인 표적으로 했기 때문에 부작용이 거의 없었다. 댄 첸은 암 백신 후보 물질 중 유망하다고 각광받은 E4697이란 물질의 연구에 참여했다. E4697은 데이비드 로슨 박사가 개발한 펩타이드로 흑색종만을 표적으로 하는 치료제였다. 브래드는 이 물질을 가장 먼저 투여받는 환자 중 하나가 될 것이었다. 기니피그 노릇을 할 생각이 있다면 말이다. 그는 개의치 않았다. 가만히 앉아 암이 재발하지 않기만 바라는 것보다 더 위험한 일이 어디 있겠는가?

브래드는 댄 첸을 좋아했다. 그에게서 동질감을 느꼈다. 그런 감정은 댄 첸도 마찬가지였다. 브래드와 마찬가지로 첸 역시 운동을 좋아하는 캘리포니아 출신 X세대이자, 질 좋은 위스키를 즐기고 일렉트릭 기타를 연주하는 야심만만하고 존경받는 전문인으로서 자기 손으로 미래를 창조할 수 있다고 믿었다. 첸이 꿈꾸는 미래는 브래드의 마음에 쏙 들었다. 첸은 면역계를 이용하여 암을 물리칠 수 있다고 믿고, 실제로 자신의 믿음을 열정적으로 추구했다. 또한 대부분의 종양 전문의들이 환자들에게 설명할 때 애를 먹는 복잡한 면역학적 사실을 쉽게 알려주는 비상한 말재주와 끈기를 갖고 있었다. 브래드는 언제라도 허심탄회하게 질문할 수 있었고, 첸은 그런 질문에 항상 바로 대답해주었다. 두 사람은 이내 좋은 친구가 되었다.

브래드는 일주일에 한 번씩 차를 몰고 금문교를 건너 첸과 마주 앉았다. 가능하면 가장 늦게 치료받는 순서를 택했다. 주사를 맞고 나서 몇 시간 동안 첸과 과학에 관한 이야기를 나누려는 것이었다. 첸은 매주 장갑을 끼고 실험 중인 백신 1밀리리터를 브래드의 엉덩이 피부 바로 밑에 주사했다. 일주일 뒤에 브래드가 돌아오면 댄은 오므라든 주사 부위를 엄지손가락으로 주의 깊게 만져보았다. 주사 부위에 분화구 모양의 궤양이 생겨 점점 크고 깊게 파고들었다. 마치 상어 떼가 먹이를 보고 달려들듯 면역계가 강력한 반응을 일으켜 조직에서 암세포를 깨끗이 쓸어내는 것 같았다. 댄은 백신에 대한 브래드의 반응을 이렇게 적었다. "놀랍다. 지금까지 본 것 중 가장 강력한 면역반응이다."

"자, 봐요!" 브래드는 항상 반바지를 끌어내리며 이렇게 말했다. 자신의 면역계가 "암이란 녀석의 엉덩이를 걷어찬다"는 데 자부심을 느꼈다. 혈액검사 결과도 물리적 관찰을 뒷받침하는 것 같았다. E4697이 브래드의 면역계를 흔들어 깨웠다는 데는 의심의 여지가 없었다. 하지만 그 물질이 정말로 암세포를 표적으로 삼아 제거하는 데 도움이 될까?

"그 부위에서 T세포들이 우리가 원하는 일을 실제로 하는 모습을 볼 수 있었습니다." 첸의 말이다. 주사 부위에서는 면역학자들이 '종양 특이적' 면역반응이라고 부르는 현상이 빠른 속도로 진행되었다. GP100이라는 흑색종 항원만을 공격할 준비가 된 T세포들이 급속히 숫자를 불리고 있었다. GP100은 브래드의 흑색종 세포가 표면에 발현하는 항원이었다. 첸이 얻은 영상은 혈액검사 결과와 일치했다. 단정하기엔 너무 일렀고, 그는 그런 사실을 함부로 환자에게 알리는 타입이 아니었지만 첸이 관찰한 현상이 계속 나타난다면 면역요법이라는 분야에 던지는 의미는 엄청날 것이었다. 브래드 입장에서 그것은 삶과 죽음을 가르는 차이였다.

"하지만 때때로 우리는 보고 싶은 것만 보지요. 브래드의 경우 우리는 분명 백신이 일으킨 강력한 면역반응을 보았습니다." 첸은 그가 개발한 항원 시각화 장치를 통해서도 암의 항원 특이적 반응이 특징적인 불꽃놀이 모양으로 나타난 것을 확인했다. 하지만 브래드는 극히 예외적인 환자였다. 그에게 나타난 백신에 대한 강력한 독소 반응은 결코 보편적인 것이 아니었다.

첸은 일반적으로 이질적인 항원에 대한 면역계의 반응은 종 모양의 정상분포 곡선을 그린다고 설명했다. 대부분의 사람은 곡선의 가운데 부분, 즉 통계적으로 '정상' 면역반응을 나타낸다. 그래프는 오른쪽으로 갈수록 강한 면역반응, 왼쪽으로 갈수록 약한 면역반응을 나타내지만 어느 쪽으로 가든 그런 반응을 나타내는 사람은 점점 줄어든다. 브래드는 분포 곡선에서 오른쪽으로 크게 치우친 환자였다. 적어도 처음에는 거의 모든 것에 극단적인 반응을 나타냈다. "그것은 브래드에게 좋은 것 같았습니다. 하지만 면역요법 분야에는 헛된 희망을 주었지요. 전형적인 환자가 아니었으니까요." 브래드와 함께 임상시험에 참여한 대부분의 환자에게 백신은 거의 효과가 없었다. 가슴 아프고 좌절감을 안겨주는 소식이었다. 임상시험이란 말이 허울 좋은 복권처럼 느껴졌다. "사람들은 항암면역요법이 하루아침에 커다란 성공을 거둔 것처럼 생각합니다. 확실히 혁명적인 치료이긴 합니다만, 이런 성공은 수많은 실패의 역사를 딛고 이루어진 것입니다. 그런 실패를 감당한 것은 바로 환자들이었죠."

적절하게 수집된 모든 데이터는 값지다. 임상시험에 실패해도 그런 데이터를 통해 뭔가를 배울 수 있다. 암 백신은 효과적인 면역요법이 아니다. 돌이켜보며 첸은 백신이 이익이 되기보다 해를 끼쳤을지도 모른다고 생각하기도 한다. 그러나 데이터 수집이라는 관점에서 첸의 임상시험은 성공이었다. 그리고 적어도 당시에는 분명 브래드에게 도움이 되었다.

◇◇◇

암 백신 시험이 종료된 지 거의 3년 후까지도 브래드는 몸속에 암이 없는 상태를 유지했다. 머지않아 고통스러운 경험을 뒤로하고 암을 이겨낸 이야기를 사업상의 상담이나 정치적인 견해를 전달할 때 자신을 설명하는 하나의 일화로 사용할 수 있기를 바랐다. 그는 암을 이겨냈다. 그리고 다국적 기업에서 그가 참여한 스타트업을 인수했다. 2005년 두 부부는 브래드가 질병 증거 없음no evidence of disease, NED이라는 진단을 받은 날을 기념하여 한자리에 모였다. 첸은 축하하기 위해 가져온 소노마(캘리포니아주의 유명한 와인 산지 - 옮긴이) 와인을 꺼내며 공연히 동티날 짓을 하는 것이 아닌가 하는 느낌을 무시하려고 애썼다. 그들이, 아니 브래드가 암을 이겨내고 그 과정에서 백신이 도움이 되었을 가능성이 왜 없겠는가?

그해 유럽 종양내과학회European Society for Medical Oncology는 스페인의 바르셀로나에서 열렸다. 첸과 뎁은 진료 스케줄을 조정하여 아이들 없이 단둘이서 일주일간의 휴가를 계획했다. 카탈로니아 음식을 맛보려고 람블라스 거리를 걷는데 휴대폰이 울렸다. 브래드의 번호가 찍혀 있었다. 첸은 좋은 소식이 아님을 직감했다. 그제야 오래전부터 언젠가 이런 전화를 받으리라 예감했다는 사실을 깨달았다. 브래드의 암이 재발한 것이다. 새로운 암이나 마찬가지였다. 새롭게 돌연변이를 일으켜, 한층 업그레이드된 상태로 면역계의 감시망을 탈출한 것이다.

"암 진단을 받는 것보다 더 힘든 일은 별로 없습니다." 첸은 조심스럽게 설명했다. "하지만 암을 이겨냈다고 생각했는데 재발했다는 진단을 받는 건 분명 훨씬 절망스러운 일입니다." 흑색종 전문의들에게 그것은 익숙한 일이다. 하지만 환자들에게는 하늘이 무너지는 충격이다.

새로운 암은 골반 속을 달리는 굵은 동맥과 장골릉腸骨稜을 따라 생겨 있었다. 우선 수술로 훨씬 넓은 부위를 들어내야 했다. 수술 후 브래드는 한쪽 발 일부의 감각을 잃어버렸다. 수술 중에 좌골신경이 약간 손상된 것이다. 하지만 수술을 맡은 의사는 좋은 소식을 전했다. 16개의 림프절을 떼내어 검사한 결과 오직 한 군데에서만 암세포가 발견되었다. 암 자체는 달걀 크기의 딱딱한 종양으로 일부 조직이 죽어 검게 변해 있었다. 의사는 적어도 부분적으로는 성공적인 면역반응이 일어났다는 증거가 아니겠느냐고 했다. 어쩌면 백신 때문이었을 것이다. 브래드가 몇 년간이나 관해 상태를 유지했으므로 가능성은 충분했다. 하지만 첸은 확신할 수 없었다. 백신이 성공했다고 해도, 어쨌든 그 성공은 분명 불확실한 것이었다.

다시 한 번 브래드는 수술로 제거되지 않은 암세포들을 죽이기 위해 후속 치료를 시작했다. 그는 댄에게 지난 번 E4697 임상시험에서 사용했던 백신에 관해 물었다. 과거에 분명 효과가 있지 않았던가? 그 백신을 다시 사용할 수는 없을까? 유감스럽게도 상황은 그리 간단하지 않았다. 면역계와 마찬가지로 암 역시 살아 숨 쉬는 존재로 주변 환경에 적응한다. 첸이 사용한 실험적인 백신, 아니 어떤 백신도 환경에 맞춰 변할 수는 없다. 예기치 못한 돌연변이를 거듭하는 암에는 무용지물이다. 암이라는 표적이 그토록 적중시키기 어려운 이유는 끊임없이 진화하여 공격을 회피하는 능력('탈출')을 갖고 있기 때문이다.

백신에 의해 활성화된 T세포는 그 항원을 발현한 암세포를 찾아 살상할 수 있다. 하지만 암 백신은 너무 국소적인 치료법이었다. 브래드의 몸 전체에 걸쳐 효과를 나타낼 수 없었다. 게다가 임상시험은 실패한 채로 종료되었다. 그 뒤로 백신을 계속 만드는 것도 아니었다. 그런 일은 가능하지도 않았고 윤리적인 문제도 있었다. 살아남은 암세포들은 영상검사에서는 보이지 않았지만 여전히 증식하면서 돌연변이를 일으키고 있었다.

완벽한 세상이라면 새로 돌연변이를 일으킨 암세포에 새롭게 발현된 항원을 찾아내어 살상하는 더 뛰어난 백신이 나와 있어야 할 것이다. 매년 새로운 항원을 발현하는 인플루엔자 바이러스를 막기 위해 새로운 독감 백신을 맞는 것처럼 말이다. 그런 백신을 만들려면 환자와 암의 게놈 전체를 신속하게 분석하여 염기서열을 알아낼 수 있어야 한다. 그렇게 하려면 강력한 생물정보학 알고리즘을 장착한 컴퓨터가 브래드의 체세포와 암세포의 모든 단백질을 비교하여 그의 T세포가 표적으로 삼기에 가장 적절한 암세포의 고유 항원을 찾아내고, 그 과정에서 얻은 모든 데이터를 종합하여 빠른 시일 내에 개인 맞춤형 백신을 생산하는 기술이 있어야 했다.[5] 현재는 그런 일이 가능하지만, 2006년에 그런 완벽한 세상은 공상과학 소설 같은 것이었다.[6]

◇◇◇

브래드는 수술을 받은 후 아직 완전히 회복되지 않았기 때문에, 댄은 에밀리에게 전화를 걸어 한 가지 제안을 했다. 새로 개발된 면역관문 억제제라는 유망한 항암면역요법 임상시험에 지원해보라는 것이었다. 첸은 오래전부터 앨리슨의 발견이 지닌 가능성에 짜릿한 흥분을 느껴왔다. 이제 경쟁 관계에 있는 두 곳의 제약회사에서 서로 다른 버전의 항CTLA-4 항체를 가지고 임상시험을 시작할 참이었다. 하나는 화이자에서 개발한 트레멜리무맙tremelimumab, 다른 하나는 짐 앨리슨이 개발한 BMS의 이필리무맙이었다. 임상시험은 세 건에 불과했는데 그중 한 건은 댄의 동료인 서던캘리포니아 대학의 제프리 웨버[7] 박사가 맡아 안전성을 시험할 예정이었다.

첸은 브래드의 면역반응이 얼마나 격렬한지 직접 보았다. 그런 반응은 새로운 면역요법에 좋은 반응을 보일 가능성을 나타내는 지표로 볼 수 있었다. 브래드는 시험에 참여하기를 원했다. "댄이 도와줄 수 있을까요?" 첸은 그를 추천할 수는 있었지만, 참여 여부를 최종 결정할 권한은 없었다. 그는 웨버 박사와 함께 백신과 사이토카인을 연구한 적이 있었다. 또한 세계 각지에서 절박한 환자의 주치의들이 전화를 거는 통에 웨버 연구팀이 정신이 없다는 사실도 잘 알았다. 항CTLA-4 임상시험을 둘러싼 열기는 가히 폭발적이었다. '모든 환자'가 참여하기를 원했다.

웨버 박사는 환자들을 따뜻하게 배려하면서도 매사에 철저한 임상의사로 정평이 있었다. 임상시험 대상자를 선정하는 데 적용되는 조건도 그에 걸맞게 매우 엄격했다. 댄은 웨버에게 브래드의 병력과 관련 수치들을 자세히 적어 보내면서, 자신이 직접 본 환자들 중 가장 강력한 면역반응을 나타냈다는 개인적 경험도 언급했다. 억지로 밀어붙일 수는 없었지만 충분한 근거를 제시했던 것이다. 웨버는 답신을 보냈다. "환자를 보내줄래요?" 브래드는 그해 가을 항CTLA-4 임상시험을 시작했다.

◇◇◇

어떤 환자에게 CTLA-4를 차단한다는 것은 암에 대한 T세포의 면역반응이 일어나느냐 마느냐의 문제였다. 그러나 브래드처럼 면역계가 자가면역질환의 경계에서 위태롭게 균형을 유지하고 있는 환자들에게 면역계의 브레이크를 풀어버린다는 것은 매우 위험한 시도였음이 드러났다. "브래드의 면역반응은 말도 안 될 정도로 격

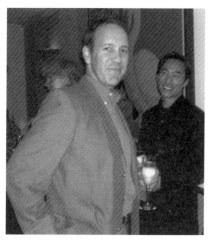

• 질병 증거 없음(NED) 2주년 기념 파티에서, 브래드 맥밀런과 댄 첸 박사. (에밀리 맥밀런 제공)

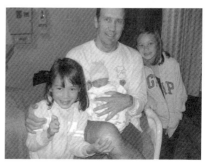

• 이 사진에 대해 에밀리 맥밀런은 이렇게 말했다. "2009년 8월 30일 갓 태어난 에린 (셋째)을 안고 클레어, 카밀과 함께. 이때 우리는 (다시 한 번) 기적을 일으켰다고 생각했다." (에밀리 맥밀런 제공)

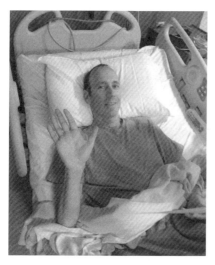

• 2013년 7월 MD 앤더슨 암센터에 입원한 브래드 맥밀런. (에밀리 맥밀런 제공)

렬했습니다." 첸은 회상했다. 항CTLA-4 제제를 사용하자 그의 몸속에서는 정밀한 군사 작전이 아니라 폭동이 일어났다. 브래드가 시험약물인 MDX-010 항체를 처음 투여받은 것은 10월 5일이었다. 채 일주일도 안 되어 목과 팔, 얼굴에 광범위한 발진이 돋아났고, 주사 부위 근처 허벅지에 커다란 물집이 잡혔다. 증상은 날로 심해졌다.

"브래드는 정말, 정말 심하게 앓았습니다. 한 달 넘게 음식을 먹지 못했죠. 결국 면역반응을 중단시키는 강력한 약물들을 투여해야만 했습니다." 크리스마스 하루 뒤 브래드는 웨버 박사가 직접 환자들을 돌보는 병동에 입원했다. 몇 주간 끔찍하게 앓는 바람에 몸무게가 20킬로그램 이상 줄어든 상태였다. 브래드는 나중에 자기 자신의 면역계가 위장관을 공격한 이때의 경험이 평생 겪어본 가장 끔찍한 일이었다고 말했다. 검사 결과 극심한 면역반응으로 인해 위장관이 거의 초토화되어 있었다. 이 정도면 암세포도 완전히 사라지지 않았을까? 오직 시간만이 답해줄 것이었다.

브래드는 서서히 항CTLA-4의 영향에서 회복되었다. 2007년에 접어들자 암이 완전히 사라졌다. 평소 몸무게와 함께 자기 자신을 되찾은 듯한 느낌이었다. 가족의 크리스마스 메시지에는 아주 조심스러운 희망이 숨 쉬고 있었다. 이듬해 8월, 그는 댄에게 보낸 편지에서 PET/CT 검사와 뇌 MRI 검사가 여전히 모두 깨끗하다고 적었다. "다시 한 번 NED 2주년을 맞았네." 브래드는 이렇게 적으며 이번에는 축하 따위는 하지 않겠다고 했다. "동티날 짓을 또 하고 싶지는 않네!" 어쨌든 그는 이제 첸이 세 아이의 아빠가 된 데다 명망 있는 종양 전문의로서, 또한 생명공학 분야의 새로운 일자리를 맡아 매우 바쁘다는 사실을 알고 있었다.

◇◇◇

2006년 첸은 제넨텍에서 제안한 자리를 수락했다. 샌프란시스코 만이 내려다보이는 강철과 유리로 지어진 연구소가 그의 새로운 직장이었다. 개방적인 플로어 플랜과 전용 건물들을 갖춘 첨단 연구시설에는 과학자들이 가득했지만, 그곳은 학술 기관이 아니라 모든 자원을 집결해놓은 신약 개발의 산실이었다.

환자를 돌보는 일은 여전히 그에게 엄청나게 중요했으므로,[8] 첸은 스탠퍼드 암센터의 임상의 직위를 그대로 유지했다. 브래드 역시 계속 그에게 진료를 받았지만 이제 환자라기보다 친구가 되어 있었다. 여전히 그의 몸속에서는 암이 발견되지 않았다. 마지막 치료 후 정기적으로 시행한 영상검사는 모두 깨끗했다. 2008년 말 마침내 그와 에밀리는 더 이상 어디선가 수상한 연기가 피어오르지 않는지 마음 졸이며 저 멀리 지평선을 주시하지 않기로 했다. 그제야 보다 충만한 미래를 향해 나아갈 수 있겠다는 확신이 들었다. 이듬해 가을, 첸은 브래드와 에밀리가 들뜬 어조로 딸을 낳았다고 알리는 이메일을 받았다. 5개월 후 다시 브래드가 이메일을 보냈다. 영상검사를 받았다고 했다. 흑색종이 재발했다고 했다. 골반 안쪽, 똑같은 위치였다.

댄은 친구에게 여러 가지 질문을 던지고, 선택 가능한 방법들을 제안했다. "주치의에게는 연락했어? 종양이 어떤 돌연변이를 일으켰는지 검사해보던가? 현재 시판 중인 사이토카인, 예를 들어 인터루킨-2 같은 것은 생각해봤나?" 첸은 IL-2가 완벽하지는 않다고, 일반적인 면역치료일 뿐이며 브래드처럼 면역계가 예민한 사람에게는 항상 위험이 따른다고 하면서도 어떤 환자들은 좋은 효과를 본다고 강조했다. 무엇보다 중요한 것은 브래드가 아직까지 한 번도 시도해보지 않은 치료란 점이었다.[9]

선택의 폭은 갈수록 좁아졌다. 2010년 2월만 해도 종양 전문의들이 구사할 수 있는 전술은 그리 많지 않았다. 흑색종에 대해서는 더욱 그랬다. 말은 하지 않았지만 브래드와 에밀리는 병을 꼭 이겨내겠다는 생각을 포기하고 있었다. 목표는 더 악화되지 않는 것, 다음 수술 후 암이 다른 곳으로 퍼지지 않도록 막는 것이었다. 그 후 몇 달간 브래드와 첸은 계속 의견을 교환했다. 그 사이에 브래드는 선택할 수 있는 옵션들을 알아보고, 인터넷을 통해 찾아본 임상시험들에 대해 완벽하게 이해하려고 노력했다. 마침내 그는 글리벡 Gleevec이라는 표적 치료제를 투여받기로 했다. 글리벡은 면역요법이 아니었다. 면역계와는 아무런 관계도 없었다. 경구 복용하는 소분자 약물로 몇 가지 암에서 암세포의 대사를 방해하는 작용이 있었다. 2008년 일부 희망에 들뜬 의학 저널에서는 이 약물을 '마법의 탄환'이라거나 '기적의 약'에 비유했다. '암 치료의 혁명'이라고 추켜세운 저널도 여럿 있었다.[10] 호평 일색이었다. 원래 이 약물은 특정한 유전적 돌연변이[11]로 인해 생긴 특정한 형태의 백혈병에 좋은 결과를 나타냈다. 브래드는 백혈병이 아니었고, 특정 돌연변이가 일어난 것도 아니었다. 하지만 마법의 탄환이 다른 암에도 도움이 될지 누가 알겠는가? 어쨌든 시도해볼 가치는 있었다. 그는 캘리포니아 대학 샌프란시스코 캠퍼스 소속으로 글리벡을 '임상시험 이외의 목적'으로 처방해주겠다는 일차 종양 전문의를 만날 수 있었다. 놀랍게도 그의 의료보험에서는 약값을 급여해주었다.

"그래도 면역요법을 받아봤으면 좋겠는데." 첸은 넌지시 IL-2를 권유했다. 새로운 종양을 물리칠 셈이라면 수술받은 직후인 바로 지금 IL-2를 시도해봐야 한다고도 했다. 하지만 IL-2는 부작용으로 악명이 높았고, 브래드는 부작용이라면 진저리를 쳤다. "그 약은 만일의 경우에 대비해서 아껴두자"고 하며 글리벡에 매달렸다. 한동안 효과가 있는 것 같았지만, 결국 2012년 봄 원치 않았던 소식을 듣게 되었다. 이제 그는 제4기였다. 흑색종은 간으로 전이되어 있었다. 근처 다른 장기도 침범했을 가능성이 있었다. 나쁜 소식이었지만 그는 희망을 버리지 않았다. 다섯 번째로 암에 최대한의 공격을 퍼부을 준비에 나섰다. 그는 나름대로 명확한 계획이 있었다.

브래드가 암환자로 지낸 11년간 암에 관한 과학은 관해를 목표로 하든, 완치를 목표로 하든 매우 중요한 발전을 이루었다. 2004년 실험적인 약물로 투여받았던 면역관문 억제제는 이제 이필리무맙이라는 상표명으로 FDA 승인을 받았다. T세포 표면의 CTLA-4라는 브레이크를 차단하는 것은 일부 암환자에게 혁명적인 치료법이었지만, 브래드처럼 면역계가 예민한 사람에게는 과도한 반응을 일으킬 수 있기 때문에 치료 옵션에서 제외되었다. 하지만 그와 댄 첸이 친구가 된 이래 첸은 또 다른 발견에 대해 항상 짜릿한 흥분을 감추지 않았다. 바로 두 번째 면역관문이었다. 당시에는 그런 흥분이 최고조에 달했다. 이제 브래드는 첸이 새로 개발한 몇 가지 방법들을 이용하여 자신을 구해줄 수 있기를 바랐다.

◇◇◇

첸이 합류했던 2006년 제넨텍은 개발 중인 면역치료제가 하나도 없었다. 이때 첸은 초기 약물 개발 과정에서 환자 측 업무를 담당하는 자신의 상사이자 부사장 스튜어트 러츠커 박사가 암생물학자임을 깨달았다. 제넨텍에서 암 연구에 관여하는 사람은 대부분 암생물학자였다. "암생물학자들은 면역요법을 싫어하지요." 그는 웃음을 터뜨렸다. "그러니까, 이만저만 싫어하는 게 아니에요!" 면역요법의 역사를 아는 사람이라면 무리도 아니었다. 하지만 어찌된 셈인지 제넨텍은 항암면역요법 전문의도 적지 않게 고용했다.[12]

그중 한 사람이 아이라 멀먼이었다. 멀먼은 뉴욕에서 활동한 캐나다 출신 의사이자 의학 연구자다. 수지상 세포를 발견한 것으로 유명한 랠프 스타인먼의 연구실에서 박사후 과정을 밟고 20년 이상 빛나는 경력을 쌓았다(스타인먼은 2011년 유일하게 사후에 노벨상을 수상한 것으로도 유명하다).[13] 멀먼은 원래 예일 의과대학에서 과장으로 재직하면서 예일 암센터 과학 부문 원장을 맡았던 인물로 세포생물학 교과서치고 이름이 언급되지 않은 책이 없을 정도로 유명한 학자였다. 하지만 모든 경력을 뒤로하고 약물을 개발하기 위해 제넨텍에 합류했다.

물론 기업에도 장점이 있었겠지만, 멀먼이 그런 결정을 내린 것은 경력이나 돈 때문이 아니라 가족과 친구들 때문이었다. 그의 두 자녀는 모두 만성 염증성 질병으로 고통받았고, 매년 점점 많은 친구들이 암으로 희생되었다. "그런 모습을 보면서 절망감을 느끼던 차에 지구상에서 약물을 개발하기 가장 좋은 곳으로 옮길 기회가 찾아온 겁니다. 글쎄, 도덕적 의무감 같은 게 있었는지는 잘 모르겠어요. 하지만 큰 동기를 부여한 것만은 분명합니다." 멀먼의 설명이다.

제넨텍 고위 간부들은 일주일에 두 번 만났다. 배에 비유하면 조타실 역할을 하는 모임이었다. 신물질 개발 부문에서 멀먼의 상사는 래스커 상Lasker Award(의과학 또는 공공 의학 분야에서 업적을 세운 사람에게 수여하는 상으로 '미국의 노벨상'이라고도 불림. 수상자 중 86명이 나중에 노벨상을 수상하여 노벨상 수상 가능성을 예측하는 상으로도 유명함 – 옮긴이)을 수상한 생화학자이자 제넨텍의 연구 및 초기 개발 담당 부사장 리처드 셸러 박사였다. 회사가 앞으로 어떤 약물을 개발할 것인지는 최종적으로 그의 결정에 달려 있었다. 매주 '조타실'에서는 그를 중심으로 정확히 어떤 약물을 어떤 순서로 개발할지에 관해 격론이 벌어졌다. 대개 멀먼을 주축으로 한 '비밀' 면역요법 전문의들과 암생물학자들 사이에 보이지 않는 신경전이 펼쳐지곤 했다.

아무도 토론 분위기가 열띤 것이라고는 말하고 싶어 하지 않았지만 '활기찬' 것임에는 틀림없었다.[14] PD-1이라는 분자의 개발을 둘러싸고는 더욱 활기찼다. CTLA-4가 항암면역요법의 가능성을 열었다면, PD-1은 대문을 활짝 열어젖힌 셈이었다. 적어도 면역학자들은 그렇게 생각했다.

대단한 발견이 대부분 그렇듯 PD-1도 다른 것을 찾고 있던 연구자에 의해 발견되었다. 이 경우 다른 것이란 자신의 몸에 해를 끼칠 수도 있는 위험한 T세포가 혈액 속으로 방출되기 전에 솎아내는 우리 몸의 자연적 품질 관리 과정이었다.

면역학자들이 이미 알고 있던 것처럼 T세포는 흉선에서 만들어진다. 각각의 T세포는 무작위적으로 배정된 각기 다른 항원 수용체를 지니고 있다. 언제 마주칠지 모르는 미지의 항원에 맞서기 위해 복권을 추첨하듯이 대비 태세를 갖추는 것이다.

자기 몸이 아닌 이질적 항원에 대해서만 활성화되는 T세포는 강력한 방어 시스템을 구축한다. 하지만 우연히 자가 항원이라고 쓰여진 복권을 손에 쥐게 된 T세포, 즉 어쩌다 자기 자신의 몸을 구성하는 성분에 대해 활성화되는 수용체를 무작위로 배정받은 T세포는 위험하다. 흉선이라는 집을 떠나 혈액 속에 뛰어드는 순간, 그들은 자신의 몸을 공격하여 루푸스나 다발경화증 같은 자가면역질환을 일으킨다. 따라서 면역이라는 집을 단정하고 깨끗하게 관리하는 과정에서 이런 T세포들은 스스로를 파괴하라는 지령을 받게 된다.

과학자들은 T세포의 이런 자기 파괴 신호를 '세포 예정사programmed death'라고 부르며, PD라는 약자를 사용한다. PD는 만일의 경우에 대비하여 모든 T세포에 내장되어 있다. PD라는 수용체를 활성화시키는 것은 PD 리간드ligand(어떤 수용체에 특이적으로 결합하여 그 수용체를 활성화시키는 분자 – 옮긴이)다. PD가 자물쇠라면 리간드는 열쇠다. 정확히 들어맞고, 단단히 결합하며, 결국 자물쇠가 열리듯 T세포의 자기 파괴 신호를 활성화시킨다. 하지만 그때까지 아무도 세포 예정사 수용체나 리간드가 실제로 어디에 존재하는지 밝혀내지 못했다.

1990년대 초 일본 교토 대학의 면역학자 혼조 다스쿠 연구팀은 PD 수용체를 찾기 위한 방편으로 PD를 일으키는 유전자들을 찾으려고 노력했다. 혼조는 소거법을 이용했다.[15] 소거되지 않고 남은 것이 자신이 찾는 유전자라고 생각한 것이다. 혼조는 그 유전자를 '세포 예정사-1Programmed Death-1'이라고 명명하고, PD-1이라는 약자를 붙였다.[16]

사실 그는 엉뚱한 유전자를 발견한 것이었다. 그것은 세포의 자기 파괴 신호가 아니었다. 하지만 이름은 그대로 남았다. 그들은 그 유전자에 해당하는 수용체가 무엇인지, 어떤 작용을 하는지도 알지 못했다. 그러나 그 유전자가 결여된 마우스는 점차 루푸스 비슷한 증상을 나타냈다. 혼조는 자가면역질환의 중요한 측면을 조절하는 유전자를 찾아냈다고 생각하고 연구를 계속했다.

여기서부터 이야기는 복잡해진다. 최소한 법적으로는 그랬다. 연구자들이 어떤 사실을 발견했을 때 항상 그 맥락과 중요성을 즉시, 완벽하게 깨닫는 것은 아니다. 사실 그렇지 못한 경우가 많다. 때로는 어떤 연구자가 먼저 발견했지만 그게 뭔지 정확히 깨닫지 못하는 사이에 다른 연구자가 그것이야말로 오래도록 사람들이 찾아 헤맸던 퍼즐 조각이었다는 사실을 밝혀내는 경우도 있다. 이 또한 드물지 않은 일이다. 마지막으로, 면역에 관한 모든 발견이 면역계와 암의 복잡한 관계라는 구체적인 맥락에서 받아들여지는 것은 아니다. 이 모든 조건을 종합해보면 집단 지성의 힘에 의해 진리의 빛이 밝혀진 순간을 절대적으로 누군가의 공으로 돌리는 것은 큰 의미가 없는 경우가 많다. 중요한 것은 전 세계적으로 몇 명의 연구자들이 새로운 유전자 염기서열 분석법과 영상 기술을 이용해 유전자와 세포 수용체, 면역계와 암에 관한 해답을 추구했다는 사실이다. 그리고 그들 중 몇몇은 독립적으로, 또는 협력하여 PD-1 퍼즐을 맞추는 데 중요한 조각들을 찾아냈다. 혼조가 중요한 발견을 했다는 것은 분명하다. 결국 그는 그 발견의 공로를 인정받아 2018년 노벨

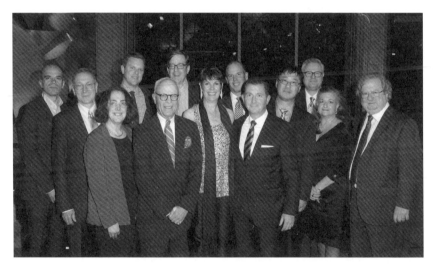

- **PD-1 발견 기념 2014년 윌리엄 B. 콜리상 시상자 및 수상자들**(왼쪽부터, 수상자는 별표*로 표시함). 야니스 아이판티스, 고든 프리먼*, 알린 샤프*, 윌리 가이스트, 자크 노드먼, 폴 쉬버릭, 질 오도넬-토메이, 존 피츠기븐스, 멀도 고든, 리핑 첸*, 조셉 르베크, 엘렌 퓨레이, 제임스 앨리슨. (사진에는 혼조 다스쿠*가 빠져 있음. 앨리슨과 혼조는 2018년 노벨 생리의학상을 공동 수상했다.) (암연구소 제공)

의학상을 공동 수상했다. 하지만 T세포 PD-1 수용체의 다른 측면을 찾으려고 노력한 사람이 혼조만은 아니었다. 특히 의사이자 의학자인 하버드 대학의 부부 연구자 고든 프리먼과 알린 샤프, 그리고 베이징에서 종양 전문의 수련을 받고 드렉셀 대학과 메이요 클리닉에서 면역학 박사 과정을 밟은 리핑 첸은 중요하게 언급할 가치가 있다.[17] 이들은 모두 동일한 면역학적 퍼즐을 맞추는 데 없어서는 안 될 조각들을 찾아내어 PD-1이 무엇이며, 어떤 작용을 하는지 이해하는 데 결정적으로 공헌했다.

리핑 첸은 암 백신 개발 과정을 지켜보았다. T세포를 강화시켜 암에 대한 면역반응을 향상시키려는 스티브 로젠버그 팀과 다른 연구팀들의 시도에서 희미한 성공의 빛과 함께 그 한계를 감지했다. 분명 이런 방법은 질적으로든 양적으로든 T세포를 훨씬 강력하게 만들었다. 암 백신이 몸속에서 더 많은 T세포를 생성하는 방법이라면, 필 그린버그와 스티브 로젠버그 연구실에서 시도한 세포적 접근법은 암환자의 혈액에서 적절한 종양 항원을 인식하는 T세포를 분리한 후 체외에서 900억 개의 막강한 군단으로 증식시켜 다시 환자에게 주입하는 방식이었다. 모두 실제로 T세포의 숫자와 기능을 크게 증강시켰다. 하지만 도대체 왜 그 T세포들은 종양을 공격하여 사멸시키지 못할까? 이것이야말로 모든 면역요법 전문의들을 괴롭히는 역설이었다.

"저는 이미 [직업으로서] 암 연구에 전념하고 있었습니다. 그러니 항상 긍정적으로 생각해야 했지요." 리핑 첸의 말이다. "흔히 사람들은 이렇게 생각했습니다. '오, 종양면역학은 정말 쓸데없는 짓

이야. T세포? 소용없어! 당장 그만두라고!' 하지만 이 분야에 계속 남아 있는 사람들은 분명 뭔가가 있다고 믿었지요. 그건 혈액 속에서 효과를 나타냈지만, 몸에서는 그렇지 않았어요. 왜 그럴까요? 결국 종양 미세환경에 뭔가가 있다고 볼 수밖에 없었어요. 종양에 있는 무언가가 [T세포 공격] 효과를 방해한다고 봐야 했지요." 1997년 리핑 첸은 그 환경이 무엇인지 밝히기 위해 연구를 시작했고, 1999년에 일부 체세포에서 발현되지만 특정 종양 세포에서는 매우 고도로 발현되며 면역반응을 하향 조절(스위치를 내려 끔)하는 데 관여할 가능성이 있는 분자를 발견했다.[18] 그는 그 분자를 B7-H1이라고 명명했다.

2000년 혼조의 연구에서 힌트를 얻은 프리먼도 일부 종양에서 고도로 발현되는 B7-H1과 동일한 분자를 발견했다. 그는 바로 그것이 PD-1이 악수하는 상대편, 즉 PD-1 수용체의 리간드라는 논문을 발표했다. 이들의 연구를 종합하면 문제의 분자, 즉 리핑 첸의 B7-H1이 그토록 찾아 헤매던 세포 예정사 제1번 리간드라는 뜻이었다. 프리먼과 샤프 부부는 PD 생물학의 양쪽을 모두 정확히 밝혀낸 것이다. 그들은 이 분자를 PD-L1이라고 명명했다. PD-1이 양이라면 PD-L1은 음이었다. (그렇다고 이 분자들이 세포 예정사와 관련이 있다는 말은 '아니다'. 하지만 어쨌든 이름은 바뀌지 않고 그대로 남았다.) 이로써 수용체-리간드 결합의 양쪽이 모두 밝혀졌다. 리간드가 T세포 표면에 있는 수용체에 결합하면, T세포는 공격을 중단한다.

어쩌면 이 연구자들 중 누구라도 혼자 힘으로 모든 퍼즐 조각을 찾아냈을지도 모른다. 실제로도 그렇게 한 것이나 마찬가지다.

노벨상을 수상한 사람은 혼조뿐이지만 이 사실이 밝혀진 후 과학 분야에서 주어진 대부분의 상은 이들 모두를 동등한 공동 발견자로 인정했다. 명예야 어찌됐든, 중요한 것은 이들의 노력으로 매우 흥미롭고도 중요한 분자들의 결합이 밝혀졌다는 점이다. PD-1/PD-L1 상호작용은 T세포에 일종의 중지 신호로 작용한다. 적이 보낸 첩자가 비밀리에 T세포에 접근하여 공격하지 말라고 속삭인 후 악수를 나누는 것과 같다. 이런 상호작용은 안전장치다. "이질적인" 세포라고 생각하여 T세포가 공격을 하려고 했지만, 알고 보니 발달 중인 태아였다든지 하는 경우에 매우 유용하다. 하지만 PD-L1은 암세포에도 광범위하게 발현되어 비슷한 역할을 한다. 면역반응을 중단시키는 것이다(하향 조절).

그때까지 인간에게서 입증되지는 않았지만, 학계에서는 PD-1과 PD-L1이 상호작용하여 막 공격하려는 T세포에게 작전 중지 신호를 보낸다고 믿었다. T세포의 인식과 공격을 회피하기 위해 정상적인 세포끼리 비밀리에 악수를 나누는 전략을 암세포(특히 돌연변이가 심한 암세포) 역시 모방할 수 있다. 암세포가 PD-L1을 이용하여 정상 세포처럼 가장하는 것이다. T세포들이 종양 주변으로 모여들어 살상 작전을 개시할 준비를 완벽하게 갖추어도 PD-1/PD-L1이 악수를 나누는 순간 공격 중지 명령이 전달된다. 당연히 이렇게 은밀한 악수를 차단하는 항체를 개발하고, 그런 항체를 항암면역요법에 사용할 수 있을지 검증하려는 경쟁이 시작되었다.[19]

하버드 대학의 샤프와 프리먼 팀은 맨 먼저 PD-1 경로에 대한 특허를 출원했지만 자신들의 지적 재산권을 독점하지 않고 누구나 이용할 수 있도록 개방했다. 전 세계 어떤 연구실이든 PD-1 차단 항체를 만들 권리가 생긴 것이다. CTLA-4 면역관문 차단제인 이필리무맙의 성공에 고무된 FDA는 은밀한 악수의 T세포 쪽, 즉 PD-1을 차단하는 약물을 신속승인fast-track하기로 하고, 7개 제약회사에 항체 생산을 허가해주었다. 2006년, 마침내 항암제로서 임상시험을 시작하는 데 충분한 양의 인간화 항PD-1 항체가 생산되었다.[20] 얼마 지나지 않아 은밀한 악수의 암세포 쪽, 즉 PD-L1을 차단하는 항체를 개발하고 검증하려는 경쟁 역시 막이 올랐다.

◇◇◇

2010년 12월 10일까지도 제넨텍은 면역요법 경쟁에 뛰어들어 PD-L1 차단 항체를 개발할 것인지를 두고 고심 중이었다. 일견 무모한 도박 같았다.[21] 그때만 해도 FDA 승인을 받은 면역관문 억제제가 하나도 없었다. 9년 전에 임상시험을 시작한 항CTLA-4 항체 중 하나는 계속 진행이 지연되면서 돈만 잡아먹고 있었다. 다른 하나는 제약회사에서 제2상 시험 중 개발을 포기해버렸다. 그 길로 들어설지 말지를 고민하는 여행자에게 사고로 완전히 엉망이 돼 길 옆에 널브러진 자동차의 잔해가 눈에 들어오는 꼴이었다. 임상시험을 담당하는 댄 첸, 분자 개발을 담당하는 멀면, 그리고 항상 항암 면역요법에 대한 기대에 부풀어 있으면서도 숨죽이고 있던 다른 사람들은 제넨텍 회의실에 모여 지금이 아니면 영원히 기회가 없을 것이라고 느꼈다. 첸은 이렇게 회상한다. "적어도 그게 전혀 새로운 것이라고, 적어도 한번 시험해볼 필요는 있다고 주장할 수는 있었습니다. 아무도 귀를 기울이지 않는다고 해도 그 방법이 다른 암 치료법과 전혀 다르다는 점[22], 환자들에게 전혀 다른 가치를 제공한다는 점을 주장해야 한다고 생각했죠."

멀먼은 과학적인 논리와 새로운 데이터를 통해 이사회를 설득했다. 그는 심지어 "허접하기 짝이 없는 마우스 모델들"조차 암과 면역계의 상호작용을 입증한다고 믿었다. "누가 뭐라고 하든, (PD-1/PD-L1에 대한) 데이터는 전체적으로 뭔가 시도해보지 않고는 못 배길 정도로 강력하다고 했죠." 첸도 진료실에서 브래드 같은 환자들을 통해 관찰한 바를 설명하며 거들었다. 몇 주 또는 몇 개월 정도 측정하여 좋은 결과를 얻을 수만 있다면, 다른 치료 방법과 근본적으로 다른 결과를 입증할 수만 있다면, 모든 사람에게 효과가 있는 것은 아니라고 해도 환자들은 그렇게 지속적이고 혁신적인 치료를 적어도 시도해보고 싶어 할 것이라고 역설했다.

격론은 몇 시간 동안 이어졌다. 첸은 마침내 셸러가 이렇게 말했던 순간을 지금도 기억한다. "됐어! 이렇게 오래 떠들다니 어이가 없군 그래. 진행하기로 하지." 셸러가 마음을 바꾸자 방 안의 분위기가 일거에 달라졌다. 회사 역시 그들의 결정을 지지했다. 멀먼은 흥분을 감추지 못했다. 새로 꾸려진 PD-L1 팀에는 6개월 내에 결과를 내라는 임무가 떨어졌다. 그때까지 효과가 나타나지 않는다면 피해를 최소화하면서 손을 뗄 수 있었다.

일정은 믿기 어려울 정도로 촉박했지만 운이 따랐다. 제넨텍 실험실에 비장의 무기가 감춰져 있었던 것이다. 몇 년 전 제넨텍 연구자들 역시 우연히 PD-L1 리간드를 발견하고, 거기 결합하는 항체를 제작하여 특허를 받아두었다. 그때만 해도 연구자들은 암세포 표면에 발현되는 그저 그런 단백질이라고 생각하여 식별 번호를 붙인 뒤 목록에 적어두었다.[23] 환자들의 수명을 몇 개월 연장시켜주는 일반적인 항암제 정도는 개발할 수 있을지도 모른다고 생각했던 것이다. 많은 제약회사들이 그런 약물을 개발하는 데 주력했다. 하지만 이제 그 물질은 전혀 새로운 항암제를 개발하려는 그들의 프로젝트에 큰 도움이 되었다.

항CTLA-4 약물은 그때까지도 맹검 상태로 임상시험 중이었다. 결과가 어떤지 알 수 없었다. 그러나 CTLA-4가 T세포의 준비 및 활성화 단계를 차단하는 면역관문이라는 사실은 확실했다. PD-L1은 활성화 단계에는 영향을 미치지 않는다. 전혀 다른 단계에 개입하여 T세포를 억제한다. PD-1/PD-L1은 T세포가 활성화되고도 한참 후에 T세포의 공격을 중단시킨다. 이런 작용 기전으로 종양면역학자들이 오래전에 현미경으로 관찰한 현상을 설명할 수도 있을 것이었다. 현미경으로 보면 T세포들은 전투 개시를 알리는 선전 포고와 함께 전투태세에 돌입한다. 종양 세포 항원에 의해 활성화된 후 분열을 거듭한 끝에 수십억 개에 이르는 강력한 T세포 군단을 형성하여 행군을 시작한다. 마침내 항원을 발현한 종양을 발견하면 그 주변에 집결한다. 그들은 이미 살생부를 쥐고 있다. "가서 죽여라!" 공격 준비는 완벽하다. 하지만 공격에 돌입하려는 순간 무엇 때문인지 상황은 거기서 더 이상 진행되지 않는다. T세포들은 그저 멈춰 서 있을 뿐이다. 종양을 코앞에 두고도 공격하지 않는 것이다.

이렇게 활성화된 인간 T세포가 암세포를 죽이지 못하는 이상한 현상을 PD-1/PD-L1으로 설명할 수 있을까? 이 물질들의 결합이야말로 T세포/종양의 최전선에서 양쪽 세력이 은밀하게 만나 나누는 휴전의 악수일까? 이 면역관문 억제제는 진료실에서 수없이 관찰된 현상에 대해 첸이 세운 가설과 정확히 들어맞았다. 세계 각지의 수많은 종양면역학자들도 똑같이 생각했다. PD-1/PD-L1은 관찰과 일치한다. 그것은 정확히 면역이라는 거대한 퍼즐에서 그간 발견되지 않았던 조각 같았다. 하지만 그때까지는 아무도 그 사실을 입증하지 못했다.

◇◇◇

첸과 멀먼에게는 특별히 짜릿한 순간이었다. 그들은 종양면역학자로서 효과가 있을 것이라고 믿는 항암면역요법제를 실제로 만들어볼 기회를 얻었으며, 그 점에 관해 얼마나 운이 좋은지 잘 알고 있었다. 풍부한 자금과 세계 최고의 연구 인력을 마음껏 써도 좋다는 허락을 얻어냈고, PD-L1을 차단하는 항체는 이미 제넨텍사의 선반 위에 얌전히 놓여 있었다. 그들의 임무는 모든 자원을 실제 환자를 위한 약물로 바꾸는 것이었다. 결코 쉬운 일은 아니었다. 하지만 드디어 모든 가능성이 가시권 내에 들어온 것이다.

그들은 마우스 모델로 시작했다. PD-L1 차단 항체는 효과를 나타냈다. PD-1과 PD-L1의 은밀한 악수에 의해 꽉 막혀 있던 길이 다시 뚫린 것 같았다. 종양에 대한 면역반응이 다시 시작되었다. 그리고 다시 한 번, 마우스의 암이 완치되었다. 다음 단계는 PD-L1에 대한 인간 항체를 만들어 인체 내에서도 은밀한 악수를 원하는 종양의 손길을 뿌리칠 수 있는지 알아보는 것이었다. 첸은 그 임상시험의 책임자로 내정되었다.

6주 후인 2012년 2월, 첸의 팀은 제1상 임상시험에 참여한 환자들의 첫 번째 영상검사를 시행했다. 최초로 반응을 보인 사람은 환자 101006 JDS, 제프 슈워츠였다. 그들은 전율을 느꼈다. 하지만 겨우 한 명의 환자에게서 성공을 거두었을 뿐이었다. 그것도 신장암 환자였다. 임상시험 부문에서 첸의 상사는 스튜어트 러츠커 박사였다. 그는 첸에게 전 세계적으로 가장 흔한 사망 원인이자 자신의 전문 분야인 폐암에서 효과를 입증한다면 면역학적 접근법을 인정하겠노라고 말하곤 했다. 영상검사를 받은 환자 중에는 폐암 환자도 있었다. 아직 완전한 반응을 보이지는 않았지만 약물을 투여받은 후 '뭔가' 변했다는 것만은 분명했다. 첸은 처음에 둥근 혹처럼 보였던 종양이 이제는 가시가 돋친 것처럼 보인다는 사실을 깨달았다. 끊임없이 주변 폐 조직을 파고들며 커지던 종양이 뾰족한 가시들을 따라 퇴각하며 줄어드는 것처럼 보였다. "각각의 암은 뭐랄까, 성격 같은 것이 있습니다. 독특한 특징이 있지요. 암이 작아지면서 죽어갈 때도 영상검사에서 독특한 모양이 나타납니다." 첸은 영상을 러츠커의 사무실로 가져갔다. "그는 영상을 들여다보더니 이렇게 말했습니다. '이건 종양이 자라날 때 나타나는 전형적인 모습이 아니로군. 정말 약이 듣는 모양인데.' 사진을 본 후 그의 의견은 180도 달라졌습니다. 다시 한 번 강조하지만, 그는 암생물학자였죠." 마침내 러츠커도 회사의 방향에 동의하게 된 것이다. 그제야 첸은 자신도 100퍼센트 확신하지는 못했음을 깨달았다. 그는 면역요법의 역사를 너무나 잘 알았다. 이번에도 큰 기대를 걸었지만 인간의 암에 안정적인 약물로 사용하기에는 부적절했다는 그저 그런 이야기로 끝나버릴 위험이 있었다. 더욱이 시운전치고는 너무 많은 돈이 들어갔으니 치욕 또한 엄청날 것이었다. "바로 그때 그가 새로운 방향에 전반적으로 반대하는 입장에서 전적으로 찬성하는 입장으로 선회했던 겁니다."

모든 결과를 취합하여 최종적으로 발표할 때까지는 첸조차 항PD-1 항체 임상시험의 모든 데이터를 볼 수는 없었다. 방법은 같지만 다른 제약회사에서 시행하는 부분이 있었기 때문이다. 하지만 항PD-L1에 관해서라면 그는 데이터 네트워크의 중심에 앉아 임상시험을 수행하는 모든 사람과 연락을 주고받을 수 있는 위치에 있었다. "우리는 즉시 반응들을 볼 수 있었습니다. 이미 익숙한 어떤 양상과도 다른 반응들이었지요. 갑자기 나타나는 것도 있고, 양상이 전혀 딴판인 것도 있고, 장기적으로 지속되기도 했지요. 게다가 폐암처럼 면역요법에 반응하지 않는다고 생각되는 환자들까지 반응을 나타냈습니다. 불과 며칠 또는 일주일 만에 종양이 줄었다고 알려온 환자들도 있었어요!"[24]

더욱이 PD 면역관문은 CTLA-4보다 훨씬 특이적이었다. CTLA-4를 차단하면 온몸의 T세포가 브레이크 풀린 상태가 되어버린다. 갑자기 고삐가 풀린 면역계에 제동 장치마저 듣지 않는다면 심각한 독성이 생길 수 있다. 나중에 밝혀진 사실이지만 CTLA-4를 차단하면 전신적으로 면역 조절 세포들의 숫자가 감소하여,[25] 훨씬 광범위한 면역반응과 함께 독성 부작용 또한 커질 수 있다. 하지만 PD 면역관문은 오직 종양 살상 시점에만 활성화된다. 차단하더라도 부작용이 적으며, 반응이 나타내는 경우에는 훨씬 극적인 결과를 보여준다.

2012년 1월 진료실 근처에서 브래드와 만나 점심식사를 함께했을 때 댄은 바로 이런 연구에 열중하고 있었다. 오랜만에 얼굴이나 보자고 만났지만 비공식 진료 상담이기도 했다. 브래드는 이렇게 말했다. "나 같은 암환자에게는 자네처럼 의사이자 과학자인 사람들이 더 많이 필요해. 완치를 목표로 하는 사람들 말일세." 특히 그는 댄이 연구 중인 PD-L1에 열광했다. 그때까지도 무질병 상태였지만, 그는 매우 현실적인 사람이었던 것이다.

4개월 후 브래드는 자신이 제4기라는 사실을 알았다. 암은 그의 간을 침범했고, 그는 새로운 치료를 위해 댄 첸을 필요로 했다. IL-2로 '최후의 역전'을 노려봐야 할까? 아니면 첸이 그토록 열광하고 있는 새로운 실험용 약물이 나을까? "자네, 그 약 이름이 뭐라고 했더라? 항PD-L1?"

첸은 브래드에게 남은 선택이 무엇일지 주의 깊게 생각해보았다. 이제 IL-2는 '최후의 역전'을 노리는 한 수가 될 수 없었다. 간에 전이가 일어난 환자에게는 그다지 효과적인 치료법이 아니었다. 물론 브래드는 면역계가 아주 예민하여 강한 반응이 일어났으므로 어쩌면 효과가 있을지도 몰랐다. 한편, 브래드가 PD-1이나 PD-L1에 관심이 있다면 참여할 수 있는 임상시험이 몇 건 진행 중이었다. 첸은 이렇게 말했다. "자네가 참여 자격이 될지는 두고 봐야 하지만 임상시험은 많이 있어. 탬파Tampa에 있는 제프 웨버 박사가 책임자인 시험도 있고." 브래드는 조금 가까운 곳을 원했다. 첸은 비행기로 오가더라도 웨버의 PD-1 시험은 그만한 가치가 있을 것이라고 조언했다. "참여 자격만 된다면 그쪽이 좋을 거야."

브래드는 또 다른 PD-1 시험을 찾아냈다는 소식을 듣고도 한동안 연락이 없었다. 다음번에 소식을 전해왔을 때는 몹시 낙담한 것 같았다. 어떤 것도 효과가 없었다. 그 뒤로 IL-2도 시도했지만 역시 차도가 없었다. 12년이라는 긴 세월을 버틴 끝에 이제 막다른 길 끝에 선 것이다. 방사선요법, 항암화학요법, 백신들, 두 가지 사이토카인, 그리고 최신 면역관문 억제제에 이르기까지 브래드는 그야말로 현대적인 암 치료의 역사를 몸으로 살아냈다고 할 수 있다. 믿기 어려운 성공을 거두기도 했다. 하지만 끝내 암을 이겨낼 수는 없었다. 어느새 2013년이었다.

이제 그는 지쳤다. 그는 최선을 다했다. 아니, 그와 에밀리가 최선을 다했다고 해야 할 것이다. 첸은 그간 계속 브래드 생각을 했다고 하며 자신의 의견을 원하는지 물었다. 브래드는 그 말의 숨은 뜻이 마음에 들지 않았다. '그럼, 자네 도움이 필요하지. 지난번에 어떤 치료를 선택해야 할지 얘기한 거 기억나?' 점심을 먹으면서 첸은 자신이 시험 중인 신약의 장점을 자세히 설명했었다. 하지만 이제 브래드는 면역요법을 여러 번 받았기 때문에 첸의 PD-L1 시험에 참여할 수 없었다. 댄이 영향력을 발휘해서 그 약을 쓰도록 해준다면, 또는 당장 어떻게 해야 할지 새로운 아이디어를 내준다면 고맙겠다고 했다. 그럴 수 없다면 서로 얘기해본들 무슨 소용이 있단 말인가?

 첸과 브래드는 이미 오래전에 의사-환자 관계를 넘어선 사이였다. 개인적인 친밀함을 지닌 친구였다. 이제 브래드는 첸이 자신의 암을 완치시키지 못한 데 대해 개인적인 섭섭함을 투사하고 있었다. 의사와 환자 사이의 관계는 강렬한 여행이다. 때로 그 여행을 마치는 데 오랜 세월이 걸리기도 하고, 때로 그 강렬함이 개인적 책임이 되기도 하는 것이다.[26]

 몇 개월 후 브래드는 다시 메일을 보냈다. 휴스턴에 있는 MD 앤더슨 암센터에서 시행하는 임상시험에 참여한다고 했다. 종양 침윤 림프구tumor-infiltrating lymphocytes에 관한 연구였다. 첸이 권유한 것은 아니었지만 브래드는 그 치료가 최선이라고 생각했다. "의견 들려주어 고맙네." 댄 첸이 친구에게서 들은 마지막 말이었다.

◇◇◇

 에밀리는 브래드의 생각이 어땠는지 알 수 없다. 브래드 역시 자신의 생각이 어떤지 말하지 않았다. 하지만 에밀리는 시도해보았던 여러 가지 치료에 대해 후회하지 않는다. 결국 효과를 보지 못했던 면역요법에 관해 억울함을 느끼지도 않는다. '후회'와 '억울함'이라는 말은 잘못된 것이다. 당시 그들은 한 사람의 질병과 전 세계 암 연구의 속도 사이에 경쟁이 벌어진 것처럼 느꼈다. "우리는 항상 이렇게 말했죠. 의사들이 더 이상 방법이 없다고 말할 때까지는 실망하지 않겠다고요." 에밀리의 말이다. 마침내 그들은 더 이상 방법이 없는 상태에 이르렀다. 하지만 두 사람 모두 멋진 경기를 펼쳤다고 생각했다. 마치 한 편의 소설 같은 이야기였다. 그녀는 기억을 보존하기 위해, 그리고 댄의 우정에 감사를 표하기 위해 그 이야기를 여러 사람에게 들려주고, 이 책에도 싣기를 원했다. 하지만 그렇게 결정한 가장 큰 이유는 다른 사람들, 특히 새로운 미래를 맞게 될 환자들이 그 이야기에서 뭔가를 배울 수도 있다고 생각했기 때문이다.

결과가 달라질 수 있었을까? 지금 다시 처음으로 돌아간다면 달라질까? 보다 오래 사용했거나 개량된 다른 백신을 사용했더라면 도움이 되었을까? 그런 백신을 면역관문 억제제와 함께 사용했다면 완치되었을까? 수많은 가정을 해볼 수 있지만 누구에게나 시간은 충분치 않다.

2014년이라고 하면 그리 오래전인 것 같지 않지만, 면역요법을 사람에 비유한다면 이후의 시간이 평생에 해당한다. 그리고 브래드에게는 평생이 좌우된 시간이었다. 이제 종양 전문의들은 환자들에게 치료 목표가 반드시 당장 암을 이겨내는 것은 아닐 수도 있다고 설명한다. 머지않은 시점에 우리 앞에 다가올 다음번 혁신적인 치료의 혜택을 받을 수 있을 때까지만 생명을 연장하는 것이 목표일 수도 있다는 뜻이다. 하지만 결국 과학은 브래드를 따라잡지 못했다. 항암면역요법은 개념을 입증했다는 점에서 혁신으로 이어진 돌파구를 열었지만, 브래드에게는 개념이 아닌 확실한 약물이 필요했다. 결국 이 이야기 속에는 아직까지 지나친 기대와 진정한 희망이 뒤섞여 있다. 항암면역요법이라는 혁신의 문은 이제 활짝 열렸지만, 그것은 시작일 뿐 암의 완치라는 목표에 이른 것은 아니다.

치료에 실패한 환자에 대해 너무 깊게 생각하는 종양 전문의는 이 분야에서 오래 버티지 못한다. 첸이 임상 진료를 시작했을 때는 흑색종이야말로 이 말이 가장 어울리는 암이었다. 생존율은 한 자릿수를 벗어나지 못했다. 그러나 면역요법이라는 혁신은 흑색종은 물론 다른 많은 암환자들의 치료 결과를 바꾸어놓았다. 그들이 선택할 수 있는 치료 역시 크게 달라졌다.

환자 101006 JDS, 즉 제프 슈워츠는 그가 본 첫 번째 완전 반응자였다. 첸이 영상을 들여다보며 '암이 사라져버렸네'라고 느꼈던 첫 번째 환자였다. 첸의 연구 분야는 이야기를 기초로 세워진 과학이다. 대부분의 이야기가 브래드의 사연처럼 달콤 쌉쌀하다. 제프 슈워츠의 이야기는 달랐다. 그는 면역계가 암을 물리치는 모습을 첸이 직접 목격한 첫 번째 환자였다. 그것은 콜리가 전율했던 발견, 1968년 재향군인병원 수술실에서 스티브 로젠버그가 직접 목격한 사실, 또는 제드 월척이 10대 때 메모리얼 슬론 케터링 암센터에서 목격했던 장면과 마찬가지였다.

"저는 제프를 잊지 못할 겁니다. 하마터면 그를 임상시험에서 탈락시킬 뻔했지요. 너무 상태가 안 좋았거든요. 그리고 한 달 뒤 그를 치료하고 있던 의사에게서 이메일을 받았습니다. 그걸 읽으며 눈물을 흘렸지요. 치료를 시작할 때 침대에서 일어나지도 못했던 환자가 불과 4주 만에 일주일에 세 번씩 헬스클럽에 다니게 된 겁니다. 실제로 그에게 생명을 돌려준 셈이지요."

그제야 그는 시간을 다퉈가며 진료실과 연구실 사이를 부산하게 오갔던 삶의 보람을 찾았다. "이 분야에서 그런 모습을 그리 자주 보는 건 아닙니다. 평생 한 번도 못 볼 수도 있지요. 그런 모습을 직접 봤다는 것, 그 중심에 있었다는 것, 그게 얼마나 짜릿하고 보람 있었는지 말로 다할 수 없습니다. 그건 항상 존재할지도 모른다고 생각하면서도, 정말로 존재하는지 아무도 믿지 못했던 겁니다. 막상 실현되고 보니 어느 누가 바랐던 것보다 더 뛰어난 효과가 나타났지요. 우리는 항상 성공을 거둔다면 어떤 모습일지 그려보곤 했습니다. 그리고 어느 누가 꿈꾸었던 것보다 더 빨리 성공을 거두었습니다. 애초에는 우리가 목격했던 반응을 얻으려면 여러 가지 약물을 섞어 사용해야 한다고 생각했습니다. 생물학적으로 그만큼 복잡했으니까요. 그러니 이건 임상적 경험이 얼마나 중요한지 보여주는 예라고도 할 수 있습니다. 뭔가 예상과 다른 일이 일어났다면 다시 돌아가 자세히 들여다보고, 거기서 배워야 한다는 거죠."

이어서 첸은 이렇게 말했다. "우리는 암과의 전쟁에서 중대한 전환점을 맞고 있습니다. 우리 시대의 달 탐험 계획이라 할 수 있죠. 그 계획은 이제 시작 단계에 불과합니다. 페니실린을 발견한 후 항생제가 얼마나 발전했는지 생각해보세요. 그게 벌써 수십 년 전입니다. 우리는 이제 막 면역관문 억제제를 발견했습니다. PD-1이 처음으로 승인된 게 2014년이니까요. 지금은 의학혁명의 순간입니다. 우리는 이제 막 우리의 페니실린을 발견한 거예요. 이제 시작일 뿐입니다."

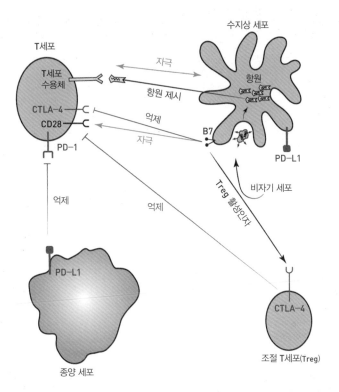

・ 항원 제시, T세포 활성화 및 면역관문을 통한 면역반응 억제 과정. 파트너를
바꿔가며 춤추는 것처럼 보이는 이 과정을 나중에 첸과 멀먼은 '암 면역 주기
(Cancer Immunity cycle)'라고 명명했다.

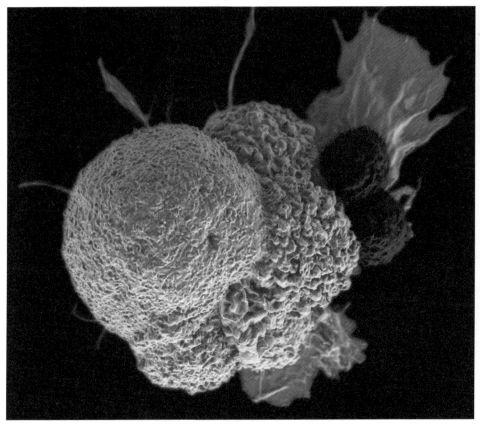

• 세포독성 '살해자' T세포들(빨간색)이 암세포(흰색)를 공격하는 모습을 찍은 컬러 주사 전자 현미경 사진. (미 국립 암연구소/베일러 의과대학 던컨 종합 암센터의 리타 엘레나 서다 제공)

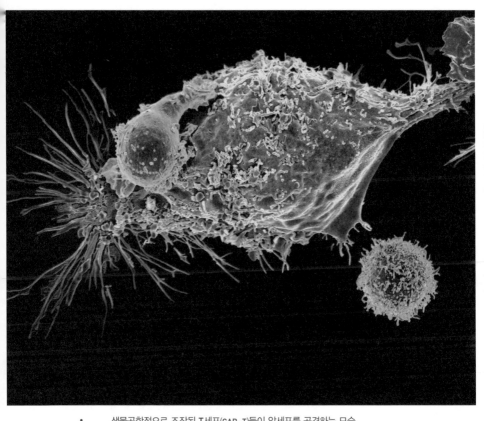

• 생물공학적으로 조작된 T세포(CAR-T)들이 암세포를 공격하는 모습.
(메모리얼 슬론 케터링 암센터의 프라사드 아두수밀리 박사 제공)

THE BREAKTHROUGH

7장

키메라

또 다른 가능성, 즉 암을 공격하도록 실험실에서 유전공학적으로 변형시킨 T세포를 환자의 몸속에 넣어주는 기술이 개발된다. 아내를 난소암으로 잃은 종양전문의 칼 준은 이 약으로 백혈병 말기의 소녀 에밀리를 구한다.

항암면역요법 전문의들은 수십 년간 혈액 속에 존재하는 헤아릴 수 없이 많은 T세포 중에 딱 맞는 것, 환자의 종양에 존재하는 특이적 항원을 인식할 수 있는 T세포를 찾기 위해 노력했다. 그리고 그보다 더 많은 시간을 들여 찾아낸 T세포들을 참을성 있게 배양하고, 배양된 T세포가 종양을 공격하도록 만들기 위해 노력했다.

한편, 전혀 다른 방법을 구상한 과학자들도 있다. 프랑켄슈타인 T세포를 만드는 것이다. 즉, 실험실에서 T세포의 다양한 부분을 한데 결합하여 환자의 암을 능동적으로 찾아내어 파괴하는 특이적 T세포를 설계하려고 했던 것이다. 이렇게 괴물 같은 조립형 T세포는 키메라의 면역세포 버전이라고 할 만하다(그리스 신화에 나오는 키메라는 사자와 염소와 뱀의 몸을 결합시켜 만든 괴물이다). 그래서 명칭 또한 키메라 항원 수용체 T세포chimeric antigen receptor T cell, CAR-T이다.

CAR-T는 인간 T세포를 재설계한 것이다. 하지만 종종 '역사상 가장 복잡한 약물'이라고 불린다.[1] 다른 약물처럼 한 개의 분자나 항체가 아니라 암환자의 몸에서 추출한 세포 전체이기 때문이다. 이 세포가 환자의 암을 인식하도록 실험실에서 약간 변형시킨 후 다시 환자의 몸에 주사한다. 연구를 시작할 때만 해도 공상과학 소설처럼 들렸던 이 방법은 2017년 8월 FDA의 승인을 받았다. 이제 는 22일의 시간 여유를 두고 주문하면 뉴저지주에서 제작하여 배 송된다.

◇◇◇

생명공학적 제작 과정은 복잡하지만 개념은 단순하다. 우선 특정 항원을 '보도록' 프로그램된 T세포만 사냥에 나서 그 항원을 지닌 암세포를 살상한다는 점을 이해해야 한다.[2] 여기서 '본다'는 기능을 수행하는 것이 바로 T세포 수용체TCR이다. TCR을 바꿀 수 있다면 어떨까? 그렇다면 T세포의 표적도 바꿀 수 있지 않을까? 환자의 암 을 표적으로 삼아 공격하는 T세포를 만들 수 있지 않을까?

젤리그 에쉬하르라는 카리스마 넘치는 이스라엘 연구자가 정확 히 그런 일을 해냈다. 1980년대 초반 그는 T세포에서 정확히 들어 맞는 항원을 '보는' 부분, 즉 TCR이 어떻게 해서 항체와 비슷한 방 식으로 작용하는지에 관해 생각하기 시작했다. 각각의 TCR은 마치 단백질로 된 당근처럼 T세포의 표면에 파묻혀 있다. 세포 밖으로 뻗어 나와 항원의 형태를 인식하는 부분은 항체에서 항원을 꼭 붙 잡는 단백질 집게발과 매우 비슷하다. 에쉬하르는 TCR의 끝부분을 잘라내고 진공청소기에 틈새 청소용 액세서리 팁을 연결하듯 새로운 항체를 붙이는 모습을 상상했다. 액세서리 팁이 딱 하나만 있을 필요도 없다. 각각 서로 다른 항원을 특이적으로 인식하고 결합하는 액세서리 팁을 무한히 결합시킬 수도 있다.

이론을 현실화하려면 환상적인 생물공학적 기술이 필요했지만 1985년 에쉬하르는 자신의 개념을 간단히 입증해냈다. 우선 그는 자신의 원시적인 CAR을 'T-바디T-body'라고 명명했다. 그저 T세포를 조금 변형시켜 자신이 선택한 항원 표적을 인식하게 한 것이었다. (항원 표적은 트리코피톤 멘타그로피테스Trichophyton mentagrophytes라는 진균이 생성하는 단백질이었다. 이 진균은 무좀균으로 더 잘 알려져 있다.) 이 소박한 실험이 놀랄 만큼 다양한 가능성의 시작이었다.

1989년 에쉬하르는 주변의 권유로 미 국립 암연구소의 스티브 로젠버그 연구실에서 안식년을 보내며 젊고 명석한 의사들과 함께 연구했다. 패트릭 후 박사도 그중 하나였다. 당시 이들은 IL-2와 T세포 이전transfer 연구에서 몇 가지 새로운 소견을 밝혀낸 참이었다. 후 박사는 그 결과를 보다 많은 암환자에게 적용시키기 위해 애쓰고 있었다. 계획은 종양 항원을 인식하는 특정 T세포 집단에 종양괴사인자TNF 유전자를 삽입하여 종양을 공격하게 한다는 것이었다. 이들 '종양 침윤 림프구TIL'는 종양을 공격하기 좋은 위치까지 접근했지만 어쩐 셈인지 그 자리에 가만히 머물러 있을 뿐이었다 (당시에는 그 이유를 몰랐다). 종양이 PD-L1이나 기타 종양 미세환경에 존재하는 다른 속임수를 사용하여 공격을 중단시켜버렸던 것이다.

후 박사의 관심사는 어떻게든 TIL을 작은 유도 미사일로 전환시켜 종양 깊숙이 침투한 후 탐재된 TNF 사이토카인을 발현하게 만드는 것이었다. 유도 미사일에는 다양한 종양 항원을 표적으로 삼는 맞춤형 유도 시스템이 필요했다. "젤리그는 이미 항체와 T세포를 조합하여 뭔가를 표적으로 삼게 할 수 있다는 사실을 입증했습니다. 중요한 점은 과연 그런 방법으로 암세포를 표적으로 삼아 공격할 수 있느냐는 것이었지요." 후 박사의 설명이다.

후 박사는 새로운 유전자를 T세포에 주입하는 데 상당한 경험이 있었다. "1990년대에는 그런 작업이 정말 힘들었습니다." 결국 그들은 레트로바이러스를 운반체로 사용하는 방법을 개발했지만(최근에는 CRISPR를 이용한다), 그전까지는 한 번에 한 개씩 아주 미세한 바늘을 T세포에 찔러 넣어 유전자를 미세 주입하는 작업을 사람 손으로 해야 했다. "젤리그와 저는 정말 많은 시간을 함께 보냈죠. 저희 말고도 연구실에는 밤새워 일하는 사람이 많았어요." 이들의 연구는 에쉬하르가 T-바디를 통해 증명한 개념을 토대로 한 것이었다. 즉, T세포를 유전적으로 조작하여 전혀 다른 TCR을 발현시키고 결국 뭔가 다른 것을 표적으로 삼도록 만드는 것이었다.[3] 오랜 시간이 필요했고 항상 원하던 결과가 나온 것도 아니었지만, 개념을 입증하는 데는 충분했다. 그 결과 발표된 논문은 CAR-T라는 새로운 이름과 함께 몇 가지 매력적인 가능성을 예고했다. 그들은 T세포의 조종간을 다른 것으로 바꾸는 데 성공했고, 그렇게 함으로써 T세포가 나아가는 방향을 바꿀 수 있었다. 가장 중요한 사실은 T세포가 특정한 암을 표적으로 삼아 찾아가도록 했다는 점이다.

부분적으로 초기 CAR-T가 효과적인 항암 요법이 되지 못한 것은 차량에 비유하면 성능이 매우 떨어지는 허접한 차였기 때문이다. 로보캅처럼 강력한 성능을 바라고 제작한 T세포들은 암세포를 살상하기는커녕 자가 복제를 할 때까지도 버티지 못했다. 이 문제를 비롯하여 몇 가지 유전공학적 문제를 영리하게 해결하여 진정 '살아 있는 약물'을 창조한 것은 메모리얼 슬론 케터링 암센터의 연구자 미첼 새덜레인의 업적이다. 그는 자신이 제작한 새로운 CAR에 중요한 표적을 새로 제공하기도 했다. 일부 혈액암 세포 표면에 존재하는 CD19라는 단백질이었다. 그 결과 탄생한 2세대 CAR은 매끈하게 잘 빠진 데다 자가 복제 기능까지 갖추고 넉넉한 연료를 실은 채 중요한 목표를 향해 질주할 준비를 갖춘 스포츠카 같았다.[4] 새덜레인 연구팀은 새로운 2세대 CAR의 염기서열을 로젠버그 연구팀 및 베데스다에서 북쪽으로 240킬로미터 떨어진 펜실베이니아 대학의 연구자이자 의사인 칼 준 박사 연구팀과 공유했다. 칼 준은 이들의 아이디어와 다른 사람들의 아이디어를 빌려와 새로운 모델을 구축하고,[5] 자기 팀의 아이디어도 몇 가지 추가했다.

세 곳의 연구팀은 이제 자신들이 개발한 놀랄 정도로 복잡하고 강력한 실험적 항암요법을 최초로 인간을 대상으로 시험하는 데 노력을 집중했다. 어떤 의미에서 이들의 연구는 서로 분리할 수 없다. 때때로 함께 연구하기도 했다. 하지만 바깥 세상에 CAR-T라는 인류의 멋진 신세계를 최초로 소개한 것은 준의 연구팀에서 그때 막 시작했던 임상시험들이었다.

유전자를 세포에 주입하는 기술은 후 박사가 일일이 손으로 주사했던 시대를 벗어나 눈부시게 발전하고 있었다. 현대화된 CAR 조립라인의 첨병은 새로운 목적을 수행하도록 재프로그램한 어떤 바이러스의 껍질이었다. 바로 에이즈를 일으키는 인간 면역결핍 바이러스human immunodeficiency virus, HIV였다. 재프로그램된 바이러스는 질병을 옮기는 것이 아니라 환자의 T세포를 '감염'시켜 새로운 유전정보를 전달했다. 새로운 지침을 전달받은 T세포는 다른 종류의 TCR을 발현했다. 오직 급성 림프모구 백혈병acute lymphoblastic leukemia, ALL에 걸린 B세포의 표면에 발현되는 한 가지 단백질만 표적으로 하는 수용체였다.[6] 급성 림프모구 백혈병은 어린이 백혈병 중에서 가장 흔한 유형이다.[7]

HIV는 이런 임무를 수행하기에 더없이 적절한 바이러스다. 백혈병과 마찬가지로 에이즈 역시 면역계의 질환이기 때문이다. HIV는 T세포, 구체적으로 조력 T세포를 감염시키는 데 특화되어 있다. 조력 T세포는 사이토카인을 내뿜는 쿼터백처럼 질병에 대한 면역반응을 지휘하고 조절하는 역할을 한다. 하지만 HIV에 감염되면 이런 기능을 수행하지 못하므로 전신적으로 후천성 면역기능이 점점 소실된다. 이런 상태가 바로 후천성 면역결핍 증후군acquired immune deficiency syndrome, AIDS, 즉 에이즈다.

1990년대에 준은 유명한 백혈병 전문의로서 미 국립 보건원에서 HIV의 놀랄 만큼 효율적인 유전정보 전달 시스템을 직접 경험했다. 살해 T세포를 재프로그램하여 에이즈 환자의 감염된 조력 T세포를 추적 살상하도록 하는, CAR과 유사한 실험적 치료에 참여하기도 했다.[8] 또한 건강한 기증자의 혈액에서 T세포를 추출한 후 수십 년을 버틸 수 있을 정도로 튼튼하게 배양하는 기술을 개발했다. 인간을 대상으로 한 최초의 CAR 임상시험은 HIV에 대한 것이었다. 초기 데이터는 좋았지만, 미처 끝마치기도 전에 쓸모 없는 연구가 되고 말았다. 1997년 HIV의 증식을 차단하는 단백분해효소 억제제가 개발되었기 때문이다. 이 약물은 하루아침에 수많은 환자들의 예후와 함께 준 박사의 연구 방향을 완전히 바꿔버렸다. 그는 펜실베이니아 대학으로 자리를 옮겨 필라델피아 어린이 병원에서 환자를 진료하며 연구를 계속했지만 전혀 다른 질병에 초점을 맞추었다. 지극히 개인적인 동기에서였다.

1996년 준 박사의 부인인 신시아는 난소암 진단을 받았다. 전통적인 치료에 반응이 없자 그는 아직 걸음마 단계에 불과했던 면역요법 쪽으로 눈을 돌렸다. 그리고 다른 연구실에서 개발하여 유망한 결과를 보고한 면역요법용 백신을 자신의 연구실에서 직접 맞춤형 버전으로 변형시켰다. 그는 이 백신을 GVAX라고 명명했다.[9]

"그때만 해도 연구실에서 수행한 실험을 임상시험 단계까지 끌고 가는 것이 얼마나 어려운지 전혀 몰랐습니다." 준 박사의 회상이다. 그는 GVAX가 시대를 앞서가는 치료라고 생각했고 부인에게도 좋은 반응을 나타낼 것이라고 믿었다. 하지만 당시 개발된 모든 암 백신이 그랬듯 효과는 오래 지속되지 않았다. 그때 준 박사는 어찌된 셈인지 몰라도 종양 자체가 면역반응을 중단시켜버린다는 느낌을 받았다. "짐 앨리슨의 연구를 알고 있었습니다. 그가 만든 항체를 마우스에게 투여하면 면역요법이 더 좋은 효과를 나타낸다는 사실도 알았죠. 당연히 두 가지를 조합해야겠다는 생각이 들었습니다." 준이 몇 번이고 연락했지만 제약회사에서는 어렵게 얻은 항 CTLA-4 항체를 나눠주지 않았다. "정말 절망스러웠지요." 결국 신디 준은 2001년 46세의 나이로 세 명의 자녀를 남기고 세상을 떠났다. 준 박사는 비통한 마음을 연구에 쏟았다. 최대 관심사는 항암 치료로서 CAR을 "가장 우선적으로 고려할 중요한 약물"로 만드는 일이었다.[10]

9년 뒤, 마침내 모든 준비가 끝났다. 처음 이 약물을 시도한 환자 중 하나가 에밀리 화이트헤드였다. 여섯 살 난 소녀 에밀리는 치료 방법이 없는 ALL이었다. 어린이 ALL 환자 중 85퍼센트는 전통적인 치료 방법이 잘 듣는다. 하지만 15퍼센트는 오래 살지 못하는데, 에밀리는 여기에 해당했다.

에밀리는 이미 20개월간 항암화학요법을 견뎌냈다. 하지만 불과 몇 주간 생명을 연장했을 뿐이었다.[11] 이제 아이의 혈액 속에서 암세포는 매일 갑절로 늘어났다. 골수 이식은 더 이상 가능한 선택이 아니었다. 마침내 에밀리의 부모인 톰과 캐리는 사랑하는 딸이 그 해를 넘기지 못할 것 같다는 말을 들었다. 주치의는 아이를 호스피스 병동에 보내는 것이 어떠냐고 제안했다. 그 생각이 너무 끔찍해 부모는 마침내 어려운 결정을 내렸다.[12] 2010년 펜실베이니아 대학 연구팀이 인간 임상시험 승인을 따냈을 때 그들은 관련된 위험, 최초로 어린이 환자를 대상으로 실험을 하는 데 따르는 위험에 대해 환상 따위는 갖고 있지 않았다.

생명이 무엇인지 정의할 때 바이러스는 생물과 무생물을 가르는 경계선상에 존재한다. 심지어 바이러스는 세포라고 할 수도 없다. 다리가 달린 단백질 껍질 속에 유전자만 달랑 들어 있을 뿐이다.[13] 스스로 증식하지도 못한다. 더 크고 복잡한 세포를 감염시켜 자신의 유전적 청사진을 처리하도록 만들 뿐이다. HIV는 인간 T세포를 감염시킨다. T세포 속에 자신의 바이러스 유전자를 주입한다는 뜻이다. HIV의 T세포 감염 능력은 놀랄 만큼 뛰어나, 숙주인 인간에게는 곧 죽음을 의미한다. 하지만 그런 성질을 역이용하면 CAR-T에 유전적 청사진을 전달하는 데 이상적인 전달체로 활용할 수 있다.

준 박사의 연구실에서는 HIV 안에 들어 있는 유전 물질을 깨끗이 비운 후 새로운 유전정보를 채워 넣었다. 그리고 에밀리의 혈액에서 세심하게 분리해낸 T세포를 이런 바이러스로 감염시켰다. 원래대로라면 T세포는 HIV 유전자를 계속 복제해냈겠지만, 이제 전혀 새로운 유전정보가 주입되었기 때문에 살해 T세포는 암살자로 재프로그램되었다. 에밀리의 경우 재프로그램된 T세포들은 백혈병에 걸린 B세포 표면에 발현된 CD19 단백질을 표적으로 삼았다. 건강한 사람에게 B세포는 정상 면역계를 유지하는 데 필수적인 요소다. 하지만 에밀리 같은 ALL 환자에서는 돌연변이가 일어난 B세포가 무한 증식하여 혈액암을 일으킨다. (혈액을 원심분리하면 B세포들이 모여 있는 층은 흰색을 띤다. '백혈구'란 말과 B세포의 암인 '백혈병'이란 말은 모두 여기서 유래했다.)

필라델피아 어린이 병원에서는 몇 주간에 걸쳐 에밀리의 혈액을 채취하여 원심분리한 후 T세포를 골라냈다. 그리고 T세포들을 바이러스로 감염시켜 아이의 백혈병 세포를 표적으로 삼는 TCR이 발현되도록 재프로그램했다. 마침내 이렇게 재프로그램된 CAR-19 T세포가 가득 찬 정맥 주사용 백이 매달리고 내용물이 에밀리의 몸속으로 서서히 주입되었다.[14] 세 번째 치료를 마칠 때쯤 부작용이 나타나기 시작했다. 강력한 면역세포들이 백혈병 세포에 맹공을 퍼붓자 그 과정에서 쏟아져 나온 사이토카인들이 에밀리의 온몸을 휩쓸었다.

그때만 해도 의사들은 새로운 T세포 요법의 극심한 독성에 익숙하지 않았다.[15] 현재는 이런 독성이 잘 알려져 있으며 심지어 몇 가지 다른 이름으로 불린다. 가장 과학적인 명칭은 '사이토카인 방출 증후군cytokine release syndrome, CRS'이지만, 기억하기 쉬운 이름은 '사이토카인 폭풍cytokine storm'이다. 격식을 차리지 않고 일상적으로 부를 때는 그저 '난장판shake and bake'이라고도 한다. 이런 이름에서 알 수 있듯이 T세포들이 미친 듯 살육을 벌일 때 방출되는 신호전달 화학물질들이 광풍처럼 온몸을 휩쓸면 환자는 매우 견디기 힘들고 위험한 여러 가지 증상에 시달린다. 독감에 걸렸을 때 자리에서 일어나지도 못할 정도로 앓는 것은 우리 몸속에서 면역계가 독감 바이러스와 싸우며 일어나는 일종의 면역학적 부작용 때문이다. 그런 증상을 엄청나게 증폭시켜놓은 것이라고 하면 짐작이 갈 것이다. 의무기록에 따르면 에밀리의 CRS는 그중에서도 '중증'이었다. 어린이들은 성인보다 면역기능이 훨씬 강하다. 따라서 최초의 어린이 CAR-T 환자였던 에밀리의 CRS는 어느 누구도 예측하지 못할 정도로 극심했다. 아이는 땀을 흘리며 덜덜 떨었고, 숨도 제대로 쉬지 못했다. 혈압은 위험 수준까지 떨어졌다. 체온이 40.6도를 기록하자 의료진은 급히 에밀리를 중환자실로 옮겼다. 이제 아이는 기도에 관을 꽂은 채 인공호흡기로 숨을 쉬었다. 코에도 위로 통하는 튜브가 삽입되었다. 5일째 되는 날, 스테로이드가 투여되었다. 항 CTLA-4 항체를 투여받은 일부 환자에게서 때때로 독성을 줄여준다고 보고되었기 때문이었다. 소용없었다. 아이의 열은 잠깐 떨어지는 듯했다가 연안에 불어닥친 태풍처럼 맹렬한 기세로 다시 올라갔다. 7일째가 되자 복합장기부전(몸속의 주요 장기들이 한꺼번에 기능을 잃는 현상 – 옮긴이)이 찾아왔다. 인공호흡기 덕에 간신히 버티는 아이의 몸은 뜨거운 물을 담은 병처럼 부풀어 올랐다. 백혈병이 아니라 치료 때문에 죽게 될 판이었다.

다급해진 종양 전문의 스테폰 그러프 박사[16]는 아이의 혈액에서 생각할 수 있는 모든 면역 관련 분자들의 수치를 측정해보라고 검사실 직원들을 닦달했다. 두 시간 뒤 결과가 나왔다. 두 가지 숫자가 눈길을 끌었다. 인터페론 감마INFγ와 인터루킨-6IL-6 수치가 크게 상승해 있었다. 그러프는 오후 세 시에 열린 연구진 회의에 검사 결과를 가져가 어떻게 대처해야 할지 상의했다. 아무도 입을 열지 않았다. 에밀리의 IL-6 수치는 정상치의 약 1천 배에 이르렀지만 팀원들은 하나같이 매우 혼란스러운 소견이라고 할 뿐이었다. 그도 그럴 것이 IL-6는 면역계에서 워낙 많은 역할을 수행하는 사이토카인이었다. 염증을 일으키기도 하고 가라앉히기도 했다. 류머티스성 관절염에서 염증을 일으키는 데 부분적으로 관여하기도 했다.[17] 바

키메라   267

로 이 점이 에밀리 화이트헤드를 살렸다.

준 박사는 개인적으로 어린이 류머티스성 관절염이 얼마나 무시무시한 병인지 잘 알았다. "제 딸들 중 하나가 그 병을 앓고 있습니다." 다행히 그의 딸은 증상이 잘 조절되어 정상적인 생활이 가능했지만, 준 박사는 스스로 이 병을 연구하면서 수년간 IL-6 수용체를 차단하여 염증과 부기를 가라앉혀줄 유망한 항체가 개발되는 과정을 꼼꼼히 추적하고 있었다. 그 항체는 불과 몇 개월 전에 토실리주맙tocilizumab이라는 이름의 관절염 치료제로 FDA의 승인을 받았는데, 준 박사는 혹시라도 딸에게 필요할 경우에 대비하여 그 약을 예비로 꽤 많이 갖고 있었다. "암 쪽에서 일하는 사람들은 이런 약이 있다는 사실조차 몰랐죠. 알아야 할 이유가 없었으니까요. 제가 이 약을 알았다는 건 정말 순전히 행운이었습니다." 준 박사는 스스로 질문을 던져보았다. '새로운 관절염 약이 과연 백혈병을 앓는 아이에게 도움이 될까?'

IL-6가 사이토카인 폭풍을 일으킨 원인이라면 도움이 될지도 몰랐다. 이 문제에 관해 조언해줄 전문가는 아무도 없었다. 전혀 새로운 분야였고, 이 분야에서는 '바로 그들이' 전문가였다. 시간이 없었다. 아이의 열은 42도에 육박했다. 의료진은 가족들에게 만일의 경우 심폐소생술을 시행할지 묻고 있었다. 그러프 박사는 토실리주맙 처방전을 써서 손에 들고[18] 에밀리의 생명이 차츰 꺼져가는 중환자실로 뛰어들어가 계획을 설명했다. "의사들이 카우보이 같다고 하더군요." 이전까지 CRS 환자에게 이 약을 써본 일이 없었고, 심지어 그런 치료를 제안한 사람도 전혀 없었다. 완전히 새로운 치

료였다.[19]

　그러프 박사는 토실리주맙을 에밀리에게 주사했다. 시간이 지나면서 아이의 몸속에 들어간 항IL-6 항체들이 수용체를 차단하자 사이토카인 폭풍이 가라앉기 시작했다. 이후 며칠간 인공호흡기 치료와 혈압을 유지하기 위한 약물들을 서서히 줄일 수 있었다. 하지만 아이는 여전히 혼수상태에서 깨어나지 못했다. 일주일 후 의료진이 〈해피 버스데이〉 노래를 부르던 중에 아이는 눈을 떴다. 정확히 일곱 살이 되던 날, 죽음의 강을 다시 건너 세상으로 돌아온 것이었다.

◇◇◇

　CAR-T는 로보캅처럼 엄청난 살상 능력을 지닌 림프구다. 새덜레인 박사는 '살아 있는 약물', 준 박사는 때때로 '연쇄 살인마'라고 부를 정도다. 단 한 개의 CAR-T 세포가 수십만 개의 암세포를 살상할 수 있다. 그래서 환자는 면역치료를 가장 열렬히 지지하는 전문의들조차 터무니없다고 생각할 정도로 짧은 시간 내에 관해 상태에 도달한다. CAR-T 세포를 주입한 지 불과 4주 뒤 시행된 에밀리의 생검 결과는 NED였다. 질병의 증거가 전혀 없었다. 검사 오류라고 생각한 준 박사는 두 번째 생검을 지시했다. 오류가 아니었다. 치료가 대성공을 거둔 것이었다. 에밀리에게는 약물로서, 연구진에게는 개념 증명으로서의 성공이었다. 두말할 것도 없이 좋은 일이었지만, 그걸로 모든 일이 해결된 것은 아니다. 에밀리 말고도 똑같은 치료를 받은 어린이 백혈병 환자들이 있었다.

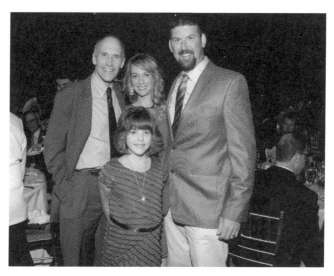

• (왼쪽부터) 칼 준 박사, 캐리 화이트헤드, 톰 화이트헤드, 어린이 암환자 중 최초로 CAR-T 치료를 받은 그들의 딸 에밀리. (암연구소 제공)

준 박사 역시 또 다른 어린이 ALL 환자를 똑같은 방법으로 치료했다. 10세 소녀였다. 그 아이도 CAR-T 치료에 좋은 반응을 보여 관해 상태에 접어들었지만, 두 달 뒤 재발했다. 생검 결과 백혈병 세포는 또다시 돌연변이를 일으켜 표적 단백질인 CD19를 아예 발현하지 않는 B세포로 변해 있었다. 암세포가 옷을 바꿔 입은 것이다. 더 이상 아이에게 줄 CAR-T가 없었다. 2012년 9월 에밀리 화이트헤드는 다시 학교로 돌아갔고, 이내 전국적인 화제가 되었다. 기적의 주인공으로 〈굿모닝 아메리카〉(40년 이상 미국 ABC TV에서 방송 중인 아침 뉴스 프로그램 – 옮긴이)에 출연한 후에는 암 치료에 있어서도 달 탐험 계획에 비견할 만한 성공이 가능하다는 희망의 상징으로 떠올랐다. 바로 그때 다른 소녀는 암으로 세상을 떠나고 말았다. 아직도 할 일이 많다는 사실을 일깨우는 슬프고도 겸허한 상징이었다.

◇◇◇

CAR-19 T세포 임상시험을 가장 먼저 시작한 것은 새덜레인 박사와 메모리얼 슬론 케터링 연구팀이었지만 결과를 가장 먼저 발표한 것은 미 국립 암연구소의 로젠버그 박사팀이었다. 이들 역시 CAR-T 시험에 성공하여 림프종 환자에게서 종양이 줄어드는 것을 관찰했다.[20] 그 결과 역시 강력했지만 어린이 암 환자에게서 거둔 완벽한 성공만큼 극적인 것은 아니었다. 새덜레인 박사팀의 놀라운 성공은 각종 언론의 헤드라인을 장식했고, 이에 따라 면역치료 분야 전체가 활기를 띠면서 CAR-T 연구 자금 조달과 향후 개발 계획이 급속히 진행되었다. 이제 검증된 기술을 의약품으로 전환할 차례였다. 한때 협력 관계에 있던 연구팀들은 이제 경쟁자가 되어 각자 파트너가 될 제약회사를 찾아 나섰다. 미 국립 암연구소 팀은 카이트 파마Kite Pharma[21]와 손을 잡고 예스카르타Yescarta[22]라는 CAR-T 의약품을 거대 B세포 림프종 치료 목적으로 승인받았다. 메모리얼 슬론 케터링 팀은 프레드 허친슨 암연구센터Fred Hutchinson Cancer Research Center 및 시애틀 어린이 연구그룹Seattle Children's Research Group과 함께 주노 테라퓨틱스Juno Therapeutics와 손잡았다. 거대 제약회사 노바티스Novartis는 펜실베이니아 대학으로부터 CAR-T 기술 사용권 계약을 맺고 FDA 승인을 얻은 후 에밀리 화이트헤드에게 투여했던 치료제를 킴라이아Kymriah라는 상표명으로 판매하고 있다. 판매 승인을 받은 것은 2017년이지만 CD19 CAR-T 치료는 이미 100명이 넘는 어린이를 비롯하여 수천 명의 암환자에게 새로운 생명을 찾아주었다. 면역요법이 암이라는 질병과 인간 사이의 관계를 얼마나 빨리 변화시키고 있는지 보여주는 가장 좋은 예라 할 것이다.

◇◇◇

킴라이아는 약물인 동시에 상품이다. 멋진 투명 포장에 담긴 채 검붉은 주황색으로 빛나는 액체 형태로 제공된다. 각각의 제품은 환자 자신의 T세포를 유전공학적으로 처리한 개인 맞춤형 약물이다. 한 번 주입받는 데 드는 비용은 현재 47만 5,000달러이다. 입원비가 추가되므로 총 비용은 환자당 100만 달러 정도다. 급성 B세포 림프종에 그다음으로 좋은 치료는 골수 이식으로 비용은 10만 달러를 넘는다. (이런 '경제적 독성'은 현재 항암면역요법 등 첨단 치료의 또 다른 중증 부작용으로 지적된다. 이런 비용이 적절한지, 공정한지, 정당화될 수 있는지는 논의할 가치가 있는 주제이지만 이 책의 범위를 벗어난다.)

CAR-T 환자의 치료 과정은 대략 이렇다. 일단 적절한 환자를 선정한다. 대개 다른 방법으로는 치료가 불가능한 어린이 림프종 환자들이다. 환자는 노바티스사에서 인증한 병원을 방문한다. (2018년 2월 현재, 미국 전역에서 23개 치료 센터가 인증을 받았다.) 병원에서는 환자의 혈액을 채취한 후 2200-2500rpm으로 15분 이상 원심분리하여 혈장, 혈소판, 기타 혈액 성분으로부터 T세포를 분리한다. 분리된 T세포들을 특수 밀착 용기에 넣은 후 극저온 냉동시켜 뉴저지주 모리스 플레인스에 위치한 1만 6,700평방미터 규모의 노바티스 중앙연구소로 보낸다. 노바티스에서는 T세포를 해동시킨 후 환자의 암세포에 특이적으로 발현되는 단백질을 인식하도록 유전공학적으로 조작한다. 이 과정은 단계별로 진행된다. 우선 T세포를 활성화시킨다. 그 후 바이러스에 의한 형질 도입 기법을 이용하여 새로운 유전정보를 주입한다. 이 T세포들을 배양하여 수억 개 단위로 증식시킨다. 엄청난 살상 능력을 갖게 된 T세포 복제 군단을 다시 냉동시켜 인증 의료기관으로 돌려보낸다. 의료기관에서는 수령한 약물을 해동시켜 환자의 몸속에 주입한다.

냉동 보존 기법 덕분에 전 세계 환자들이 이런 치료를 이용할 수 있다. 병원에 들어간 순간부터 맞춤형 T세포 치료를 완료할 때까지 걸리는 시간은 22일이다. 예비 데이터를 분석한 결과, 맞춤형 T세포 치료는 지금까지 가망이 없었던 환자들에게 장기적인 반응을 유도하는 비율이 높다. 에밀리 역시 2018년 8월까지 관해 상태를 유지하고 있어 행복한 통계 속에 포함되었다.

물론 아주 오랜 세월에 걸쳐 진화해온 면역계의 온갖 인자들, 피드백 회로, 기타 다양한 견제와 균형 기전을 공학적으로 조작하는 데는 엄청난 위험이 따른다. 환자, 특히 어린이 환자에게 완벽하게 검증되지 않은 실험적 치료법을 사용하는 것 역시 매우 두려운 일이다. 이런 치료는 최악의 경우 죽음이라는 부작용을 일으킬 수 있다. 하지만 치료 방법이 없는 백혈병의 끝에는 죽음이 기다린다. 사이토카인 폭풍에 대한 새로운 치료법이 알려지면서 최초로 시행된 실험적 치료 데이터를 종합한 결과, 이익이 위험을 크게 상회한다는 사실이 입증되었다. 사실 이런 환자들에서 CAR-T는 관련된 통계 숫자들을 하루아침에 완전히 뒤바꿔놓았다. 이전에 생존율 0퍼센트였던 ALL 환자군의 경우, 현재 추정 생존율은 83퍼센트 이상이다. CAR-T의 두 번째 목표는 거대 B세포 림프종이다. 그 밖에도 새로운 악성 종양들이 속속 시험 대상에 합류하고 있으며, 몇몇 질병에 대해서는 이미 임상시험이 진행 중이다. 새로운 목표 질환은 백혈병, 만성 림프구성 백혈병, 다발성 골수종, 재발성 교모세포종, 진행 난소암, 중피종 등이다. 아직도 고형 종양은 상당히 어렵지만, 기술이 새롭고 강력하며 매우 빠른 속도로 발전하는 데다 몇몇 스핀 오프spinoff(연구에 참여했던 사람이 그 연구 결과를 바탕으로 창업하는 것 - 옮긴이) 기업에서는 헌혈 받은 T세포를 이용하여 맞춤형이 아닌 CAR-T 기성품 버전의 개발을 추구하고 있다. 프랑켄슈타인 같은 살상 세포가 통제를 벗어나 날뛰는 경우 플러그를 뽑듯이 무력화시킬 수 있도록 CAR-T 세포에 '중단 스위치'를 프로그래밍하는 방법을 연구하는 기업도 있다. CAR-T는 2017년에 처음 승인되었다. 너무나 강력하고 너무나 새로운 치료법이므로 어디까지 발전할지 상상조차 불가능하다. 그것이 어떤 모습이든 이제 에밀리 화이트헤드 같은 환자들이 그 혜택을 보리라 기대할 수 있다.

8장

골드러시가 지나간 후

면역관문 억제제가 봇물처럼 쏟아져 나오는 가운데 신약 개발 노력이 전 세계적으로 진행되는 현재의 상황. 치료비가 엄청나게 드는 점은 해결해야 할 과제이며, 결국 개발 자금은 국민의 세금이 재원이다.

보통 4음절로 발음되는 새로운 면역항암요법제들은 이제 슈퍼볼 (미국 프로 미식축구 결승전. 우리나라 프로야구의 코리안 시리즈와 마찬가지로 전국적인 관심 속에 치러진다 – 옮긴이) 경기 중에 광고가 나올 정도다. 새로운 '지미 카터 약물'은 더 이상 신기하거나 새롭지 않다. 하지만 항암면역요법 분야에서 최초의 혁신을 둘러싼 놀라움과 흥분과 희망은 엄청난 것이었다. 덕분에 이 분야에 새로운 관심과 연구비 지원이 봇물이 터지듯 밀려들었고, 이는 다시 과학 발전 속도를 비약적으로 상승시켰다. 그 결과 생물학자 에드워드 O. 윌슨이 '통섭'이라고 부른 현상이 일어났다. 전혀 다른 분야의 전문가들이 공통의 관심사를 논의하고 자신들의 생각을 공유하는 데 필요한 공통의 언어를 찾아내는 지적 시너지 효과가 생긴 것이다. 이제 세포 생물학자와 면역학자와 바이러스학자와 종양 전문의들이 더 이상 불

필요한 논쟁을 하지 않고 서로 대화를 나눌 수 있게 되었다. 사상 최초로 모두가 암-면역 상호작용의 전모를 들여다볼 수 있게 된 것이다. 지금까지 어느 부위인지도 모르고 코끼리의 몸을 더듬던 장님들이 갑자기 눈을 떠 의미 있는 일에 착수할 수 있게 된 셈이다.

현재 항암면역요법 분야에서는 재능 있는 전문가들이 수십억 달러에 이르는 연구비 지원을 받아가며 헌신적으로 일하고 있다. 70년 전 윌리엄 콜리의 딸이 시작한 암연구소처럼 몇몇 선구적 연구 지원 기관이 외롭고 힘겹게 지켜왔던 이 분야에 이제는 수많은 단체들이 모여 든든한 인프라를 구축했다. 굵직한 예만 들더라도 전체적인 맥락에서 의학을 재정의하고 그 위에서 암에 초점을 맞추는 연구들을 지원하는 바이든 부통령의 '문 샷' 암정복계획Biden 'moon shot' Cancer Initiative, 전례 없이 몰려드는 연구자들과 임상시험을 조정하고 자금을 지원하는 파커 항암면역요법 연구소Parker Institute for Cancer Immunotherapy, 어마어마한 기부금이 직접 연구와 임상시험에 사용되도록 지원하는 스탠드 업 투 캔서Stand Up to Cancer, SU2C 등의 대중운동 단체, 골드러시 행렬에 뛰어든 수많은 제약회사와 스타트업 기업들, 이들에게 자금을 지원하는 생명공학 벤처 투자자들이 있다. 이런 분위기를 두고 현존하는 모든 제약회사는 둘 중 하나라는 재치 있는 농담이 유행하기도 했다. 첫 번째는 항암면역요법에 깊이 관여하고 있는 회사, 두 번째는 그렇게 되기를 원하는 회사라는 것이다.

모든 이해 당사자, 즉 기관, 개인, 그리고 무엇보다 환자들의 목표는 암이라는 질병을 당뇨병이나 고혈압처럼 '심각하지만 관리 가능한 만성 질환'으로 바꾸는 것이다. 아직은 조심스럽지만 물론 완치를 꿈꾸는 사람들도 있다.

종양 전문의들은 '완치'란 단어를 함부로 입에 올리지 않는다. 하지만 이제 암을 연구하는 최고의 과학자들은 어느 때보다도 자주, 그것도 공개적으로, 완치에 대해 말한다. 우리가 이미 일부 환자에게서 암을 완치했다는 사실을 끊임없이 상기시키는 셈이다. 목표는 이런 환자 집단을 계속 확장시키는 것이다. 그런 목표를 달성하는 데 도움이 될 항암면역요법에 어떤 것들이 있는지 간단히 살펴보자.

∞∞

항암면역요법을 가장 단순하게 표현한다면 '면역관문 억제제'라고 할 것이다. 말 그대로 면역계를 통제하는 고삐를 풀어버리는 약물들이다. 가장 먼저 개발된 것이 항CTLA-4 항체인 이필리무맙이다. 2011년 전이성 흑색종 치료제로서 FDA 승인을 획득했다.[1] 이 약물은 즉시 말기 흑색종 환자의 사망률을 28-38퍼센트 감소시키며 항암치료의 판도를 바꿔놓았다. 첫 번째 제1상 임상시험이 2001년에 시작되었으므로 환자들 중 20-25퍼센트가 '장기 생존' 이익을 누렸다는 사실도 충분히 입증되었다. 아직 반수에도 크게 못 미치지만, 이 약이 개발되기 1년 전만 해도 생존율은 한 자릿수, 그나마 아주 작은 숫자에 불과했다.

항CTLA-4 제제는 몇 가지 심각한 부작용이 있지만 다른 면역요법이 개발될 수 있는 장을 열었다. 그 성공을 바탕으로 항PD-1/PD-L1 제제 등 보다 선택적인 면역관문 억제제들이 선보일 수 있었다. 현재 승인받은 항PD-1/PD-L1 제제만도 최소 대여섯 가지에 이른다.[2] 모두 은밀한 악수의 어느 한쪽을 차단한다. 어느 쪽을 차단하는 것이 중요한지는 추가적인 임상시험을 통해서만 밝혀낼수 있다. 항PD-1/PD-L1 제제들은 PD-L1을 발현하는 종양에 가장 효과가 좋은 것 같다. 이런 환자들은 장기적인, 때로는 완전한 반응을 나타낸다.[3]

암은 면역계의 공격을 피하기 위해 두 가지 속임수를 쓴다. 아예 면역반응을 일어나지 못하게 방해하거나, 시작된 면역반응을 중단시키는 것이다. 항CTLA-4 제제와 항PD-1/PD-L1 제제는 모두 암의 속임수를 차단하지만, 중요한 차이가 있다. 그 차이는 암이 언제 면역관문을 이용하는지와 관계가 있다. CTLA-4는 보다 광범위한 면역관문이다. 면역반응의 초기에 관여하여 T세포 활성화를 방지한다. 이를 억제하면 보다 전반적인 영향이 나타난다.[4] 한편 PD-1/PD-L1 면역관문은 더 나중에, 즉 T세포가 활성화된 후에 작용한다. 이를 억제하면 보다 특이적인 영향이 나타난다. 비유하자면 이미 전장에 뛰어들어 적과 얼굴을 마주한 상태에서 특수 부대원의 손에 채워두었던 수갑을 풀어주는 것과 같다. 쉽게 짐작할수 있듯이, 항PD 면역관문 억제제가 항CTLA-4보다 부작용이 적고 내약성이 우수하다. 현재 밝혀진 바로 항CTLA-4 제제는 T세포 활성을 상향 조절하는 동시에 면역계가 과도하게 반응하지 않도록 막아주는 조절 T세포regulatory T cell, Treg를 하향 조절한다.

이 제제들은 모두 다른 항암요법과 '함께' 사용했을 때 훨씬 효과적이다. 특히 항PD 제제가 그렇다. 데이터가 계속 축적되고 있지만 대부분의 항암요법이 PD-1/PD-L1 면역관문 억제제와 함께 사용하면 훨씬 효과가 좋다. 물론 항암화학요법도 마찬가지다. 항암화학요법에 의해 일부 종양 세포가 사멸하면 면역관문에서 자유로워진 T세포가 종양 항원을 더 쉽게 인식하고 활성화되어 격렬한 면역반응이 시작되기 때문이다. 예를 들어, 2018년 7월 제3상 임상시험에서 일주일간 데이터를 수집한 결과 항PD-L1 제제와 항암화학요법을 함께 사용하면 소세포폐암과 3중음성 유방암 모두 치료 결과가 유의하게 향상되었다. 수십 년 만에 두 가지 암에 대해 처음으로 의미 있는 발전이 이루어진 것이다.

이전에 실패했던 항암면역요법들도 활발하게 재평가되고 있다. 브레이크를 풀어버렸을 때, 즉 면역관문 억제제와 함께 사용했을 때 효과가 있는지 알아보는 것이다. 이런 병합요법에는 대부분 항 PD-1/PD-L1 제제를 이용한다. 그리고 이제는 거의 항상 면역관문 억제를 염두에 두고 항암요법을 계획한다. 이런 추세에 맞춰 항암요법제를 생산하는 제약회사들은 자사의 제품과 함께 사용할 수 있는 PD 제제를 원하게 되었다. 보고에 따르면 현재 전임상시험preclinical trial과 상업적 출시 사이의 파이프라인에 있는 PD-1/PD-L1 제제는 '164종'에 달한다. 업계 내부에는 중국 내에서 훨씬 더 많은 약물을 개발하고 있을 것으로 짐작하는 사람도 많다. 이런 식의 중복 투자는 지적, 물리적 자원을 가장 효율적으로 이용하는 방법은 아닐지 몰라도 치열한 경쟁에 의해 향후 가격이 떨어질 것이라는 희망을 불러일으키기도 한다.

[이 책에서 다루지 않은 문제가 바로 이렇게 밝은 전망에 따르는 경제적 부

담을 감당할 수 있는 사람이 과연 얼마나 되느냐는 것이다. 여보이Yervoy(항 CLTA-4 제제인 이필리무맙의 상표명)는 4차례 투여받는데, 총 치료비용이 12만 달러가 넘는다. 진행 흑색종에 사용하는 머크Merck사의 항PD-1 항체 키 트루다Keytruda를 1년간 투여받는 데 드는 비용은 15만 달러에 달한다. 끊임없 이 좋은 소식이 들려오는 것은 반갑지만, 그 이면에는 누구나 필연적으로 겪는 질병과 죽음의 경제적 부담을 어떻게 해소할 것인지에 대해 시급하게 답을 내 놓아야 한다는 과제가 도사리고 있다. 암에 걸릴 확률은 누구나 비슷하다. 하지 만 의학적 발전의 혜택을 모든 사람이 누릴 수 없다면 아무리 혁신적인 치료가 개발된다고 해도 인류 전체로서는 퇴보가 될 것이다.]

◇◇◇

면역학 연구자들에게 향후 발전 방향을 물으면 항상 '더 많은 것' 이 개발되리라는 대답이 돌아온다. 더 많은 도구, 더 많은 표적, 더 많은 치료약이 쏟아진다는 뜻이다. 더 많은 약물, 더 많은 FDA 승 인과 신속 심사, 암의 분자적 특이성(간, 폐, 유방 등 돌연변이가 시작된 장기를 기준으로 분류하는 것이 아니라)을 보다 명확히 알려주는 더 많 은 '생체표지자', 환자의 면역계가 지닌 특성을 나타내는 더 많은 '면역 프로파일링'이 결합하면 누가 정확히 어떤 면역요법을 투여 받아야 가장 좋은 결과가 나올 것인지 사전에 알 수 있을 것이다. 이렇게 개인의 고유한 면역 프로파일과 종양의 고유한 유전형에 정 확히 어떤 면역요법이 맞는지 알아내어 개인 맞춤형 항암면역요법 을 시행하는 것이 항암치료의 미래가 될 것이다.[5]

이 다음에 어떤 일이 일어날지 추측해보는 것은 합리적인 태도라고 할 수 없다. 하지만 이 글을 쓰는 현재 가장 유망한(임상을 통해 거의 확실하다고 입증된) 치료는 CAR-T 요법과 CD3 이중특이항체 bispecifics 쪽에서 시작될 것이다. 이 분야를 주목하자. 무척 빨리 변하고 있으니 말이다.

2018년 6월 현재 혁신치료제 지정breakthrough designation 및 FDA 승인을 목표로 시험 중인 새로운 면역항암제는 약 940종으로 보고된다. 그 외에도 1,064종의 새로운 면역요법제가 수많은 연구실에서 전임상 단계를 거치고 있다. 불과 몇 년 사이에 2,004종에 이르는 새로운 항암제가 연구되고 있는 것이다. 의학에서 이런 변화 속도는 매우 이례적이며, 항암치료 분야에서는 처음 있는 일이다. 독자들이 이 책을 읽을 때쯤이면 그 숫자와 이들을 뒷받침하는 과학은 또다시 성큼 나아가 있을 것이다

◇◇◇

주목할 만한 사실이 있다. 〈미 국립과학원 학술지Proceedings of the National Academy of Sciences of the United States of America〉에 실린 연구에 따르면 2010년 이후 FDA 승인을 받은 210종의 신약은 단 하나의 예외도 없이 개발 과정에서 미 국립 보건원의 예산 지원을 받았다. 1천억 달러에 이르는 그 예산은 모두 국민의 세금으로 조성된 것이다. 그러니 혁신은 우리 모두의 것이다.

THE BREAKTHROUGH

9장

바로 지금

솔트레이크 출신 슈퍼밴드 이매진 드래곤스가 콘서트를 통해 타일러 로빈슨이라는 소년의 암 투병을 지원한다. 소년은 결국 암으로 목숨을 잃지만 이를 계기로 새로운 치료법이 알려진다. 과학이 해결하지 못하는 사회적, 경제적 문제를 극복하기 위해 많은 사람이 힘을 모으는 추세를 소개하고, 미래를 위한 연대를 제안한다.

2014년 초여름 제프 슈워츠는 몹시 기분이 좋았다. 많은 이유가 있었지만 자신이 관리하는 유명 밴드가 순회공연을 하고 있다는 점도 그중 하나였다. 이매진 드래곤스는 댄 레놀즈라는 젊은이를 간판으로 하는 4인조 인디록 밴드다. 제프의 말에 따르면 모두 젊고 친절하며 다시없을 정도로 착하고 매우 신앙심이 깊은 청년들이다. 이들은 고향인 유타주 솔트레이크시티에서 만났다. 네 명의 재능 있는 젊은이들이 갑자기 폭발적인 인기를 얻어 2017년에는 〈빌보드〉지에서 최고 인기 뮤지션에 선정되었다. 하지만 록스타가 되었다고 기고만장한 태도는 어디에도 없다. 흔한 일이 아닌 만큼 아름답기도 하다.

모두 말일성도 예수그리스도 교회(모르몬 교회의 정식 명칭 – 옮긴이) 신도인 이들에게 봉사는 특별한 일이라기보다 도덕적 의무다. 자선을 베푸는 것은 밴드의 핵심 원칙 중 하나다. 이들이 남을 위해 가장 먼저 벌인 일 중 하나는 타일러 로빈슨이라는 어린 소년을 격려한 것이었다. 타일러는 횡문근육종이라는 드문 연조직암에 걸렸다. 제4기였다. 밴드가 유타주 프로보에서 공연하기로 되어 있을 때 타일러의 형이 편지를 보냈다. 암을 앓는 동생과 함께 공연을 보러 오겠다는 것이었다. 동생은 평소 그들의 음악을 좋아했는데, 특히 〈바로 지금It's Time〉이란 곡에서 용기를 얻었다고 했다. "천국에 이르는 길은 먹구름 짙게 낀 기나긴 지옥을 통과해야 하네the path to heaven runs through miles of clouded hell"라는 가사에서 희망을 얻어 어렵고 힘든 항암치료를 견뎌냈다고 했다. '혹시 무대 위에서 동생에게 힘내라고 외쳐줄 수 있을까요?' 타일러를 못 알아볼 염려는 없다고 했다. 머리카락이 한 올도 없는 16세짜리 소년으로 너무 말라서 형의 어깨 위에 올라 앉아 있을 거라고 했다.

그날 밤 관객 한 사람이 동영상을 찍었다. 유튜브를 통해 6억 명 이상이 시청한 이 영상을 아직 보지 않았다면 지금이라도 보기 바란다. 감동적이고, 아름답고, 생생하다.¹ 휴대폰으로 찍었는데도 그렇다. 공연 장소는 좁고 붐비는 방이다. 우리는 군중 속에 있다. 하나같이 열광하는 젊은이들이다. 그 도시에 사는 젊은이들이 나란히 어깨를 맞대고 고향 출신 영웅들의 노래를 따라 부른다. 밴드는 바로 앞에 있다. 빨간 스포트라이트가 쏟아지는 무대 위에서 지금 막 노래를 마친 리드 싱어 댄 레놀즈가 마이크 스탠드 앞으로 걸어 나온다.

"조금 진지한 얘기를 하려고 합니다. 약속하지만, 오늘밤 진지한 얘기는 이걸로 끝입니다. 그러니 조금만 흥분을 가라앉히고 귀를 기울여주세요. 제겐 정말 중요한 일입니다." 열광의 도가니에 빠진 젊은이들에게 결코 쉬운 요청은 아니었지만, 자신들의 영웅이 이마를 문지르며 주섬주섬 말을 꺼내자 무슨 일인가 싶어 하나둘씩 고개를 돌린다. 그 순간 소년의 이름을 부르는 소리가 들린다. "타일러 로빈슨!" 댄은 바로 그날 공연 전에 타일러의 이야기를 읽었던 것이다. "정말 큰 영감을 얻었습니다. 제겐 너무나 의미 있는 일입니다……." 그의 입에서 '암'이란 말이 나오자 군중은 더욱 숨을 죽인다.

"그래서, 음, 그의 형이 오늘밤 동생을 위해 노래를 한 곡 불러달라고 부탁했습니다. 이 곡은 타일러를 위한 것입니다. 저희 마음 깊은 곳으로부터 타일러에게 주는 선물입니다!" 댄은 땀으로 젖은 흰색 티셔츠 위로 왼쪽 가슴 심장이 있는 곳을 툭툭 친 후, 연대의 표시로 주먹을 높이 들었다. 그것이 신호였다. 군중 속에서 동의의 함성과 환호가 쏟아지는 가운데 밴드는 수백만 장이 팔려 나간 히트곡의 익숙한 선율을 연주하기 시작한다. 갑자기 군중의 움직임이 바빠지더니 한 소년을 둘러싼다. 낯빛이 창백하고, 머리카락은 한 올도 없으며, 파란색 티셔츠를 입고 있다. 사람들은 차례로 그를 끌어안고 '사랑해 친구I love you man'라는 인사를 건넨다. 갑자기 화면이 흐릿해지더니 소년이 무대 앞으로 나갈 수 있도록 비켜주는 모습들이 보인다. 댄이 가사를, 모두에게 친숙한 가사를 소리 높여 노래하고 있다. 이제 바로 그 앞에 선 타일러는 감동과 흥분에 몸을 떨며, 실패와 긍정을 노래한 한 소절 한 소절마다 고개를 끄덕이고 주먹 쥔 손으로 허공을 두드리듯 박자를 맞춰가며 목이 터져라 따라 부른다.

> 바로 지금 절망의 밑바닥에서 일어서야 해
> 저 높은 곳에 이를 때까지
> 물러서지 마
> And now it's time to build from the bottom of the pit
> Right to the top
> Don't hold back

댄이 다가온다. 타일러의 형이 허리를 굽혀 동생을 어깨에 태우고 일어날 때까지 계속 노래하며 꼭 잡은 소년의 손을 놓지 않는다. 이제 소년은 높이 솟은 채 스포트라이트를 한몸에 받고, 군중들은 모든 것을 이해한다는 듯 환호성을 올린다. '바로 쟤야!' 노래는 후렴구로 접어든다. 모두 하나 되어 목청이 터져라 따라 부른다. 타일러 역시 깊은 신뢰 속에서 후렴구를 외친다. 〈바로 지금〉은 젊음의 찬가다. 모이고 흩어지기를 반복하는 정교한 구성으로 듣는 이의 마음을 벅차오르게 하는 영감 어린 곡이다. 당시 타일러는 항암화학요법을 끝내기 직전이었다. 어쩌면 더 이상 암환자가 아니라 다시 평범한 소년으로 돌아갈지도 몰랐다. 앞날은 누구도 알 수 없지만 그는 바로 그곳에 생생하게 살아 있었다. 그들이 직접 그에게, 친구로서 말을 건네듯 전해준 가사는 그대로 그의 것이었다. 음악이란 그런 것이다. 특히 열여섯 살이라면, 가슴이 찢어질 정도로 슬프고 힘들다면 더욱 그렇다. 소년에게 그 노래는 자신의 삶에 관한 것이었다. 그가 "천국에 이르는 길은 먹구름 짙게 낀 기나긴 지옥을 통과해야 하네"라고 노래할 때 그는 문자 그대로 그 노래를 '살았다'. 군중도 알았다. 쏟아지는 조명 속에서 타일러와 댄이 끌어안고 달콤한 영혼의 입맞춤처럼 머리를 맞댄 채 "바로 지금 시작해야 해"라고 설교할 때 수많은 교구민들은 축복을 보냈다. 휴대폰 카메라로 찍어 몹시 흔들리는 영상 속에서도 우리는 어느 누구보다 밴드 멤버들이 더 놀랐음을 알아볼 수 있다. 노래는 이미 그들 것이 아니었다. 가사도 이미 댄의 것이 아니었다. 그 순간 그 가사의 주인은 불과 1분 전에 만난, 함박웃음을 지으며 확신에 가득 찬, 아름답지만 머리털은 한 올도 없는, 그리고 죽어가는 아이였다.

이것이 제프 슈워츠가 들려준 감동적인 순간 가운데 하나다. 오직 라이브 공연에서만 볼 수 있는, 어디엔가 내려앉은 눈송이가 녹기까지 짧고 아름다운 순간, 바로 그때 그곳이 아니면 결코 느낄 수 없는 전율의 순간이다. 노래는 끝났지만 군중은 그 순간을 그대로 흘려보내려고 하지 않았다. 지직거리며 불꽃이 튀다가 다시 한 번 폭발을 일으키듯, 모두가 '타일-러! 타일-러!'를 연호하며 그대로 사그라들기에는 너무나 소중한 그 순간을 되살렸다.

타일러와 밴드는 공연이 끝난 후에도 계속 연락을 주고받았다. 2011년 말 타일러는 완치 판정을 받았다. 공연장에서 함께 시작한 일이 마침내 완성된 것 같았다. 그 순간 함께 미래를 예언하고 운명에 마법적인 권능을 부여한 결과 마침내 예언이 실현된 것만 같았다. '바로 지금'이라고 외쳤던 그때 간절히 소망한 것이 이루어져 마침내 타일러가 평범한 10대로 돌아갈 수 있게 된 것 아닌가! 하지만 아름다운 이야기가 언제나 해피엔딩으로 끝나는 것은 아니다. 2013년 3월 타일러는 혼수상태에 빠졌다. 뇌 속에는 암세포가 가득 차 있었다. 그는 그해 봄을 넘기지 못했다. 충격이었다. 승리를 거두었다고 생각했기에 더욱 사악한 반전이었다. 수많은 이매진 드래곤스의 팬들, 음악과 젊음의 힘으로 노인에게나 찾아온다고 생각했던 무서운 병을 이겨내는 순간을 직접 목격했다고 믿었던 청년들, 세상에는 자신들의 믿음과 정반대로 너무나 잔인한 일이 너무나 자주 일어난다는 사실을 아직 겪어보지 못한 젊은이들에게는 훨씬 힘들었을 것이다. 젊은 사람이 죽는 것은 언제나 충격적이지만, 다른 젊은이들에게 특히 그렇다. 그야말로 먹구름 짙게 낀 지옥의 길이 끝도 없는 것처럼 느껴지는 순간이었다.

그들 밴드는 마음을 사로잡는 멜로디와 밀레니얼 세대가 열광하는 젊음의 찬가들을 계속 만들어냈다. 직접 암을 치료할 수는 없지만 자신들의 성공을 이용하여 암과 싸우는 사람들을 도울 수는 있었다. 그들은 암환자와 가족들이 겪는 재정적 어려움을 돕기 위해 타일러의 이름을 딴 재단을 설립했다.[2] 암을 이겨낸 회계사 제프가 가장 잘할 수 있는 일이기도 했다. 모든 멤버가 재단을 후원했다. 일정이 되는 대로 함께, 또는 각자 자선 연주회를 열었다. 2014년 7월에는 유럽 순회공연 중에 레놀즈만 하루 짬을 내어 유타로 돌아오기도 했다. 또 다른 젊은 암환자의 치료비를 마련하기 위해 하룻밤 친밀한 분위기 속에서 어쿠스틱 모금 콘서트를 열기 위해서였다. 그 환자는 8년 전 그가 아직 10대였을 때 네브래스카주 오마하

에서 모르몬교 선교 활동 중 젊은 신자들끼리 어울리는 친교의 시간에 만났던 여성이었다.[3]

✵✵✵

킴 화이트[4]는 어떤 의미에서 가족과 같은 이매진 드래곤스 팬 커뮤니티에 속한 젊고 아름다운 여성이었다. 자녀가 하나 있었고, 둘째를 임신 중이었다. 두 번째 임신은 순조롭지 않았다. 원인도 모른 채 혈압이 올라갔다. 약을 써도 듣지 않자 주치의는 초음파 촬영을 지시했다. 11센티미터에 달하는 종양이 오른쪽 콩팥 위에 있는 부신을 복싱 글러브처럼 감싸고 있었다. 의사는 여러 가지 검사를 시행해본 후 종양이 양성이기 때문에 임신과 종양 모두 안전하게 관리할 수 있다는 결론을 내렸다.

하지만 4주 뒤 킴은 헬프 증후군HELLP syndrome(용혈Hemolysis, 간 효소 수치 상승ELevated liver enzymes, 혈소판 감소증Low Platelet count이 특징인 임신 합병증. 사망률이 30퍼센트에 이른다 – 옮긴이)을 일으켰다. 헬프 증후군이란 아직 원인이 확실치 않지만 전자간증preeclampsia(고혈압, 단백뇨 및 부종을 특징으로 하는 임신 합병증. 주로 임신 후기에 발생한다. 발작이 동반되면 자간증이라고 하며 산모와 태아에게 모두 치명적이다 – 옮긴이)과 비슷한 증상을 일으키는 임신 관련 질병이다. 즉시 종양을 제거하고 임신을 중단하는 수술을 받아야 했다. 18주 된 아들이 자궁 밖에서 생존할 가능성은 없었다. 하지만 수술을 하지 않는다면 산모와 태아 모두 생명을 잃을 것이었다.

밴드 멤버들처럼 킴과 남편 트리건 역시 열렬한 모르몬교 신자였다. 이제 그들은 더욱 믿음에 매달렸다. 킴의 아버지와 남편이 안식과 치유를 기원하고 용기를 주기 위해 그녀의 머리 위에 손을 얹었을 때 킴은 예수 그리스도의 존재를 느꼈다. "예수님이 모든 일이 잘될 거라고 약속하며 팔을 벌려 우리 모두를 끌어안아주셨어요." 하지만 수술 뒤로 킴은 청천벽력 같은 말을 들었다. 종양은 암이었다. 그것도 부신피질 암종이라는 흔치 않고 공격적인 암이었다. 병기는 제4기였다. 의사는 운이 아주 좋으면 5년 정도 살 수 있다고 했다.

킴은 항암화학요법을 시작했다. 그녀는 보기 드문 미인이었는데, 특히 길고 탐스러운 금발은 어디서나 눈에 띄었다. 하지만 이제 머리를 짧게 자르고, 머지않아 엄마 없는 아이가 될지도 모른다는 생각을 떠올리지 않으려고 애쓰며 18개월 된 딸을 돌보는 데 매달렸다. 슬프고 두려웠다. 하지만 대부분의 시간 마음을 뒤흔드는 것은 엄청난 분노였다. 그녀는 이렇게 썼다. "밤마다 욕조에 앉은 채 얼마나 화가 나는지, 삶이 얼마나 부당한지, 어떻게 신이 내게 이럴 수 있는지 목청껏 고함을 질러댔다. 맹세컨대 이런 상황에서 떠올릴 법한 나쁜 생각 중 내 입 밖에 나오지 않은 말은 없을 것이다."

교단의 상담자는 그녀가 어떤 일을 겪든 예수님은 이미 그 일을 겪으셨다고 강조했다. 그 일이 얼마나 부당한지 아무도 이해하지 못한다고 해도 예수님만은 이해한다는 것이었다. 그 말을 듣고 킴은 구세주와의 관계, 그리고 신과 종양 전문의에 대한 신뢰에 더욱 매달렸다. 자신이 누리는 축복에 어떤 것들이 있는지 떠올리고, 남은 시간이 얼마인지 몰라도 매일 뭔가 긍정적인 것을 찾으려고 노력했다. "분노를 키워본들 아무런 도움이 되지 않았어요. 사람들은 신체적인 병과 맞서 싸운다는 것이 얼마나 정신적인 일인지 잘 모르죠."

치료비 청구서가 쌓이기 시작하자 한 친구가 고펀드미GoFundMe (미국의 유명한 크라우드 펀딩 사이트 – 옮긴이)에 계정을 열어 다음 수술 비용 1만 달러를 모금하기 시작했다.[5] (그 뒤로도 그녀는 15차례나 수술을 받는다.) 이매진 드래곤스의 팬들도 움직이기 시작했다. 소식을 들은 댄은 7월 14일 독립기념일에 자선 콘서트를 열기로 했다.[6] 돈에 관련된 부분은 제프 슈워츠가 도와줄 것이었다. 타일러 로빈슨이 그랬듯 이들의 노력은 킴에게도 희망과 용기를 불어넣었다. 콘서트를 통해 모금된 4만 달러는 실질적인 도움이 되었다.

하지만 다음 영상검사를 받고 난 후 종양 전문의는 다시 청천벽력 같은 소식을 전했다. 종양이 퍼져 온몸으로 전이되었다는 것이었다. 특히 양측 폐는 심각했다. 의사는 연필 끝에 달린 지우개로 짚어가며 전이된 병변의 개수를 헤아렸다. 거의 50개였다. "주치의는 이렇게 말했어요. '여기 보세요. [화학요법이] 잘 듣질 않아 상태가 너무 나빠졌네요. 다른 의사들과도 상의해봤지만 어떻게 해야 할지 잘 모르겠어요.'" 킴은 남편과 아버지, 몇 명의 친구들에게 이 소식을 알렸다. 댄에게도 말했다. 그리고 결국 제프 슈워츠와도 상의했다.

제프는 킴에게 자신과 똑같은 기회를 주고 싶었다. 그녀가 자신과 똑같은 문으로 들어가기를 원했다. 미국 전역을 뒤져도 새로운 항암면역요법제 임상시험을 수행하는 병원은 몇 군데 되지 않았다.

다행히 LA에 그런 병원이 하나 있었다. 거기 가면 될 것이었다. 그는 그 치료를 받고 살아나지 않았던가. 최소한 시도해볼 필요는 있었다.

"솔트레이크시티에 있는 킴의 주치의는 그 말을 듣더니 뭐랄까, 코웃음을 치더군요." 제프의 회상이다. 의사는 킴이 걸린 드문 종류의 암을 치료한 경험은 없었지만 오랜 세월 동안 수많은 환자들이 기적적인 완치를 약속하는 치료에 뛰어드는 모습을 보았다. 이제 또 젊은 환자 하나가 친구의 회계사라는 듣도 보도 못한 녀석에게서 실험 중인 기적의 치료제가 있다는 소리를 듣고 온 것이다. 이 불쌍한 여성은 그렇게 어리석은 치료에 낭비할 시간이 없었다. 그건 잔인한 일이었다. 게다가 면역요법이라니! 어이가 없었다. 그는 이미 수많은 암 학회에서 면역요법이 듣지 않는다는 소리를 귀에 못이 박이게 들은 터였다.

하지만 킴은 수없이 기도하고 생각한 끝에 이미 마음을 정해놓고 있었다. 달리 방법이 있는 것도 아니었다. 항암치료는 듣지 않았다. 머지않아 몸이 너무 약해지면 면역요법조차 받을 수 없게 될 것이었다. 그녀는 제프의 충고에 따르기로 했다. LA로 가서 그 문 안으로 들어섰던 것이다.[7]

킴은 앤젤레스 클리닉에서 제프를 치료했던 의사를 만났고, 마침내 펨브롤리주맙이라는 면역관문 억제제 임상시험에 참여할 수 있었다.[8] '지미 카터 약'으로 유명한 치료제였다.[9] 제프가 투여받은 것과 동일하지는 않지만 밀접하게 연관된 PD-1/PD-L1 면역관문 억제제였다. 은밀한 악수의 반대편(PD-1 쪽)에 작용한다는 점이 다를 뿐이었다. 제프의 치료제는 암세포 표면의 수용체를 차단하는 약이었다. 킴의 치료제는 T세포 쪽에서 똑같은 작용을 했다.

앤젤레스 클리닉은 항PD-1 제제인 펨브롤리주맙의 임상시험을 최초로 수행한 15개 시험 기관 중 하나다.[10] FDA에서 이 약물을 '혁신적' 신약으로 승인한 후 처음 환자들에게 투여한 병원 중 하나이기도 하다. 모든 환자, 모든 암에 듣는 약은 아니었다. 하지만 킴은 더 잃을 것이 없었다. 시도해볼 만한 방법도 없었다. "그래서 이것저것 따지지 않기로 했지요."

제프가 다시 킴을 만난 것은 약물을 몇 번 투여받은 뒤였다. 아직 수척하고 기운이 없었지만 약간 살이 붙은 것 같았다. "그녀의 얼굴을 가만히 들여다보았습니다. 눈이 반짝거렸어요. 두려운 기색도 있었지만 분명 조금 나아진 것 같았어요. 그래서 이렇게 말해주었습니다. '흠, 암 덩어리가 녹아 없어지고 있군, 내 눈은 못 속인다고. 그걸 어떻게 아느냐고요? 그건 나도 몰라요. 그냥 아는 거지요.'" 그는 고객들에게도 가끔 이런 식으로 확신을 심어주려고 했다. 그들이 그의 말을 믿고 확신을 갖는다면 항상 좋은 결과가 나왔다. 하지만 연예산업은 과학이 아니었다. 제프의 예상은 순전히 희망과 격려일 뿐이었다. "그녀의 기분을 살려주고 싶었습니다. 그래야 계속 치료를 받을 테니까요." 치료가 정말 효과가 있을까? 물론 그도 알 수 없는 일이었다.

몇 주 뒤 다시 CT 검사를 받은 킴이 전화를 걸어왔다. 울고 있었다. "우는 소리가 들리더군요. 마음이 캄캄했습니다. 그녀가 입을 열었습니다. '원래 폐 속에 암 덩어리가 42개 있었어요. 이제 2개밖에

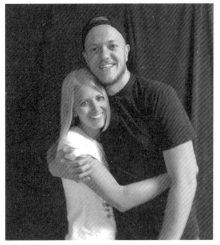

- "2014년 7월 17일 댄 레놀즈가 마련한 모금
콘서트 중". (킴 화이트 제공)

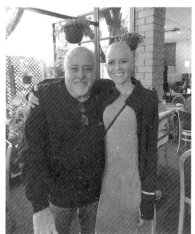

- 제프 슈워츠와 킴 화이트. (킴 화이트 제공)

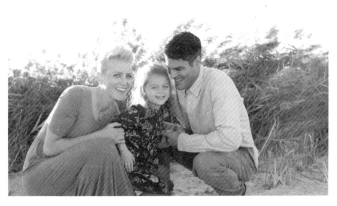

- 킴과 남편 트리건, 딸 헨슬리. (킴 화이트 제공)

남지 않았대요.' '원래 폐 속에……'" 그녀가 똑같은 말을 반복하는 동안 제프는 가만히 들어주었다. "이렇게 해서 저는 슈퍼맨이 되었습니다. 그녀의 생명을 구해준 거죠." 그는 미소를 지었다. 자기 자신에 대해, 그리고 이야기 속에 깃든 진실에 대해 짓는 미소였다. 그녀의 목숨을 구한 것은 희망과 올바른 정보였다. "킴은 더 이상 아프고 싶지 않았어요. 암으로 얼룩진 페이지를 뒤로한 채, 삶을 되찾고 싶었죠. 그래서 그녀에게 뭐랄까, 약간 화를 냈습니다. '아니, 아직 끝난 게 아니에요. 할 일이 남았어요. 당신은 빚을 갚아야 합니다. 당신은 운이 좋았지요. 이제 다른 사람도 당신처럼 행운을 잡을 수 있도록 도와줘야 합니다.'"

선행을 선행으로 갚는 것, 정보를 나누는 것, 이야기를 들려주는 것. 암 생존자들, 그리고 암으로 사랑하는 사람을 잃은 사람들이 공통적으로 느끼는 정서다. 에밀리가 내게 브래드의 이야기를 들려준 것도 바로 그 때문이다. 그것은 일종의 감사를 표하는 방식이었다. 댄 첸이 그녀의 남편에게 해준 것들, 아니 모든 의사들이 그에게 해주었거나 해주려고 했던 것들에 감사하는 것이다. 다른 사람들이 그녀의 이야기를 통해 뭔가를 배우고, 어쩌면 더 좋은 결과를 얻을 수 있으리라는 희망이기도 하다. 제프가 킴에게 강조하고 싶었던 것도 마찬가지다. 그녀는 행운의 기회를 잡았으며, 살아남은 것으로 만족하지 말고 자신의 이야기를 나눠야 한다는 것이다. 자기가 그녀에게 이야기를 나누어주었듯이 말이다. 그녀는 훨씬 많은 사람들에게 이야기를 들려줄 수 있었다.

"말했잖아요, 그녀가 모르몬 교인이라고요. 모르몬들은 페이스북에 방귀를 뀌었다고 포스팅만 해도 '좋아요'가 10만 개쯤 달립니다. 놀라운 네트워크를 갖고 있지요. 그녀에게 이렇게 말했습니다. '그걸 이용하세요. 당신이 겪은 일을 다른 사람들에게 알려야 해요. 가서 외치세요. 이렇게 희귀한 암에 걸렸다, 그리고 이 약을 써서 살아났다고. 당신이 겪은 일을 알려요!'"

이렇게 해서 그저 운 좋은 사람으로서 다시 삶을 시작하는 대신 킴은 재단을 만들었다. 자신이 걸린 암과 그 암이 새로운 세대의 면역요법제에 어떻게 반응했는지 소상히 알려 인식을 높이고 암에 걸려 공포에 사로잡힌 젊은 엄마들에게 도움과 마음의 평화와 정보를 제공하는 기관이다. 그녀의 건강 문제도 끝난 건 아니었다. 그 뒤로도 많은 것들을 이겨내야 했다. "저의 이야기는 어떤 약물이나 면역요법에 관한 것만은 아닙니다. 그보다 훨씬 많은 사연이 있지요. 저는 가족과 친구들, 같은 일을 겪고 있는 전혀 모르는 사람들에게서 많은 지지와 격려를 받았습니다. 그리고 딸 옆에 있어주고 싶었죠. 그래서 주저앉지 않을 수 있었습니다. 정신적으로 긍정적인 태도를 유지하는 것, 그게 가장 중요한 것 같아요." 그녀가 완치된 것은 아니다. 아직 완전하다고 할 수는 없다. "하지만 그 약은 제 생명을 구해주었습니다. 그 약이 없었다면 감히 싸워볼 엄두조차 내지 못했을 겁니다. 그 뒤로 제가 벌인 일들은 말할 것도 없고요."[11] 이것이 그녀가 봉사하는 방식이자, 그녀의 신념이다. 이제 그녀 역시 사람들의 생명을 구하는 일에 힘을 합치고 있는 것이다.

지금까지 이 책에 쓴 어떤 사건을 보더라도, 얼마나 믿기 어려운 작은 일들이 꼬리를 물고 일어났는지, 그리고 이것이 마침내 어떤 결과로 이어졌는지 곰곰이 생각해보면 모든 것이 기적 같다. 돌연변이를 일으킨 세포, 9/11 사태 때 납치된 비행기를 아슬아슬하게 놓친 사람, 영화관에서 마지막 남은 한 자리에 앉았는데 옆에 앉은 낯선 사람과 결혼하게 되는 것, 이 모든 일들은 통계적으로 일어날 확률이 거의 없다. 하지만 동시에, 일어날 수밖에 없는 일이기도 하다.

킴이 10대였을 때 모닥불 주위에서 열린 젊은이들의 친교 모임에 가지 않았다면, 그때 록스타가 된 청년을 만나지 않았다면, 그 청년이 대학을 그만두고 노래를 만드는 일에 뛰어들지 않았다면, 그가 만든 노래가 타일러 로빈슨이라는 암에 걸린 소년에게 용기를 주지 않았다면, 그 소년의 죽음이 밴드에게 새로운 영감을 불러일으키지 않았다면, 제프 슈워츠가 받은 입장권이 메츠 응원석이 아니라 양키스 응원석이었다면, 그가 입장권을 남에게 줘버리지 않고, 그래서 새로운 직업을 얻어 조운 제트의 일을 맡지 않았다면, 댄 첸이 제프를 임상시험에 참여시키기로 결정하지 않았다면, 그때가 크리스마스가 아니었다면, 전화가 제때 연결되지 않아 제프가 다른 임상시험에 참여했다면, 윌리엄 콜리라는 젊은 외과의사가 젊은 암환자의 목숨을 구하지 못한 데 대해 그토록 애석해 하지 않았다면, 그가 기적적으로 암이 완치된 사람들의 이야기를 찾아 그토록 많은 기록을 뒤지지 않았다면…… '만약'의 목록은 끝이 없다. 이런 우연들이 서로 얽혀 필연이 된다는 것이야말로 삶의 진실이다. 결국 킴은 운이 좋았다. 그녀의 주치의는 제프가 참여했던 임상시험에 관해 알지 못했다. 이 부분에는 기적적인 사건이 필요 없다. 그저 로큰롤 스타들을 위해 일하는 회계사가 모르몬 교인인 젊은 엄마에게 혁신적인 암 치료법이 있다고 귀띔해주었을 뿐이다. 그것을 뭐라고 불러야 할까? 행운? 보이지 않는 손? 신? 아니면 그저 역사? 뭐라고 부르든 상관없다. 그것은 그녀의 이야기였고 이제 당신의 이야기가 되었다. 그러니 이 이야기를 전하라.

감사의 말

항암면역요법의 발전에 이바지한 인물 중 이 책에 언급된 사람은 극히 일부에 불과하다. 사람들은 영웅담을 좋아하지만 과학은 그런 식으로 발전하지 않는다. 이 책은 과학에 대한 이야기지만 이야기를 끌고 가기 위해 몇몇 인물을 크게 부각시켰다. 하지만 중요한 인물들조차 절대 다수를 아예 다루지도 못했다. 후주와 부록에 언급한 경우도 있지만 등장하지 않는 사람이 훨씬 많다. 그렇다고 이들이 조연급인 것은 아니다. 한 사람 한 사람 모두 주연이 되기에 충분하다. 하지만 이들을 모두 다룬다면 책은 읽을 수 없을 정도로 길어질 것이다. 생명을 걸고 시험에 참여한 환자들이 언급되지 않은 경우는 그보다 훨씬 많다. 영웅을 찾고 싶다면 학술 논문에 이름을 올린 학자들과 함께 이름조차 남지 않은 수많은 환자들부터 시작해야 마땅하다. 또 하나 중요한 점은 모든 혁신적 발전이 이곳저곳에

흩어져 있는 분명한 사실들의 잔재 위에서 이루어졌다는 점이다. 이 책에 수록된 혁신들 역시 앞으로 연구가 진행되면서 계속 바뀔 것이 분명하다. 이 분야는 너무나 빨리 변하고 있다.

앞을 내다보는 비전과 관대한 지원이 없었다면 이 책을 쓸 수 없었을 것이다. 특히 과학, 기술 및 경제학에 대한 대중적 이해 프로그램Public Understanding of Science, Technology & Economics 책임자인 도런 웨버에게 감사드린다. 그는 위대한 작가들만큼이나 글쓰기라는 행위의 모든 것을 알고 있을 뿐 아니라, 좋은 아버지가 아니라면 기대할 수 없을 정도로 상실이라는 상태를 깊이 이해한다. 정말 훌륭한 인간이자 진정한 예술의 후원자다.

많은 사람들이 문자 그대로 암을 치료하는 어려운 일을 수행하면서도 계속 귀찮게 구는 내게 어떻게든 시간을 내주었다. 이 책을 마칠 수 있었던 것은 오로지 넓은 마음으로 인내심을 발휘해가며 끊임없이 나를 가르쳐준 그들 덕분이다. 선견지명을 지닌 출판업자 션 데스몬드는 용기 있게 이 프로젝트를 맡아 긴 시간 지원을 아끼지 않았다. 수전 골럼은 출판 에이전트로서 대부분의 사람들이 들어보지도 못한 혁신적 치료에 대해 알리는 이 책의 보금자리를 어렵사리 찾아주었다. 그녀의 아버지 프레더릭 M. 골럼 박사는 1950년대와 1960년대에 면역요법의 처참한 실패를 직접 겪었기 때문에 처음으로 내게 회의적인 관점을 들려주었다. 그 밖에도 매트 톤토노즈, 브라이언 브루어, 메리 라이너, 레이첼 캠베리, 애덤 피오리, 드래곤 영 메이 탕, 스타르보스 폴렌타스, 마이클 '더 휠' 라포르춘, 피트 멀비힐, 캐리 골드스타인, J. D. 카우프만 박사, 맥 레놀즈, 아룬 디바카루니, 파밍턴의 매트, 자나, 그리고 마스터 토머스, 마거릿 반 클리브, io360, 미국 암연구학회American Association for Cancer Research의 줄리아 군터, 항상 희망을 불어넣어준 닉과 캐롤라인, 환자이면서도 항상 친절한 밥 카스티요, 면역편집 분야의 전설인 앤 패티, 그리고 좋은 학생을 위대한 의사로 키워내는 교육자이자 더 이상 바랄 수 없을 정도로 훌륭한 의사이며, 친구이자 아버지인 찰스 W. 그레이버 박사에게 감사드린다. 나의 어머니 다이앤 그레이버에게는 이미 헌사를 바쳤기 때문에 다시 언급한 걸 보고 웃으실 것이다. 낯선 사람을 신뢰하여 가장 깊고 개인적인 이야기를 들려준다는 것은 결코 작은 일이 아니기에, 이름을 언급했든 그렇지 않든, 모든 환자와 가족들에게 특별한 감사의 마음을 전한다. 이 책을 쓰느라 고립되어 보낸 시간 동안 큰 도움을 준 버지니아 창작예술센터Virginia Center for the Creative Arts, 나를 찾아와 영감을 불어넣어준 엘리자베스와 세이바인 우드, 그리고 겨울의 라이터스룸 NYCThe Writers Room NYC, 자바 스튜디오스 그린 포인트Java Studios Greenpoint, 크레이 레이디에 감사드린다. 항상 참을성을 발휘해준 개브리얼 앨런 덕분에 모든 일이 가능했다. 그녀의 가족에게 감사드리며, 특히 사랑받는 권투선수이자 뱃사람이자 정골整骨의사로서 길고도 독특한 삶을 누린 톰 T. 앨런 박사에게 축복을 보낸다. 카밀라 수얼 우드의 남다른 삶을 추억하며 감사드리고, 맬컴을 떠나보낸 후 깊은 슬픔을 겪고 있는 볼드윈 가족에게 애도의 뜻을 전한다. 마지막으로 너무나 좋은 사람이었지만 너무 일찍 떠나간 존 P. 카우프만(1971 – 2018)을 기리며 이 책을 바친다.

암연구센터 윌리엄 콜리 상 역대 수상자

2018: 미리엄 메라드, MD, PhD / 파드마니 샤르마, MD, PhD.

2017: 라피 아흐메드, PhD / 토머스 F. 가예브스키, MD, PhD.

2016: 톤 N. 슈마허, PhD / 댄 R. 리트먼, MD, PhD.

2015: 글렌 드래노프, MD / 알렉산더 Y. 루덴스키, PhD.

2014: 혼조 다스쿠, MD, PhD / 리핑 첸, MD, PhD / 알린 샤프, MD, PhD / 고든 프리먼, PhD.

2013: 마이클 B. 카린, PhD.

2012: 리처드 A. 플라벨, PhD, FRS / 로리 H. 글림처, MD / 케네스 M. 머피, MD, PhD / 칼 H. 준, MD / 미첼 새덜레인, MD, PhD.

2011: 필립 D. 그린버그, MD / 스티븐 A. 로젠버그, MD, PhD.

2010: 하루오 오타니, MD / 울프 허브 프리드먼, MD, PhD / 제롬 갈론, PhD.

2009: 코넬리스 J. M. 멜리프, MD, PhD / 프레더릭 W. 알트 PhD / 클라우스 라예브스키, MD.

2008: 마이클 J. 베반, PhD, FRS.

2007: 제프리 V. 라베츠, MD, PhD.

2006: 시즈오 아키다, MD, PhD / 브루스 뷰틀러, MD / 이언 H. 프레이저, MD / 하랄트 추어 하우젠, MD.

2005: 제임스 P. 앨리슨, PhD.

2004: 쉬몬 사카구치, MD, PhD / 이턴 M. 셰바치, MD.

2003: 줄스 A. 호프먼, PhD / 브루노 르메트르, PhD / 찰스 A. 제인웨이 주니어, MD / 루슬란 메치토프, PhD.

2002: 루이스 L. 레니어, PhD / 데이비드 H. 라울렛, PhD / 마크 존 스마이스, PhD.

2001: 로버트 D. 슈라이버, PhD.

2000: 마크 M. 데이비스, PhD / 마이클 G. M. 프로인트슈, MD.

1999: 리처드 A. 러너, MD / 그렉 윈터, PhD / 제임스 E. 다넬 주니어, MD / 이언 M. 커, PhD, FRS / 조지 R. 스타크, PhD.

1998: 클라스 카레, MD, PhD / 로렌조 모레타, MD / 랠프 M. 스타인먼, MD.

1997: 로버트 L. 코프먼, PhD / 팀 R. 모스만, PhD / 스튜어트 F. 슐로스만, MD.

1996: 조르조 트린키에리, MD.

1995: 티모시 A. 스프링어, PhD / 맬컴 A. S. 무어, PhD / 페르디 J. 르쵠, MD, PhD.

1993: 파멜라 비요크먼, PhD / 잭 스트로밍거, MD / 돈 와일리, PhD / 존 캐플러, PhD / 필리파 머랙, PhD / 알바로 모랄레스, MD, FRCSC, FACS.

1989: 하워드 그레이, MD / 알레인 타운센드, PhD / 에밀 R. 우나누에, MD, PhD.

1987: 티에리 분, PhD / 롤프 M. 징케르나겔, MD, PhD.

1983: 리처드 K. 거숀, MD.

1979: 유앙 윤 추, MD / 종탕 선, MD / 자오유 탕, MD.

1978: 하워드 B. 안테르폰트, PhD / 제이콥 퍼스, MD / 마거릿 C. 그린, PhD / 얼 L. 그린, PhD / 월터 E. 헤스턴, PhD / 클래런스 C. 리틀, PhD / 조지 D. 스넬, PhD / 리오넬 C. 스트롱, PhD.

1975: 게리 I. 에이벨레브, MD, PhD / 에드워드 A. 보이스, MD / 에드거 J. 폴리 / 로버트 A. 굿, MD, PhD / 피터 A. 고러, FRS / 루드비크 그로스, MD / 게르트루다 헨레, MD / 베르너 헨레, MD / 로버트 J. 휴브너, MD / 에드먼드 클라인, MD / 이바 클라인, MD / 조지 클라인, MD, PhD / 도널드 L. 모턴, MD / 로이드 J. 올드, MD / 리치몬드 T. 프렌, MD / 한스 O. 쇼그렌, PhD.

암연구센터 로이드 올드 상 역대 수상자

2018: 안토니 리바스, MD, PhD.

2017: 올리베라 J. 핀, PhD.

2016: 로널드 레비, MD.

2015: 칼 H. 준, MD.

2014: 로버트 D. 슈라이버, PhD.

2013: 제임스 P. 앨리슨, PhD.

부록 A

현재 시행 중이거나 곧 가능해질 면역요법들

메뉴판은 몹시 혼란스러운 데다 계속 변하고 있다.[1] 사전 조사를 거쳐 이 책을 쓰는 동안에도 엄청나게 변했다. 앞으로도 그럴 것이다. 꼭 기억해두어야 할 것은 대부분의 면역요법(전부는 아니다)에 공통적인 요소가 T세포라는 점이다. IL-2는 T세포를 증식 및 강화시킨다. 양자 T세포 요법adoptive T cell therapy은 T세포를 배양 및 증식시키는 방법이다. 면역관문 억제제는 T세포 기능 억제를 풀어버린다. 암 백신은 사전 정보를 제공하여 T세포를 활성화시킨다. CAR-T는 T세포 자체가 로보캅처럼 강력한 힘을 갖도록 유전공학적으로 개조시킨 것이다.

면역반응은 복잡하다. 수많은 요소가 개입하고, 밝혀지지 않은 부분도 많다. 우리가 이해하는 것은 아주 작은 일부에 불과하다. 하지만 항암치료라는 측면에서 목표는 단순하다. 암을 살상하는 세포들이 최대한 빨리, 최대한 선택적으로 기능을 수행하도록 하는 것이다. 이 목표를 달성하는 모든 방법을 면역요법이라 한다.

그중 하나가 T세포(자연살해세포)와 암세포를 분자 수준에서 마치 수갑처럼 작용하는 단백질로 연결하는 방법도 있다. 이중특이항체 bispecific antibody, BsAb라고 불리는 이 단백질 분자는 생명공학의 경이로운 업적 중 하나로 어떤 T세포와 암세포도 서로 연결해주는 만능 어댑터 역할을 한다. 솜씨 좋은 중매인처럼 아무리 어울리지 않는 짝이라도 서로 이어주는 것이다. 현재 연구자들은 면역관문 억제제를 사용한 뒤에 바로 이런 방법을 사용하면 더 좋은 효과를 거둘 수 있으리라 기대한다. 항PD-1/PD-L1 항체 등의 면역관문 억제제로 불을 환히 밝힌 후, 이중특이항체를 사용하여 T세포에게 지금 손을 잡고 있는 파트너가 암세포라는 사실을 알려준다는 개념이다.[2] 특히 CD3 이중특이항체는 매우 유망하다. 이 항체는 한쪽으로는 T세포 표면에 존재하며 세포독성 T세포를 자극하는 CD3 부위에, 다른 쪽으로는 암세포 표면에 존재하는 다양한 항원에 결합한다.[3] 이를 이용한 두 가지 약물이 개발되었는데 암젠Amgen의 블리나투모맙blinatumomab은 FDA에서, 트리온 파마Trion Pharma의 카투막소맙catumaxomab은 유럽에서 사용 승인을 받았다. 현재 임상시험 중인 것만 30종, 전임상 단계에 있는 것은 60종이 넘는다. 대부분 암 치료가 목적이다.

현재 우리는 암 면역학이라는 측면에서 면역관문 억제제의 시대를 살고 있다. 어쩌면 이미 후반기라고 할 수 있을지 모른다. CTLA-4가 선구자 역할을 했다면, 현재 대세는 PD-1/PD-L1이다.

하지만 연구자들은 우리가 낮게 매달린 과일들만 땄을지도 모른다고 생각한다. 바야흐로 병합요법의 시대인 것이다.

병합요법

기존 면역관문 억제제들을 조합하는 것(이필리무맙+PD-1/PD-L1) 외에도[4], 항암화학요법, 방사선요법, IL-2 등 T세포 작용증강 사이토카인, 새로 개발된 맞춤형 백신들, 콜리 독소를 기술적으로 살짝 변형시켜 리스테리아 등의 세균을 접종하는 방법, 소분자 약물 등을 면역관문 억제제와 함께 사용할 수 있다. 그 외에도 다양한 방법을 시도하고 있다.

현재 추가적인 면역관문을 밝혀내려는 시도와 함께 면역원성(면역계가 쉽게 인식하는 성질)이 약한 종양이 독특한 항원을 발현하도록 유도하거나, 기타 다른 방식으로 면역계가 암을 표적으로 삼도록 하는 수많은 치료법들을 연구 중이다. 면역계가 암을 보다 쉽게 인식하도록 만들 수만 있다면 어떤 방법이든 면역요법과 함께 사용할 수 있다. 예를 들어, 항암화학요법이나 방사선요법에 의해 살상시킨 암세포와 그 항원 역시 백신과 마찬가지로 T세포를 활성화시킬 수 있다. 2018년 9월 현재 시도 중인 병합요법만 수천 가지에 이른다.

세포요법

'세포요법'이란 3차원적으로 특정한 구조를 지닌 단백질이나 기타 분자가 아니라, 살아 있는 세포 전체를 '약물'로 사용하는 항암 치료를 가리킨다. 대표적인 것이 양자 T세포 요법이다. T세포를 배양하여 항암 작용을 나타내는 세포들을 증식시킨 후 다시 환자의 몸속에 넣어주는 치료다. 이 방법은 프레드 허친슨 암연구센터의 필 그린버그 팀과 미 국립 암연구소의 스티븐 로젠버그 박사 팀의 혁신적인 연구를 응용한 것이다. 특히 국립 암연구소는 이 기법을 가장 먼저 임상에 이용한 기관으로서 수십 년간 발전을 선도해왔다. 2018년 6월 로젠버그 연구팀은 플로리다에서 양자 T세포 요법을 이용하여 49세 여성의 생명을 구했다고 발표했다. 환자는 제4기 유방암으로 커다란 전이성 병변이 전신에 퍼져 있었지만, 약 9백억 개에 이르는 자기 T세포를 주입받은 후 2018년 6월까지 질병의 증거가 전혀 나타나지 않았다.[5]

현재까지 가장 잘 알려진 세포요법은 CAR-T이다. 그 발전상을 지켜보면 짜릿할 정도다. 분명 효과가 있기 때문이다. 생명공학적으로 CAR를 조작하여 표적으로 삼을 수만 있다면 언제나 놀랄 정도로 효과적이다. 다만 현재로서는 그런 암이 아주 많지는 않으며, 대부분 혈액암에 국한된다. 물론 적용 가능한 암의 범위를 확장시키려는 노력과 함께 환자들이 안전하게 치료받을 수 있는 조건을 완화시키고, 완전히 개인 맞춤형으로 제조되는 약물 가격을 낮추려는 연구 또한 활발하다.[6] 유전자 편집 및 삽입 기술이 발달하면서 전 세계적으로 수많은 연구팀이 독자적인 CAR을 개발하는 데 뛰어들고 있다(특히 중국에서 그렇다).

현재 몇 개의 유전자를 한꺼번에 T세포에 삽입하여 다양한 단백질을 표적으로 삼는 CAR를 제작할 수 있다. 보고에 따르면 T세포를 편집하여 종양 미세환경을 방어하는 능력도 갖출 수 있을 것으로 생각된다. CAR-T를 면역관문 억제제나 기타 면역요법과 함께 사용하는 방법도 시험 중이다.

백신

사실 10년 전에 만든 백신들도 개념적으로는 문제가 없었다. 하지만 기초가 되는 생물학적 사실을 제대로 이해하지 못했던 데다, 개념을 효과적으로 실행에 옮길 수 있는 기술 또한 충분하지 못했다. 하지만 이제 기술은 개념을 따라잡았다.[7] 요즘 가장 자주 들리는 말은 '개인 맞춤형 암 백신'이다. 댄 첸은 이렇게 설명한다.

"우선 환자의 검체를 채취합니다. 이제 전체 게놈의 염기서열을 정말로 빨리 분석할 수 있지요. 환자의 게놈과 종양의 게놈 모두 마찬가지입니다. 데이터 양은 어마어마하지만 컴퓨터에 입력하면 이렇게 저렇게 데이터를 처리한 후 '다 됐습니다. 가장 가능성이 높은 염기서열 20개가 여기 있습니다' 하고 알려줍니다. 이런 염기서열에 초점을 맞춰 정말로 빨리 약을 만들어내는 기술도 이미 나와 있습니다. 실제로 효과가 있느냐고요? 아직은 모릅니다. 하지만 지금까지 나타난 결과는 정말, 정말 좋습니다."

한편 면역관문 억제제가 발견된 후 종양이 어떻게 정상 면역반응에 개입하고, 그것을 하향 조절하고 억제하는지 새롭게 이해하게 되면서 옛날에 사용했던 백신들도 다시 한 번 주목받고 있다. 현재 연구자들은 면역관문이라는 새로운 관점에서 GVAX 등 한쪽에 치워두었던 암 백신들을 재평가하고 있다.

종양 미세환경과 기타 표적들

종양은 아주 미세한 차원에서 주변 환경을 조작한다. 다양한 효소와 면역억제 물질을 동원하여 T세포의 기능을 차단하거나, 심지어 T세포를 목 졸라 죽여버린다. 종양 주변의 이런 조건을 통틀어 종양 미세환경이라 한다. 암세포의 표면에 발현되는 수천 가지 단백질이 종양 미세환경의 영향을 받는다.

우리는 이미 몇몇 면역관문 억제제에 친숙하지만 사실 이것들은 빙산의 일각일 뿐이다. 종양 미세환경 속에서 공격 대상으로 삼을 수 있을 잠재적 표적의 개수는 50여 종에 이를 것이다. 또한 연구자들은 작용제, 즉 면역세포를 억제하는 것이 아니라 자극하는 물질들도 탐색하고 있다. CD-27, CD40, GITR, ICOS를 비롯한 다양한 표적에 대해 흥미롭고도 짜릿한 연구가 진행되고 있으므로 보다 많은 임상 데이터가 보고될 때까지 이 분야가 얼마나 발전할지 예단할 수 없다.[8] 사이토카인 또한 엄청난 연구와 학문적 활동이 집중되는 분야다. 중요성을 재평가받고 있는 IL-2 외에 IL-15 역시 향후 항암 면역요법에 이용해볼 수 있는 합리적인 후보 물질이다. 뿐만 아니라 T세포를 준비 및 활성화시키고 종양 미세환경 속에서 면역억제 인자들을 조절하는 데 다른 면역세포들이 어떤 역할을 하는지에 대해서도 새롭게 관심이 집중되고 있다.

대식세포, 수지상 세포, 자연살해세포 및 예전에 선천성 면역에만 관련된다고 생각되었던 다른 세포들이 실제로 어떤 역할을 수행하는지에 대한 연구도 급속히 발전하는 첨단 분야다. 면역 조절에 있어 장내 세균총의 역할, 신호 유도 억제제(BRAF와 MEK 억제제 등),

세균총 변화, 항원제시세포 활성화, 여러 겹의 종양 층에서 암 줄기세포의 표적화, 그리고 영양, 운동, 심지어 햇빛을 포함하는 다양한 인자들의 역할 또한 첨단 연구의 대상이다.

당연한 말이지만 이런 목록을 보면서 한 가지 시사점을 얻을 수 있다. 면역이란 매우 많은 요소가 관련된 복잡한 현상이라는 사실이다. 이런 요소 하나하나와 이들이 암과 어떤 관계가 있는지를 보다 잘 이해하려면 무엇보다 기초과학적 연구가 필요하다. 면역반응이란 복잡하기 이를 데 없는 대화다. 우리는 이제 막 그 대화를 듣는 방법을 배우기 시작했다.

종양세포 붕괴성 바이러스요법

면역요법 안에서도 특별히 흥미롭고 독특한 치료법은 정상 세포에는 해를 끼치지 않고 암세포만 선택적으로 감염시켜 살상하는 바이러스들을 이용하는 것이다. 말하자면 질병으로 질병을 다스린다는 개념이다. 이 글을 쓰는 현재 FDA 승인을 받은 제제는 탈리모진 라허파렙벡talimogene laherparepvec, T-Vec이 유일하다. 임리직Imlygic이라는 상표명으로 출시된 이 약물은 흑색종 암세포를 감염시키도록 유전공학적으로 변형시킨 헤르페스 바이러스를 이용한다. 바이러스에 감염된 흑색종 세포는 면역계를 자극하는 단백질들과 함께 더 많은 바이러스를 생산한다. 이윽고 흑색종 세포가 터지면서 특징적인 종양 항원을 쏟아내면 면역계는 이 항원들을 인지하여 공격에 나선다. 몇몇 암에서 이 방법을 함께 사용하면 면역관문 억제제를 단독 사용했을 때보다 훨씬 우수한 치료 효과를 나타낸다. 이 방법은 현재 '차가운' 종양(어떤 이유로든 면역인지를 억제하거나 회피하는 종양)을 '뜨거운' 종양으로 전환시키는 방법으로서 연구되고 있다.

생체표지자

대부분의 종양면역학자는 환자들이 듣지 않는 치료에 시간과 기타 자원을 허비할 여유가 없다고 지적한다. 따라서 환자의 면역계와 암이 지닌 특성을 몇 가지 범주로 나눠 어떤 치료를 하면 가장 효과가 좋을지 미리 알아볼 수 있다면 환상적일 것이다. 이에 따라 일부 임상의사와 연구자들은 암 치료 초기 단계에 환자의 '면역 점수immunoscore'를 평가할 수 있어야 한다고 주장한다.

부록 B

혁신적 항암면역요법의 간략한 역사

적절한 조건하에서 인간의 면역계는 암을 인식하고 살상할 수 있다. 궁극적인 의미에서 이런 면역학적 접근법이야말로 암을 완치할 수 있는 최선의 방법일 것이다. 하지만 어찌된 셈인지 이런 방법은 통하지 않았다. 오랜 세월 동안 종양면역학자들은 그 이유를 찾기 위해 노력해왔다.

면역계 역시 암과 마찬가지로 주어진 환경에 민첩하게 적응하면서 끊임없이 변하는 시스템이다. 암이 약물이나 방사선 등 직접적인 공격을 이겨내고 끊임없이 되살아나는 능력이 있다는 점은 이미 입증되었다. 이렇게 환자와 치료자들을 어리둥절하게 만드는 암의 독특한 능력을 '탈출'이라고 한다. 딱 맞는 약을 써도 암은 돌연변이를 일으켜 공격을 피해버린다. 불과 몇 개의 암세포라도 살아남는다면 머지않아 암은 다시 엄청난 기세로 덮쳐온다. 이때는 이전에 잘 들었던 약도 듣지 않는다. 이런 돌연변이 능력은 암이라는 질병을 규정하는 특징이다. 그러나 적응과 변이는 면역계를 규정하는 특징이기도 하다.

면역계는 우리를 침범하는 대부분의 병원체를 기막힌 솜씨로 처리한다. 우리 자신의 세포가 회복할 수 없는 병에 걸렸을 때도 이내 찾아내고 공격을 퍼부어 죽여버린다. 암도 병에 걸린 세포다. 원래 우리 몸을 구성하는 정상 세포였지만 돌연변이가 일어나 증식을 멈출 수 없게 되어버린 것이다. 그렇다면 감기에 걸렸을 때는 일어나는 일이 왜 암에 걸렸을 때는 일어나지 않는 것일까? 수십 년간 연구자들은 면역이라는 퍼즐에서 몇 개의 조각이 빠져 있다고 생각했다. 그 핵심 분자들만 찾아내면 면역계가 암을 상대할 때도 바이러스나 세균, 심지어 손톱 밑에 박힌 가시 등 외부에서 침입한 병원체를 처리할 때처럼 눈부신 솜씨를 발휘하도록 만들 수 있을 것이었다. 정확히 왜 암에 대해서는 다른 질병과 전혀 다른 면역반응이 일어나는지, 정확히 어떻게 암이 우리 주변을 끊임없이 감시하고 몸을 숨긴 채 혈액 속을 둥둥 떠다니는 수많은 덫과 정찰병, 추적자와 암살자의 복잡하고 촘촘한 그물을 피할 수 있는지는 오랫동안 격렬한 논쟁의 대상이었다. 대부분의 연구자들은 면역계가 암을 이질적인 '타자'로 인식하지 못한다고 믿었다. 건강하고 정상적인 '자기' 세포와 너무나 비슷하기 때문이란 것이었다.

하지만 몇몇 종양면역학자들은 그런 믿음을 고집스럽게 거부했다. 그들은 암에 관련된 뭔가가 면역계의 추적자와 암살자들을 속이거나 회피한다고 생각했다. 그들이 옳았다. 암은 이런 속임수를 동원하여 공격을 피하고 살아남는다.

얼마 전만 해도 대부분의 종양 전문의가 이런 관점을 어처구니 없다고, 심지어 구제불능이라고 생각했다. 그때까지도 꿈을 버리지 않고 매달려 있던 몇 남지 않은 종양면역학자들 사이에서조차 이런 분위기가 팽배했다. 하지만 2011년 몇 가지 중요한 사실이 발견되면서 종양면역 분야는 혁신의 전기를 맞았다. 마침내 잃어버린 퍼즐 조각들을 찾아낸 것이다. 이제 연구자들은 왜 면역계가 암을 인식하지 못하고 공격하지 않는지 이해하기 시작했다. 많은 부분이 암과 아무런 관련이 없는 구식의, 하지만 훌륭한 연구를 통해 밝혀진 사실이었다.

면역계의 오래된 수수께끼들이 마침내 모습을 드러내기 시작했다. T세포의 존재와 함께 이질적인 타자들을 무자비하게 살상한다는 사실 또한 확실히 밝혀졌다. T세포에게 공격 명령을 내리는 점화 스위치도 발견되었다. 병에 걸렸거나 감염된 세포 표면에 독특한 단백질 지문('항원')이 나타나며, T세포 표면의 수용체가 이 항원을 인식하면 '켜져' T세포가 활성화된다는 사실이 밝혀진 것이다. 아메바처럼 생긴 수지상 세포가 면역계의 최전선에서 잔심부름꾼 노릇을 하며 부지런히 항원들을 모아 보여주면서 T세포를 학습시킨다는 사실도 알려졌다. 이런 반응을 통해 T세포는 지명수배 전단을 본 현상금 사냥꾼처럼 추적에 나선다. 표면에 어떤 단백질이 드러난 세포를 찾아야 하는지 기억한 후 공격하는 것이다. 이때부터 암세포는 전국에 지명수배가 내려진 범죄자 신세가 된다.

1984년에 T세포 표면에 존재하는 수용체(T세포 수용체, TCR)를 발견하고 복제에 성공하자 마침내 T세포가 표적 병원체와 상호작용하는 방식을 정확히 이해하게 되었다. 살해 T세포에 존재하는 수용체와 표적 항원은 열쇠와 자물쇠처럼 정확히 들어맞는 물리적인 실체였다(이렇게 열쇠와 자물쇠처럼 정확히 맞아야만 결합하고 조금이라도 맞지 않으면 결합하지 못하는 관계를 '특이적'이라고 한다 – 옮긴이). T세포는 수용체와 항원 사이의 특이적 결합을 통해서만 활성화되며, 병든 세포나 이질적인 타자에 대해 면역반응을 일으킬 수 있다.

물론 인간의 면역계가 그렇게 단순할 수는 없다. 연구자들은 이내 면역반응이 시작되려면 두 개 이상의 열쇠가 필요하다는 사실을 깨달았다. 안전 금고를 열거나 핵탄두 발사 버튼을 잠금 해제할 때 여러 개의 열쇠가 필요한 것과 비슷하다. 여러 개의 열쇠를 만들어 놓은 이유 또한 비슷하다. 면역계는 강력한 힘을 지닌 만큼 위험하기도 하다. 병원체에 대한 면역반응이 적절히 일어난다면 건강하게 살 수 있다. 하지만 면역반응이 너무 쉽게 일어난다면, 심지어 자기 자신의 세포까지 공격한다면 자가면역질환이 생긴다. 여러 개의 열쇠를 만든 이유는 허리띠를 차고도 멜빵을 메는 것처럼, 세포 수준에서 죽느냐 사느냐를 결정할 때 이중 안전장치를 마련해둔 것이다. 이렇게 철저히 안전을 챙기지 않는다면 몹시 곤란한 상황이 닥칠 수도 있다.

수수께끼가 진정으로 풀리기 시작한 것은 T세포를 활성화하는 두 번째 신호를 발견했을 때였다. 하지만 그 발견은 뜻밖의 놀라움을 선사했다. 사실 연구자들이 찾고 있던 두 번째 신호는 T세포라는 자동차의 가속 페달이었다. 우리가 면역반응이라고 부르는 연쇄

반응을 일으켜 악당들을 쓸어버리는 또 하나의 '공격' 버튼이었다. 하지만 정작 찾아낸 것은 가속 페달이 아니라 브레이크였다.

CTLA-4라는 이름의 브레이크는 정상적인 세포에 유용하다. T세포가 같은 편을 공격하지 않도록 막아주기 때문이다. 왜 자연은 굳이 이렇게 복잡한 장치를 마련했을까? 위에서 말한 것처럼 브레이크가 없으면 위험하기 때문이다. 자가면역질환이 일어나지 않도록 통제하려면 브레이크라는 안전장치가 필요하다. 브레이크는 열쇠가 아니라 안전 스위치였다. CTLA-4는 검문소처럼 안전을 유지하기 위한 장치, 즉 면역관문이었다. 앨리슨은 암세포가 이 브레이크를 역이용한다는 사실을 밝혀냈다. 암은 면역반응에 내재된 브레이크를 장악함으로써 생명을 이어가며 마음껏 증식할 수 있었다. 이 브레이크에 결합하는 약물(항체)을 개발하여 암세포가 이용하지 못하도록 차단하자 면역억제가 풀리면서 T세포가 다시 암을 공격하기 시작했다. 비유컨대 암이 면역계의 브레이크를 밟지 못하도록 발을 묶어놓은 것이다.

혁신적인 발견에 크게 고무된 연구자들은 기존 개념을 재검토하고 다른 면역관문, 또 다른 브레이크를 찾기 시작했다. CTLA-4를 차단하면 분명 달리는 차의 브레이크를 밟지 못하게 하는 효과가 나타났다. 면역계가 특별히 예민하지 않고, 종양 또한 뚜렷한 돌연변이를 지니고 있어 면역계의 눈에 잘 띄는 환자에게서 CTLA-4를 차단하면 놀라운 효과가 나타났다. 말기 암조차 씻은 듯 사라지고, 재발하지 않았다. 하지만 그렇지 않은 환자에게서는 그야말로 브레이크가 고장 난 차를 몰고 달리는 것 같은 반응이 일어났다. 특히 면역계가 매우 예민한 환자의 CTLA-4를 차단하면 지옥의 질주가 시작되었다. T세포가 인식하기 어려운 유형의 암이라면 지옥의 질주는 견디기에는 너무 어렵고, 그렇다고 암을 물리칠 정도로 강력하지는 않은 정도에 머물 수 있었다. 지나친 고열이 날 때처럼 도움이 되기보다 오히려 해가 되는 것이다.

하지만 일단 개념 입증에 성공한 연구자들은 뒤이어 T세포 표면에서 발견되는 다양한 수용체에 주목했다. 훨씬 은밀한 방식으로, T세포가 암세포에 아주 가까이 다가갔을 때에만 면역반응을 유도하는 보다 특이적인 수용체가 있을 것이라고 기대했던 것이다. 그런 면역관문이 존재하고 억제제를 개발할 수 있다면 훨씬 특이적인 항암 효과를 나타낼 뿐 아니라 부작용도 훨씬 덜할 것이었다. 마침내 두 번째 면역관문이라고 생각되는 물질이 발견되었다. T세포 표면에 있는 'PD-1'이라는 단백질이었다. 일부 암세포는 표면에 PD-1과 특이적으로 결합하는 항원이 발현되었다. 수용체와 정확히 들어맞아 단단히 결합하는 물질을 '리간드'라고 한다. 따라서 암세포에 존재하는 항원은 PD-리간드 1, 즉 PD-L1이라고 불리게 되었다. 실험용 접시와 마우스 모델을 이용한 연구 결과 PD-1/PD-L1 결합이야말로 암세포와 T세포 사이에서 일어나는 정밀하고 국소적인 반응이었다. 이런 은밀한 악수를 통해 암세포는 T세포를 설득한다. '나를 공격하지 마. 나를 죽이지 마.' 정상적인 상황이라면 이런 악수는 살해 T세포와 정상적인 세포 사이에서만 일어난다. 그러나 암세포는 일종의 속임수를 동원하여 T세포와 악수를 나누고 공격을 피하는 것이다. 이런 악수를 차단할 수 있다면, 즉 면역관문을 억제할 수 있다면 속임수를 쓸 수 없게 되어 면역세포가 암을 공격하기 시작할 것이었다. 이런 '면역관문 억제제'는 T세포 쪽에서 악수를 차단하는 항PD-1 제제와 암세포 쪽에서 악수를 차단하는 항PD-L1 등 두 가지 형태로 존재할 것이었다.

CTLA-4가 치료로 통하는 문을 빼꼼히 열고 들여다보았다면 PD-1은 그 문을 활짝 열어젖혔다. 항암면역요법 분야에서 오랜 세월 거듭된 실패가 갑자기 너무 쉽게 설명되기 시작했다. 그때까지 연구자들은 주차 브레이크가 걸린 차를 어떻게든 움직여보려고 헛된 노력을 퍼부었다. 그리고 이제 사상 최초로 주차 브레이크를 푸는 방법을 발견한 것이었다. 물론 새로운 방법이 모든 환자, 모든 암에 들을 것이라고는 생각하지 않았다. 사실 그 방법이 통할 것인지도 알 수 없었다. 하지만 적어도 일부 환자는 면역계의 주차 브레이크를 풀어주는 것만으로도, 그리하여 면역계가 암세포는 건강한 정상 세포가 아니라는 사실을 인식하기만 해도 최소한 지금까지 사용했던 다른 치료들의 효과를 개선시킬 수는 있으리라는 생각이 지배적이었다. 어쩌면 면역계가 본연의 임무를 완수하도록 고삐를 풀어주는 것만으로도 암을 치료할 수 있으리라 기대하는 사람도 있었다.

마침내 검증의 시간이 다가왔다. 기나긴 세월, 면역이라는 거대한 퍼즐에서 잃어버린 조각을 찾아 헤맸던 면역학자들에게는 가슴 설레는 순간이었다. 1세대 면역관문 억제제인 항CTLA-4 제제는 이미 제2상 임상시험 중이었다. 인간을 대상으로 안전한지 알아보는 제1상 시험을 성공적으로 마치고 정말로 효과가 있는지 알아보고 있었던 것이다. 초기의 기대에도 불구하고 이 시험에서 상당한 문제가 드러났다. 두 곳의 대형 제약회사에서 각기 독립적으로 면역관문 억제제를 시험했지만, 한 곳은 엄청난 돈과 오랜 세월에 걸친 노력을 들인 끝에 임상시험을 포기해버렸다. 다른 한 곳의 운명도 불확실했다. 그때까지 거둔 결과로는 FDA 승인을 받을 가능성이 거의 없었다. 판정관들은 면역관문 억제제 역시 또 한 번 반짝 화제를 모으고 면역요법의 역사 속으로 조용히 사라져버리지 않을지, 암 백신처럼 마우스에서는 성공을 거두었지만 인간에게서는 실패로 끝나버리지 않을지 촉각을 곤두세웠다.

그럼에도 CTLA-4의 발견에 의해 잃어버린 퍼즐 조각을 찾으려는 시도는 다시 추진력을 얻었다. 새로운 면역관문 억제제에 대한 연구와 임상시험은 어느 때보다 활기를 띠었다. 이런 움직임 속에서 각광받기 시작한 것이 바로 프로그램된 세포 사멸programmed cell death, PD을 둘러싼 은밀한 악수의 T세포 쪽을 표적으로 하는 항PD-1 제제와 암세포 쪽을 표적으로 한 항PD-L1 제제였다. 이 약물들은 결국 몇 가지 암에 대한 치료의 판도를 혁신적으로 바꾸어놓았다.

부록 C

일화로 본 질병, 문명, 면역 간략사

신뢰성 있는 항암 면역요법이 개발된 것은 최근의 일이지만 사실 인류는 먼 옛날부터 면역을 이용해 질병을 치료했다. 가장 친근한 예는 백신이다. 백신이란 특정 질병에 직접적인 저항력을 형성하기 위해 의도적으로 병원체를 몸속에 집어넣는 것이다. 가장 기본적인 형태는 사멸한 병원체를 원시적인 방법, 예를 들어 피부를 긁어 작은 상처를 낸 후 그 자리에 발라주는 것이다. 사멸한 병원체 속에는 생각보다 훨씬 많은 정보가 들어 있다. 이를 통해 면역계는 언젠가 마주칠지도 모르는 적에 대해 소중한 귀띔과 통찰을 얻을 수 있다. 그리고 면역계는 학습 능력이 매우 뛰어나다.

백신vaccine이란 말은 '소'를 뜻하는 라틴어 vacca에서 유래했다. 실제로 백신 접종법 자체가 소젖을 짜는 소녀들을 관찰한 데서 고안되었다. 에드워드 제너는 소젖 짜는 사람들이 소의 질병인 우두

cowpox에 걸리는 일이 잦으며, 한번 우두에 걸린 사람은 그 사촌 격인 천연두smallpox에 잘 걸리지 않는다는 사실을 관찰했다. 1796년 그는 이렇게 우발적으로 병원체와 접촉하는 상황을 인위적으로 만들어보기로 했다. 그는 사라 넬메스라는 소젖 짜는 소녀의 농포에서 고름을 긁어모았다. 넬메스는 블로섬Blossom이라는 이름의 어린 암소에게서 우두에 감염되었다. 제너는 고름을 그의 집 정원사의 여덟 살 난 아들에게 접종했다. 이 실험을 통해 면역을 인위적으로 이용한다는 개념이 과학적으로 널리 받아들여지게 되었다.

독감 백신처럼 어디서나 손쉽게 접종받을 수 있는 현대적인 백신은 결국 제너에 의해 탄생한 것이다. 이런 혁신적인 방법은 헤아릴 수 없이 많은 생명을 구했다. 제너는 어떤 사람의 면역반응(고름)을 빌려다 다른 사람에게 가벼운 질병을 일으킴으로써 질병 자체에 대한 면역을 갖게 할 수 있다는 과학적 원리를 최초의 실용화시켰다. 하지만 17세기에도 면역이라는 개념이 전혀 새로운 것은 아니었다. 그런 개념은 훨씬 오래 전부터 민간의 지혜로서 누구에게나 친숙한 상식 같은 것이었다. 어떤 질병에 걸리고도 살아남은 사람은 다음에 다시 그 질병이 유행해도 어지간해서는 병에 걸리지 않았다. 의학적 지식이 없어도 이런 현상을 모르고 지나칠 수는 없었다.

라틴어에는 immunitas와 immunis란 단어가 있다. 두 가지 모두 예외 또는 면제를 뜻하는 법적 개념이다. 면역을 뜻하는 immunity란 단어는 원래 고대 로마에서 병역이나 세금 등 시민의 일상적인 책임이나 의무를 법적으로 면제받는 것을 뜻했다. 1세기에 로마의 시인 루카누스는 이 단어를 시적으로 변용하여 뱀에 물려도 죽지 않는, 즉 '면역이 있는' 것으로 유명한 북아프리카의 프실리Psylli족을 묘사하는 데 사용했다(아서 M. 실버스타인의 《면역학의 역사A History of Immunology》 참고).

사실 치명적인 독소에 대한 면역은 일찍부터 잘 기술된 학문 분야였다. 끊임없이 암살의 위협을 받는 데다 자신을 보호하는 데 충분한 돈을 지불할 여유가 있는 사람들에게 매우 인기 있는 지식이었던 것이다. 데브라 얀 비블은 저서 《면역학의 이정표 - 역사적 탐구Milestones in Immunology: A Historical Exploration》에서 왕위를 노리는 세력에 의해 독살당할지도 모른다는 두려움에 사로잡혀 독에 대한 면역을 추구했던 왕들의 욕망에 관해 기술했다. 우선 1세기에 흑해 연안의 폰투스Pontus 왕국을 통치했던 미트리다테스 6세에 관한 기록이 있다. 미트리다테스는 암살자가 사용하리라고 예상되는 독을 매일 조금씩 복용하여 면역력을 갖고자 했다. 이 이야기가 우화처럼 들리는 이유는 결말 때문이다. 그는 성공했다. 그리고 아주 나이가 들자 마침내 스스로 독을 삼켜 생을 마감하려고 한다. 일은 뜻대로 되지 않았다. 정말로 강한 면역이 생겨 독약을 아무리 먹어도 죽지 않았던 것이다.

14세기에 이르러 면역이라는 단어는 질병의 고통을 면제받는 특별한 권리라는 의미를 갖게 되었다. 물론 그런 권리는 신의 은총으로 내려지는 것이었다. 일례로 이탈리아의 의사 콜레는 흑사병 유행 시기에 병에 걸리지 않은 것을 "실로 신의 은총으로 나는 무사히 그 시기를 넘겼다Equibus Dei gratia ego immunis evasi"라고 기술했다. (이후의 내용은 실버스타인이 《면역학의 역사》에서 인용한 앤트워네트 스테

틀러의 리뷰 논문 〈질병 및 면역 개념의 역사History of Concepts of Infection and Defense〉에 실린 것이다. 이 논문은 〈게스네루스Gesnerus〉(스위스 의학 및 과학사 저널의 별칭 - 옮긴이)에 게재되었다.)

고대에는 흑사병과 기타 역병의 유행이 일상사에 가까운 일이었다. 학자들은 기원전 430년 아테네를 휩쓴 흑사병으로 도시 인구의 25퍼센트가 목숨을 잃었을 것으로 추정한다. 역사가 투키디데스는 이 참사 중에 죽어가는 사람을 가장 잘 돌볼 수 있었던 것은 병에 걸렸다가 회복된 아테네인들이었다고 기술했다. "그들은 경험을 통해 질병을 겁낼 필요가 없다는 사실을 알았다. 같은 사람이 두 번 병에 걸리는 일은 없었다. 적어도 죽을 정도로 심하게 앓지는 않았다." 투키디데스는 자신도 모르는 사이에 후천성 면역이라는 현상을 기술한 셈이다.

비슷한 현상은 대규모 역병이 유행할 때마다 관찰되었다. 예를 들어, 1천 년 후 역사가인 프로코피오스는 비잔티움 황제의 이름을 따서 유스티니아누스 흑사병이라고 불리는 또 다른 유행을 이렇게 기록했다. "섬이든, 동굴이든, 산꼭대기든 인간이 사는 곳이라면 이 병이 미치지 않는 곳은 없다. 그리고 이 병은 사람들을 건드리지 않고 지나갔든, 무차별적으로 쓰러뜨렸든 반드시 다시 찾아왔다. 하지만 그 땅에 사는 사람 중 이전에 가장 심하게 앓고 회복되었던 사람들만은 건드리지 않았다"(프로코피오스, H. B. 듀잉 역, 《페르시아 전쟁 The Persian War》 제1권, 런던: 하이네만 출판사, 1914년판 중에서).

과학적인 이해가 없었던 먼 옛날에도 민간에서는 균을 접종해왔다. 주로 이슬람권인 세네갈과 감비아 사이 서아프리카에 사는 무어 족Moors과 풀 족Pouls은 흉막폐렴으로 죽은 소의 폐에 칼을 깊게 찌른 후, 그 칼로 건강한 소의 가죽에 상처를 내는 풍습이 있었다. 소의 폐렴균을 건강한 소의 면역계에 접촉시키는 이 방법은 사실상 예방접종과 다름없다. 이 방법의 효과가 절개 때문이라고 생각했는지, 의식 중 외는 주문 덕이라고 생각했는지, 또는 상처의 모양이 중요하다고 생각했는지는 알 수 없다. 다만 서양 과학저널(예를 들어, 〈과학논총Comptes Rendus de l'Académie des Sciences〉)에 보고된 1885년 당시에도 이 방법의 기원은 "오랜 역사 속에 묻혀 알 길이 없다"고 기술되었다.

실버스타인이 썼듯이 예리한 관찰자라면 "운이 좋아 질병을 견디고 살아남은 사람은 다시 질병이 유행해도 감염을 '면제'받곤 한다는 사실을 모를 수 없었다." 훗날 제너가 과학적으로 기술한 것과 동일한 현상이다. 어쨌든 제너는 천연두 백신을 통해 "의도적으로" 후천성 면역을 인체에 도입한 위대한 실험으로 역사에 길이 남았다.

1714년, 당시 서양 의학의 모든 정보가 모이는 공식적 지식 교환소였던 런던 왕립학회Royal Society of London에서 그리스 의사와 이탈리아 의사가 함께 인간을 대상으로 이런 접종 의식儀式을 거행했다고 보고했다. 문제의 질병은 천연두였다.

첫 번째 천연두 유행이 기록된 것은 6세기, 유럽보다 훨씬 서쪽인 아라비아반도에서였다.

서기 570년 코끼리를 전투에 사용하는 법을 익힌 아비시니아(현재의 에티오피아) 군대는 기독교 광신자였던 아브라하 아시람의 지휘 아래

예멘(당시 아비시니아 영토였다)을 떠나 메카(현재 사우디아라비아 영토다)로 향했다. 카바Kaaba를 파괴하기 위해서였다. 카바는 아랍인들의 성소로 당시 아시람은 그 안에서 벌어지는 이교도들의 우상 숭배를 막는다는 명분을 내세웠다. 무슬림 전승에서 카바는 아브라함이 지은 것으로, 그의 아들인 이삭과 이스마엘은 각각 유대인과 아랍인의 시조가 되었다. 이슬람 경전인 코란에 따르면 아비시니아 군이 도착하자 하나님은 새떼를 내려 보내 돌벼락을 퍼붓게 했다. 돌을 맞은 자리마다 궤양과 고름집이 생기더니 이내 역병처럼 군대 전체에 퍼졌다. 결국 아비시니아 군대는 몰살당했고 아시람도 그 병으로 죽었다. 카바는 파괴를 면할 수 있었다. 이 사건 이후 메카인들은 570년을 코끼리의 해로 지정했다. 그해에는 이슬람교 선지자인 마호메트가 태어나기도 했다. 의학 역사가들은 이 사건을 아프리카에서 아라비아로 전해진 천연두가 최초로 유행을 일으킨 기록이라고 해석한다(A. M. Behbehani, "The Smallpox Story: Life and Death of an Old Disease," *Microbiological Reviews*, 1983, 47:455–509).

천연두에 관한 기록은 고대 인도, 이집트, 중국 의학 문헌에도 등장한다. 기원전 1157년 이집트의 파라오 람세스 5세도 천연두로 사망한 것 같다. 베버하니(세계적으로 유명한 쿠웨이트의 면역학자–옮긴이)는 910년에 유명한 이슬람 의사 라제스가 기술한 '천연두variola'라는 병명의 기원을 설명하면서 콘스탄티누스 아프리카누스(1020-1087년, 카르타고 출신의 의사로 당시 아랍의 선진 과학 서적들을 라틴어로 번역한 것으로 유명하다–옮긴이)가 라틴어로 옮긴 아랍 의학 서적들을 인용했다. 아주 오랫동안 천연두는 크게 위험하지 않은 질병으로 간주되었다. 하지만 10세기 중 어느 시점엔가 독성이 매우 강한 균주로 변해버렸고, 이후 수백 년에 걸쳐 성스러운 땅으로 원정을 떠났다 돌아가는 십자군을 따라 유럽 땅으로 유입되었다. 16세기에는 노예선을 타고 서인도제도로 건너간 후, 다시 중미와 멕시코로 퍼지면서 원주민들을 초토화시켰다. 에르난 코르테스가 불과 500명의 병력과 23문의 대포로 강력한 아즈텍 제국을 정복할 수 있었던 것도 부분적으로 천연두 때문이었다. 코르테스는 탐험을 계속하여 결국 쿠바에 이르렀는데, 그가 발 디딘 곳마다 천연두가 창궐하여 300만 명 이상이 목숨을 잃었다. 5년 뒤 천연두는 파나마지협을 건너 페루의 잉카 제국을 멸망시키고, 남미 전역에서 아마존강 유역 부족들을 초토화시켰다.

천연두가 영불해협을 건너 영국 땅에 유입된 것도 이 즈음이다. 1562년에는 엘리자베스 1세마저 천연두에 걸렸다. 여왕은 목숨을 건졌지만 평생 흉측한 얼굴에 대머리로 살아야 했다. 17세기에 이르면 치명적인 천연두 유행이 거의 정기적으로 일어난다. 유럽에서는 매년 4만 명이 천연두로 목숨을 잃었으며, 실명하는 사람의 3분의 1이 천연두 때문이었을 것으로 추정된다. 인구가 급증하던 도시 지역은 특히 전염병에 취약했는데, 런던의 복잡한 거리야말로 이사실을 단적으로 보여주는 예였다.

콘스탄티노플 주재 영국 대사관 소속 의사였던 에마누엘레 티모니와 동료 야코브 필라리니는 런던 왕립학회에 일련의 서한을 보내 소위 "천연두를 사온다"는 민간요법이 있다고 보고했다. 이 방법은 일종의 종두법이었다. 천연두를 앓았지만 죽지는 않은 환자(편지에서는 '바람직한' 증례라고 지칭했다)의 병변에서 흘러나온 고름이 딱지처럼 굳은 것을 이용했다. 떼어낸 딱지들을 한데 모아 천연두를 앓지 않은 사람의 피부를 절개한 후 직접 그 안에 채워 넣었다. 물론 런던 사람들에게는 익숙하지 않았지만, 티모니와 필라리니가 목격했듯이 훨씬 동쪽에 위치한 대도시 콘스탄티노플에서는 흔히 행해지는 천연두 예방법이었다. 터키에서 진료하던 영국 외과의사 한 명은 주로 나이 많은 노파들이 시행했던 종두법을 이렇게 묘사했다. "환자의 양쪽 손목과 양쪽 다리와 이마에 상처를 낸 후, 절개 부위마다 자연 상태의 천연두 환자에게서 갓 채취한 딱지를 집어넣고 그대로 8-10일간 붙여둔다. 그 후 환자에게 앞으로 일어날 일을 알려준다. 보통 환자들은 가볍게 앓고 나서 회복되며, 이후로는 면역이 생긴다."

사실 이런 방법은 서유럽, 중동, 북서아프리카 및 아시아의 시골 지역에서 오래도록 이어져왔다. 의학 문헌의 저자들도 이들 지역에서 처음 생겨났을 것으로 추정한다. 중국에서는 1549년에 만전萬全이 저서 《두진심법痘疹心法》에 기록을 남겼다. 흥미롭게도 중국인들은 원시적인 방법에 일부 세련된 술기를 가미했다. 천연두 딱지를 곱게 가루로 갈아 은으로 만든 특수한 대롱으로 콧속에 불어넣었던 것이다(남자 아이는 왼쪽 콧구멍에, 여자 아이는 오른쪽 콧구멍에 접종했다). 물론 이런 접종법은 완벽하지 않았으며, 때로는 의도치 않게 감염을 일으키기도 했다. 살아 있는 천연두 바이러스를 사용하는 경우 최대 2퍼센트의 피접종자가 사망하며, 사망하지 않더라도 일시적으로 질병을 옮기는 보균 상태가 된다고 알려져 있다. 하지만 이런 위험은 질병 자체의 사망률이 20-30퍼센트에 이른다는 점을 감안하면 충분히 감수할 만하다고 생각되었다.

초기에 런던 사람들은 낯선 방법에 상당히 저항했다. 저항을 누그러뜨린 것은 우아한 매력과 고귀한 신분을 지닌 인물이었다. 1716년 콘스탄티노플 대사로 임명된 남편 에드워드 워틀리 몬태규 경과 함께 그곳으로 건너간 메리 워틀리 몬태규 부인이다. 아름다운 용모를 지닌 시인이자 여행 작가로, 특히 강렬한 눈빛이 유명했던 그녀는 터키식 종두법을 직접 관찰할 수 있었다. 그녀도 천연두를 이겨내고 살아남았지만, 얼굴에 흉터가 남고 눈썹을 모두 잃어버렸다. 눈빛이 강렬하다는 기록이 남은 것도 어쩌면 눈썹이 없었기 때문인지 모른다. 그녀의 남동생은 누나만큼 운이 따르지 않았다. 그녀는 종두법에 큰 인상을 받은 나머지 남편이 업무차 소피아의 수상 관저를 방문한 동안 대사관 주치의에게 다섯 살 난 아들이 접종을 받아야 한다고 고집을 부렸다. 대사관의 신부는 시술이 '비기독교적'이며, '이교도들'에게만 효과가 있을지도 모른다고 반대했지만 부인은 뜻을 꺾지 않았다. 결국 한쪽 팔에는 찰스 메이틀런드 박사가 랜싯(양쪽에 날이 있는 작고 뾰족한 의료용 칼-옮긴이)으로, 다른 쪽 팔에는 "늙은 그리스 여인"이 "낡고 녹슨 바늘을 사용하여" 동시에 접종을 시행했다. 짐작건대 두 사람 모두 부인이 편지에 언급한 방법을 사용했을 것이다. 접종에 사용된 고름은 열한 살 난 환자에게서 채취한 것으로, 적절한 온도를 유지하기 위해 작은 유리병에 담아 의사가 겨드랑이에 끼고 있었다. 소년은 면역을 획득한 것처럼 보였기에, 메리 부인은 자신이 '접붙이기'라고 부른 '터키식 방법'의 열렬한 지지자가 되었다. 1721년 런던으로 돌아온 그녀는 역시 찰스 메이틀런드 박사에게 부탁하여 네 살 난 딸도 접종시켰다. 사실 이 방법은 언제부터인지는 몰라도 이미 시골 지역에서는 관습이 되어 있었지만 의료인에 의해 행해진 것은 이때가 처음이었다. 더욱이 왕실 의사들이 지켜보는 자리에서 행해진 것은 말할 것도 없이 사상 최초였다. 어린 소녀는 용감하게 가늘고 창백한 팔을 드러냈다. 그리고 몇 군데를 절개하여 피가 흐르는데도, 상처에 딱지를 채워 넣을 때까지 씩씩하게 잘 견뎌냈다. 한스 슬론 경은 잠시도 눈을 떼지 않고 모든 과정을 지켜보았다.

슬론 경은 유명한 의사로 왕립학회장이자 왕의 주치의였다. 콘스탄티노플에서 처음 편지를 보낸 이래 메리 부인은 이 방법을 변함없이 열렬히 지지했다. 그녀는 지체 높은 귀부인인 데다 경험이 풍부하고 언변도 좋아 런던 사회의 사랑을 듬뿍 받았다. 하지만 그녀는 의사도 아니었고, 남성도 아니었다. 슬론 경은 동시대의 중요한 평가 기준인 두 가지를 모두 갖춘 사람이었다. 그를 포함한 의료계의 전반적인 견해는 종두법이 위험하다는 것이었다. 하지만 머지않아 메리 부인의 본보기와 슬론 경이 그 과정을 직접 지켜보았다는 점, 그리고 어린 소녀가 성공적으로 회복하여 면역을 갖게 되었다는 점이 삼위일체의 증거로 강력한 호소력을 갖게 되었다.

1721년 여름 런던에는 천연두가 한창 유행했다. 역병을 피하고 싶은 마음이 간절하기는 왕족들도 마찬가지였다. 18세기 중 유럽을 지배했던 군주 중에도 천연두로 목숨을 잃은 사람이 무려 다섯이었다(독일의 요제프 1세, 러시아의 표트르 2세, 프랑스의 루이 15세, 오랑예 왕국의 빌렘 2세, 바이에른의 마지막 선제후). 당시 영국 황태자비였던 안스바흐의 캐럴라인은 자녀들이 이런 운명을 맞게 될까 봐 노심초사했다. 그녀는 사교계를 통해 메리 부인과 친했으며 개인적으로도 명민하고 과학적인 태도를 지닌 인물로서 당대의 진보에 항상 관심을 기울였다. 궁정의 아첨꾼으로도 유명했던 볼테르가 황태자비를 가리켜 '왕관을 쓴 철학자'라고 칭할 정도였다. 그녀는 궁정 의사들에게 확인한 후 남편(후에 조지 2세가 된다)과 상의하여 일종의 임상시험을 의뢰했다. 오늘날 같으면 윤리위원회를 통과할 가능성이 전혀 없는 시험이었다.

1721년 7월 하순 런던의 악명 높은 뉴게이트 감옥Newgate Prison의 관리들은 임상시험 준비에 나섰다. 우선 궁정 의사들과 약제사들의 도움을 얻어 교수형을 선고받은 죄수 중 6명을 골라냈다. 말하자면 인간 기니피그였다. 이들에게는 시험에 참여하는 대가로 사면령이 내려졌다. 면역immunity과 사면immunity을 맞교환한 것이다. 하지만 이들이 살아남아 자유의 기쁨을 누릴 수 있으리라고는 어느 누구도 장담할 수 없었다.

8월 9일 메이틀런드 박사는 죄수들에게 똑같은 시술을 반복했다. 남녀가 각각 세 명씩이었고, 나이는 19-36세였다. 이들은 25명의 내과의사, 외과의사, 약제사들이 지켜보는 가운데 양쪽 팔과 오른쪽 다리에 종두법을 시행받았다. 8월 13일이 되자 여섯 명 중 다섯이 천연두 증상을 나타냈다. 여섯 번째 죄수는 예전에 천연두를 앓은 것으로 밝혀졌다. 이미 면역 상태였던 것이다. 다행히 모든 죄수들이 완전히 회복되어 약속대로 자유의 기쁨을 누릴 수 있었다.

하지만 왕실 주치의는 이들에게 정말 면역이 생겼는지 입증하기 위해 시험에 참여한 19세 여성 죄수를 임시 간호사로 고용하여 당시 특히 심한 천연두가 맹위를 떨치고 있던 하트퍼드로 내려보냈다. 이 여성은 낮에 천연두 환자들을 돌보고 밤이 되면 천연두에 걸린 열 살 난 소년과 같은 침대에서 잠을 잤다. 6주간 이런 생활을 했음에도 아무런 증상이 나타나지 않았다.

신문들은 앞다투어 황태자 부부가 후원한 실험 이야기를 보도했다. 논조는 전반적으로 우호적이었다. (이때쯤 한 의사가 또 다른 여성 죄수에게 종두법을 시행했다. 이번에는 딱지를 가루로 내어 콧속에 불어넣는 중국식 종두법이었다. 신문들은 이 실험을 매우 비판적으로 보도했는데, 접종 당시 여성이 잠들어 있었다는 이유에서였다.) 머지않아 접종을 받을 수 있는지 물어오는 자원자들이 생기기 시작했다. 마침내 1722년 4월 17일 영국 왕가의 공주들(열한 살 난 아멜리아와 아홉 살 난 캐럴라인)도 천연두 접종을 받기에 이르렀다.

작은 일조차 주목의 대상이 되는 왕실의 자녀들인지라 이후 종두법은 큰 주목을 받았지만, 이로써 천연두를 완치시킬 수는 없었다. 기껏해야 보다 좋은 확률로 주사위를 굴리는 방법이라고 해야 할 것이었다. 한편 메이틀런드는 하트퍼드의 실험을 마무리하면서 개인적으로 많은 가정의 어린이에게 종두를 접종했다. 그중 한 명은 사망했고, 다른 한 명은 천연두에 걸린 후 집안 하인들 여섯 명에게 병을 전염시켰다. 접종한 어린이에게 노출된 하인들이 천연두에 걸리는 일은 다른 가정에서도 반복되었다. 나중에 '왕가의 실험Royal

Experiment'이라고 불리게 된 이 시험의 혜택을 보려고 줄을 섰던 사람 중에도 예컨대 선덜랜드 백작의 자녀 같은 경우는 천연두에 걸려 회복하지 못하고 며칠 뒤에 사망했다.

한편 신부들은 연단에서 종두법을 자연에 따르지 않는 방법이라고 비난하며 신도들에게 "예방접종이라는 위험하고 죄악스러운 행위"는 끔찍하고, 악을 조장하며, "자연의 법칙으로 보나 종교적으로 보나 권위를 인정할 수 없다"고 외쳤다. 런던의 외과의사인 레거드 스파럼은 접종에 반대하는 소책자를 발간하여 상처에 질병을 밀어넣는 행위는 "건강과 질병을 맞바꾸는 일"이라고 비난했다. (앞에서 보았듯이 이런 '교환'이라는 개념은 19세기 뉴욕시를 비롯하여 항암면역요법의 기초가 된 다양한 현상이 관찰될 때마다 되풀이되었다.)

하지만 종두법은 런던 왕립학회에서 점점 폭넓은 지지를 받았다. 학회의 간사이기도 한 수학자가 결과를 통계적으로 조사하여 발표한 후에는 더욱 그랬다. 그는 1723년에서 1727년 사이에 천연두 접종으로 인한 사망이 48명 중 1명에서 60명 중 1명 수준이었던 반면, 천연두로 인한 사망은 6명 중 1명꼴이었다고 보고했다. 왕실의 판단이 옳았던 것이다. 천연두 접종은 나중에 영국에서 법정 예방접종이 된다. 하지만 이런 정서가 세련되지 못한 식민지 사람들에게도 그대로 받아들여진 것은 아니다. 사실 그 때문에 미국 독립전쟁의 승패가 완전히 달라질 수도 있었다. 그랬다면 미국 혁명은 실패로 돌아가고 말았을 것이다.

원사이머스라는 사람의 성이 무엇이었는지는 기록이 남아 있지 않아 알 길이 없다. 리비아 남서부 페잔 지방 출신이라고 알려져 있을 뿐이다. 오아시스 도시인 주도 무르주크를 중심으로 높은 모래 언덕과 바위투성이 지형이 펼쳐진 곳이다. 당시 무르주크는 현재의 차드와 중앙아프리카공화국 일대에서 사람들을 납치하는 노예사냥꾼과 순례자들로 북적거린 일종의 허브로 크게 융성했다. 물론 그의 출신지조차 확실한 것은 아니다. 분명한 것은 원사이머스가 어렸을 때 오토만 제국 방식으로 천연두 접종을 받아 특징적인 흉터를 지니고 있었다는 점이다. 그는 1718년경 노예상인들에게 납치되어 쇠사슬에 묶인 채 북아메리카 식민지로 끌려와 경매에 부쳐졌다.

17세기 이래 미국 노예무역의 중심지는 보스턴 항이었다. 여기서 원사이머스를 구매한 사람은 목사이자 과학자였던 코튼 매더였다. 코튼 매더는 매우 흥미로운 인물이다. 세일럼 마녀 재판(1692년 미국의 매사추세츠주 세일럼에서 무고한 사람들 25명을 마녀로 몰아 죽인 사건-옮긴이)에 참여한 것으로 잘 알려져 있는 그는 폭넓은 독자층을 지닌 작가였으며, 교육의 가치를 열렬히 옹호하는 엄격한 종교인이면서도 다른 인간을 소유했다. 이런 특징들은 18세기 보스턴에서 전혀 특이한 것이 아니었다. 그가 특이했던 것은 글을 쓰고 읽을 수 있었으며, 엄청난 호기심을 지니고 자신을 둘러싼 세상을 예리하게 관찰했다는 점이다. 그는 원사이머스의 팔에 난 우두 자국에 강렬한 호기심을 느꼈다. 원사이머스는 자신도 모르는 사이에 이슬람권인 북부 아프리카에서 초기 아메리카 식민지로 예방접종이라는 첨단기술의 흔적을 갖고 왔던 것이다. 매더는 특유의 예리한 관찰력으로 호기심을 갖긴 했지만, 자신이 사는 식민지에서 왜 그런 시술을 하지 않는지까지는 이해하지 못했다.

1721년 6월, 전해에 런던을 휩쓸었던 질병이 마침내 아메리카 식민지에 상륙했다. 최근 서인도제도를 돌고 온 영국 군함 시호스Seahorse호를 통해서였다. 질병은 이내 유행병의 모든 특징을 나타내며 식민지를 휩쓸기 시작했다. 이름만 수도일 뿐 거리에 소와 양이 떼 지어 몰려다녔던 작은 도시에는 엄청난 재앙이었다. 코튼 매더는 매사추세츠에서 전염병에 관해 조언할 자격을 갖춘 몇 안 되는 사람 중 하나였다. 당시만 해도 식민지 사회는 작고 뒤떨어진 세계였다. 매더처럼 박식하고 신앙심이 독실한 데다 엄청난 지성을 갖춘 사람은 대부분 문맹이었던 주민들 사이에서 단연 눈에 띄는 존재였다. 글을 읽을 수 있는 몇 안 되는 사람끼리는 서로 잘 알고 지냈으며 대부분 책을 돌려 읽었다. 매더 역시 집 근처에 있는 인쇄소의 젊고 조숙한 견습공과 책을 서로 빌려 읽는 사이였다. 그가 바로 벤저민 프랭클린이다. 매더는 프랭클린의 인쇄소에서 자신의 소책자들을 제작하기도 했다. 매더와의 관계는 나중에 프랭클린이 자기 사업을 시작하는 데 도움이 되었다. 이렇게 독서가들끼리 작은 공동체를 이루어 책을 돌려 읽었던 경험에서 프랭클린은 나중에 식민지 최초로 대본貸本 도서관을 설립하기도 했다.

매더는 의사가 아니었지만 기회가 있을 때마다 의학 저널을 읽었기 때문에 최근의 발전에 대해서도 해박했다. 사실 대부분의 의사들보다도 해박했는데, 내막을 보면 그리 놀랄 일도 아니다. 당시 식민지 전체를 통틀어 의학 학위를 지니고 환자를 진료하는 의사는 단 한 명뿐이었다. 역시 매더와 서로 책을 빌려주는 사이였던 그는 에든버러 대학 출신 윌리엄 더글라스 박사였다. 더글라스 박사는 최신 해외 의학 저널들을 구독했다. 매더는 저널들을 빌려 읽다가 티모니가 콘스탄티노플에서 종두법을 목격하고 런던 왕립학회에 보낸 편지를 발견했다. 원사이머스에게서 들었던 방법이 그대로 의학 저널에 실려 모국인 영국 왕립학회의 검증까지 받았다는 사실은 매더 같은 사람에게 삼위일체나 다름없는 확신을 주었다.

하지만 매더의 확신은 1724년의 보스턴이라는 기준에서는 물론, 보다 큰 과학 공동체의 기준에서 보더라도 급진적인 견해였다. 그런 확신을 행동으로 옮긴다는 것은 말할 것도 없이 더욱 급진적이었다. 매더가 접종을 시도하려 하자 식민지에서 유일하게 자격을 갖춘 의사부터 격렬하게 반대했다. 1721년 내내 매더는 넘치는 에너지의 일부를 보스턴의 의료계에 쏟아부으며 종두법을 도입해야 한다고 압력을 넣었다. 단 한 사람을 설득할 수 있었다. 재브데일 보일스턴이라는, 의학에 관심이 많은 석공石工이었다. 보일스턴은 우선 자기 아들과 노예와 노예의 아들에게 천연두 접종을 시행했다. 세 사람 모두 안전하게 접종을 받고 살아남았지만 지식 사회의 반발은 엄청났다. 보일스턴은 언론의 지탄을 받았고 심지어 거리에서 성난 군중에게 공격을 당하기도 했다. 매더는 아랑곳하지 않고 자기 아들에게도 접종을 시행했다. 아이는 심하게 앓았고 거의 생명을 잃을 뻔했다. 식민지 주민의 공포와 분노는 더욱 커져만 갔다.

사람들은 매더가 질병을 퍼뜨리고, 엄청난 유행의 위험을 감수한다고 생각했다. 시골의 작은 공동체에는 모든 천연두 환자가 잠재적인 수류탄이나 다름없었다. 사람들은 보복에 나섰다. 성난 백신 반대론자들이 새벽 3시에 매더의 집 창문을 통해 진짜 수류탄을 던져 넣었던 것이다. 당시 집 안에는 매더의 아들과 역시 천연두 백신을 맞은 목사 한 사람이 회복 단계로 몸조리를 하고 있었다. 다행히 수류탄은 터지지 않았다. 아마 창문이 깨지는 순간 불붙은 도화선이 떨어져 나갔을 것이다. 불발탄에는 백신 반대문이 적힌 쪽지가 붙어 있었다.

1722년 보일스턴은 보스턴 지역에서 242명에게 직접 천연두 백신을 접종했으며, 그중 여섯 명이 사망했다고 보고했다. 2.5퍼센트의 사망률이었다. 당시 보스턴에서 유행한 천연두에 감염된 환자는 5,889명이었고, 그중 849명이 사망하여 15퍼센트의 사망률을 기록했다. 하지만 천연두 접종은 건강한 사람을 치명적인 질병에 감염시키는 것이었다. 물론 때때로 효과를 거두었지만, 당시에는 아무리 해박한 지식을 지녔다고 해도 원리를 이해할 수 없었다. 사람들은 인간이 자연의 질서를 어지럽히면 아무리 마법 같은 효과를 거둔들 배후에 악마의 음모가 숨어 있을 것이라고 생각했다. 면역이란 진실은 당시 활동했던 시계공이나 약제사의 상상력을 훨씬 뛰어넘는, 기적에 가까운 것이었다.

천연두 접종은 식민지 미국에서 점차 지지 기반을 넓혔지만 결코 영국에 비할 바는 아니었다. 몇몇 식민주는 법으로 금지하기도 했다. 항종두지역을 선포하고 백신 반대론자들의 성소를 자처한 도시들도 있었다. 하지만 조지 워싱턴은 종두법의 효과를 믿었고, 보스턴이 포위되기 전에 자신의 군대에 접종을 시행했다. 위험한 시도였다. 접종 받은 사람이 일정 기간 감염성을 지니기 때문에 자칫 유행을 자초할 수 있었다. 결국 워싱턴은 마지못해 접종을 중단했다. 오늘날의 역사가들은 그 결정으로 인해 나중에 식민지 군대에는 천연두가 창궐한 반면, 왕가의 실험으로 혜택 받은 영국군은 아무런 피해를 입지 않았다고 믿는다. 영국이 캐나다를 지킬 수 있었던 것도 천연두 접종에 반대했던 북부의 도시들과 이로 인한 천연두의 유행 덕이었다고 주장하는 사람도 있다.

더 읽을 책

Abbas, Abul K., Andrew H. Lichtman, and Shiv Pillai. *Cellular and Molecular Immunology* (eighth edition). Philadelphia: Elsevier Inc., 2015. 《세포분자면역학》(범문에듀케이션, 2016)

Bibel, Debra Jan. *Milestones in Immunology: A Historical Exploration*. Madison, WI: Science Tech Publishers, 1988.

Butterfield, Lisa, ed. *Cancer Immunotherapy Principles and Practice*. New York: Demos Medical Publishing, 2017.

Canavan, Neil (The Trout Group LLC). *A Cure Within*. Cold Spring Harbor, NY: Cold Spring Harbor Laboratory Press, 2018.

Clark, William. *A War Within: The Double-Edged Sword of Immunity*. New York: Oxford University Press, 1995.

Hall, Stephen S. *A Commotion in the Blood*. New York: Henry Holt and Company, Inc., 1997.

Mukherjee, Siddhartha. *The Emperor of All Maladies*. New York: Scribner, 2010.《암: 만병의 황제의 역사》(까치, 2011)

Rosenberg, Steven A., and John M. Barry. *The Transformed Cell*. New York: G. P. Putnam's Sons, 1992.《암의 신비를 푼다》(고려원, 1993)

Silverstein, Arthur M. *A History of Immunology* (second edition). London: Academic Press, 2009.

Thomas, Lewis. *Lives of a Cell: Notes from a Biology Watcher*. New York: Viking Press, 1974.

Wilson, Edward O. *Consilience: The Unity of Knowledge*. New York: Knopf, 1998.《통섭》(사이언스북스, 2005)

주

서막

1. 놀랍게도 1895년 독일의 물리학자 빌헬름 뢴트겐이 수수께끼의 광선, 즉 'X 선'을 발견하여 고에너지 전자기장을 생성하는 기계를 의료 장비로 사용할 수 있을 가능성을 제시한 지 1년도 되지 않아서였다. 시카고 하네만 의과대학Hahnemann Medical College of Chicago에서 동종요법을 시도했던 의사 에밀 그루베 박사가 그런 기계를 암종 치료에 사용했던 것이다. 하지만, 이런 초기 장비들은 도움이 된다기보다 해를 끼치는 경우가 많았다. 그루베 박사 자신도 여러 가지 암으로 인해 무려 90번 이상의 수술을 견뎌야 했다. 그루베는 요즘 말로 하면 얼리 어답터early adopter였다. 방사선을 폭넓게 암 치료에 사용하게 된 것은 마리 퀴리가 방사성 원소를 발견한 뒤였다. 뢴트겐과 퀴리는 이 공로로 노벨상을 수상했다. Titus C. Evans, "Review of X-Ray Treatment—Its Origin, Birth, and Early History by Emil H. Grubbe," *Quarterly Review of Biology*, 1951, 26:223.

2. 숫자는 대강의 개념을 아주 거칠게 설명하기 위해 예로 든 것일 뿐이다. 돌연변이를 일으킨 세포가 면역계의 감시를 피하거나 계속 분열을 거듭한 결과 임상적인 암이 될 통계학적 확률이나 과학적 확실성과 혼동해서는 안 된다. 보다 중요한 사실은 우리 면역계가 이질적인 존재를 인식하는 데 전반적으로 극히 우수하며, 그럼에도 이렇게 확률적 가능성이 낮은 일이라도 무작위적으로 무한 반복되면 일어날 가능성이 거의 없는 결과조차 불가피한 것이 된다는 점이다. 여기에 바이러스 감염이나 특정 염색체 이상과 같은 인자

가 작용하면 확률적으로 거의 불가능한 일이 발생할 가능성은 더욱 커진다.

3. [옮긴이 주] 《표준국어대사전》에서는 '관해寬解, remission'란 말을 '병의 증상
   이 줄어들거나 누그러짐'이라고 정의하고, 이런 정의에 따라 '완화緩和'로 바
   꾸어 쓸 것을 권고한다. '줄어드는 것'과 '누그러지는 것'이 어떻게 다른지는
   일단 미루어놓더라도, 이 말이 그리 간단한 것은 아니다. 단순히 증상이 줄
   어드는 것이라면 물론 '호전'이나 '완화'라고 쓰면 될 것이나, 굳이 '관해'라
   는 어려운 한자어를 쓰는 이유는 이 말이 암 치료와 관련되어 독특한 의미를
   갖기 때문이다.

   관해라는 용어는 한때 의학의 여러 분야에 두루 사용되었지만 점점 암의
   치료 경과를 기술하는 데만 국한되어 사용되는 추세다. 관해에는 완전 관해
   complete remission와 부분 관해partial remission 등 두 가지가 있다. 암으로 진단
   받고 일정 기간 항암치료를 시행했다면 치료 반응이 어떤지 알아보아야 할
   것이다. 진찰을 해보고, 피검사나 골수검사를 시행하고, CT나 MRI 등 영상
   검사를 이용하여 처음 발병했을 때와 어떻게 달라졌는지를 보아야 한다. 암
   이 완전히 없어져서 이렇게 다양한 방법으로 검사해도 찾을 수 없는 경우를
   완전 관해라 하고, 암이 완전히 없어지지는 않았지만 치료 효과가 있어 처음
   보다 크게 줄어들었다면 부분 관해라고 한다. 책에도 나오지만 완전 관해를
   다른 말로 질병 증거 없음no evidence of disease, NED이라 하기도 한다.

   가슴 X선 사진에 허옇게 나타난 폐렴을 항생제로 치료한다고 생각해보
   자. 며칠 항생제를 쓰고 난 후 열이 떨어지고, 기침이 줄어들어 다시 X선 사
   진을 찍어보니 허옇게 보이던 폐렴 부위의 크기가 많이 줄어들었다. 이런 상
   태를 부분적 호전 또는 완화라 할 수 있을 것이다. 이때 우리는 '하던 대로
   치료를 계속하면 완치될 것'이라고 기대한다. 그러나 항암치료에서 부분 관
   해는 이런 부분적 호전과 전혀 다르다. 굳이 따진다면 완전 관해와 치료 효
   과가 전혀 없는 상태의 중간에 해당한다. 완전 관해가 아니기 때문에 완치를
   기대하기는 어렵다. 하지만 전혀 치료 효과가 없는 것은 아니라서 적어도 단
   기간 내에 환자가 사망하지는 않을 것이며, 치료를 잘 하면 암을 '어느 정도
   통제되는 만성질환'으로 바꾸어놓을 수도 있다는 의미로 받아들인다.

   이번에는 폐렴을 항생제로 치료하고 나서 증상이 완전히 사라지고, 건강

했을 때와 조금도 다름없이 활기에 넘치며, X선 사진상으로도 아무런 이상이 없는 경우를 생각해보자. 이런 상태를 완전 호전이라고 부를 수 있을 것이다. 그 의미는 이제 치료가 필요 없으며, 폐렴이라는 병이 더 이상 환자의 몸속에 존재하지 않는다는 것이다. 그러나 완전 관해는 완전 호전과 전혀 다르다. 진찰과 검사를 시행한 결과 암 세포가 몸속에 남아 있다는 증거가 없다는 것일 뿐, 실제로 암세포가 남아 있지 않다고 확신할 수 있다는 뜻은 아니다. 예를 들어 단 한 개의 암세포가 살아남았다면 진찰과 검사로 발견할 수는 없더라도 언젠가 암이 재발할 가능성이 있다. 물론 완전 관해를 달성했다면 완치를 기대해볼 수 있다. 하지만 그것은 완전 관해를 달성하지 못했다면 완치를 기대할 수 없다는 뜻이지, 완치를 보장한다거나 더 이상 치료가 필요 없다는 뜻은 아니다. 통상 완전 관해 후에도 공고요법, 유지요법 등 일정한 기간 동안 추가적으로 항암치료를 시행하며, 완치 여부는 암의 종류나 병기, 환자 각자의 상황에 따라 크게 달라진다.

이렇듯 관해는 단일한 개념이 아니며, '어떤 암에서 어떤 치료를 얼마 동안 시행한 후 어떤 기준을 만족시켰을 때 완전 또는 부분 관해로 정의한다'는 것이 명확하게 정해져 있어, 단순히 완화되었다든지 호전되었다는 두루뭉술한 말로 대체할 수 없다. 물론 언어란 사회적 약속이므로 항암치료라는 맥락에서는 관해 대신 완화라는 말을 쓰자고 약속할 수는 있다. 그러나 새로운 용어가 특정한 맥락에서 기존 용어를 대체하기까지는 광범위한 합의와 노력, 시행착오, 그리고 적지 않은 시간이 필요하다.

또한 번역어를 정할 때는 용어의 안으로 품고 있는 의미만 볼 것이 아니라, 다른 용어나 상황과 맺고 있는 관계를 두루 살필 필요가 있다. 완화라는 말은 이미 의학 분야에서 '완화의료'라는 용어로 널리 사용되고 있는데, 이 말은 비단 암뿐만 아니라 더 이상 완치를 기대할 수 없는 말기 환자에서 질병의 완치를 위해서가 아니라 삶의 질을 향상시키기 위해 제공되는 치료를 가리킨다. 따라서 관해라는 말이 너무 어렵거나, 한자어라거나, 일본에서 정해진 용어라는 이유로 바꾸어야 한다고 주장하더라도 완화라는 말이 대체어로서 적절한지는 또 다른 고찰과 논의를 필요로 한다. 어떤 학문 분야에서든 새로운 용어를 제정하려면 그 분야의 전문가와 국어 전문가의 면밀한 협업이 있어야 할 터이지만, 우리나라에서 그런 협업이 널리 이루어지지 않는 것은 애석한 일이다.

한편 '자발적 관해'라고 할 때 '자발적'이라는 말은 의학 분야에서 통상 그렇게 쓰이기 때문에 이 책에서도 따랐을 뿐, 특별한 맥락적 의미를 갖는 것은 아니다. 널리 사용되는 말에 따라 '자연 관해' 정도로 옮긴다면 더 좋으리라 생각한다.

4. 펨브롤리주맙이라는 이 약물은 T세포의 PD-1 수용체에 결합하여 이를 차단하는 인간화 단클론 항체다. 이 약물은 머크사에서 제조하여 '키트루다'라는 상표명으로 시판 중이다.

5. 카터 전 대통령은 흑색종이 간과 뇌로 전이된 상태에서 면역요법뿐 아니라 수술과 방사선요법을 함께 시행 받았다.

6. 내가 이런 비유를 처음 들은 것은 대니얼 첸 박사로부터였다.

7. [옮긴이 주] 각국 의약품 심사 기관은 혁신적인 신약 개발을 촉진하고 환자의 신속한 치료제 접근을 보장하여 급박하고 중대한 의학적 필요를 충족시키기 위해 의약품 신속 개발 및 허가 프로그램을 운영한다. 대표적인 프로그램으로 미국 FDA의 신속절차, 우선심사priority review, 가속승인 accelerated approval, 혁신신약, 유럽의약청European Medicines Agency의 조건부 허가conditional marketing authorization, 예외적 허가marketing authorization under exceptional circumstances 등을 들 수 있다(박실비아, "미국과 EU의 의약품 신속 개발 및 허가 프로그램의 동향과 쟁점", 〈약학회지〉 제61권 제3호(2017), 147-157쪽).

1장 | 환자 101006 JDS

1. 이제 제프는 자기 돈으로 시즌 티켓을 살 수 있었다. 뉴욕 양키스 티켓 22년 치를 사두었다. 하지만 인터스코프 레코즈Interscope Records 중역인 아내와 함께 캘리포니아로 이주한 뒤에는 티켓을 쓰지 못했다.

2. 그는 어쨌든 회계사로서 성공했을지 모르지만, 로큰롤 스타들을 대리한다는 것은 두말할 것도 없이 회계사가 할 수 있는 가장 멋진 일이었다.

3. 기네스북에 따르면 시대를 초월하여 가장 많이 리바이벌된 곡은 비틀즈의 〈예스터데이Yesterday〉다.

4. 제프가 암 진단을 받은 것은 2011년이었다. 리간드 상호작용의 T세포 쪽을 차단하는 치료에도 반응을 보였을지 모르지만, 뒤에 기술했듯이 당시 암환자가 PD-1 치료를 받을 수 있을 가능성은 매우 불확실했다. 실제로 PD-1 치료가 FDA의 승인을 받은 것은 제프 슈워츠가 PD-L1 임상시험에 참여한 것보다 훨씬 뒤인 2014년이었으며, 그때까지 그가 생존하리라 기대할 수는 없었다. 더욱이 PD-1 치료는 초기에 오직 전이성 흑색종 치료에만 사용하도록 승인되었다. 물론 이후 다른 적응증에 대해서도 잇따라 승인되었으며, 현재도 승인 대상 질병이 계속 늘고 있다.

5. 수텐트Sutent는 종양이 영양소를 흡수하고 분열하는 능력을 표적으로 하는 약물로, 엄밀하게 말하면 '항암화학요법'이라고 할 수는 없다. 슈워츠는 당시 자신이 투여받는 임상시험 약물이 무엇인지 알 수 없었다. 그것은 항 PD-L1 면역관문 억제제인 아테졸리주맙atezolizumab이었다. 현재 티쎈트릭 Tecentriq이라는 상품명으로 시판된다(부록 A 참고).

6. 아바스틴Avastin(베바시주맙bevacizumab)은 이후 전이성 신장암을 비롯하여 몇 가지 암에 대해 인터페론 알파와 함께 사용하는 병합요법의 일부로 승인되었다.

7. 브라이언 어빙, 얀 우Yan Wu, 아이라 멀먼, 그리고 줄리아 킴이었다.

8. 첸 부부는 세 명의 자녀를 두었다. 딸인 이사벨, 아들인 캐머런과 노아다.

2장 | 간단한 아이디어

1. 베시 대실과 존 록펠러의 관계, 이후 록펠러가 록펠러 대학과 메모리얼 슬론 케터링 암센터를 설립하여 암 연구를 지원한 이야기는 개인적으로 출간한 논문 〈두 곳의 탁월한 연구 기관 – 베시 대실의 유산Creating Two Preeminent Institutions: The Legacy of Bessie Dashiell〉에 자세히 실려 있다. 이 얇은 책자는 1978년 버몬트주의 우드스턱 재단Woodstock Foundation(역시 록펠러가 후원했다)

에서 극히 한정된 부수만 발간한 것으로, 그중 한 권이 콜리에 관한 기록들과 함께 암연구소에 소장되어 있다. 이 문건을 비롯하여 제2장을 기술하면서 참고했던 자료들을 내게 소개해준 사람은 암연구소에 재직했던 탁월한 과학 저술가 매트 톤토노즈(현재는 메모리얼 슬론 케터링 암센터에서 근무한다)였다.

더 자세한 정보는 딸인 헬렌 콜리 노츠가 수집하고 상당 분량을 추가한 윌리엄 B. 콜리의 귀중한 개인 기록에서 얻었다. 이 기록들은 암연구소에서 기증받아 소장하고 있다가 2001년 노츠가 사망하면서 예일 대학 도서관에 이관되어(Helen Coley Nauts Papers MS 1785) 현재 목록 정리 중이다. 기록은 환자 파일, 편지들, 저술, 피험자 파일, 헬렌과 윌리엄 콜리의 경력을 보여주는 자료, 콜리 독소에 관한 광범위한 자료들로 이루어져 있다. 모두 합쳐 119 상자 분량으로, 차곡차곡 쌓아 올린다면 약 30미터 높이에 달한다.

2. 이 특실 객차에 관한 자세한 묘사는 몇몇 학술지에 실린 논문(예를 들어, David B. Levine, "Gibney as Surgeon-in-Chief: The Earlier Years, 1887-1900," *HSS Journal: The Musculoskeletal Journal of Hospital for Special Surgery*, 2006, 2:95-101)과 작가인 스티븐 S. 홀이 콜리의 딸인 헬렌 콜리 노츠를 개인적으로 인터뷰한 기록에 실려 있다. 1997년 스티븐 홀이 출간한 면역학의 역사에 관한 책(《혈액 속의 소란A Commotion in the Blood: Life, Death, and the Immune System》, New York: Henry Holt)은 귀중한 자료로서뿐만 아니라 흥미진진한 저술로서도 특별히 언급할 만한 가치가 있다. 그는 친절하게도 (잠깐이지만) 평소에 자신이 수행하던 역할과 정반대 입장에서 인터뷰에 응해주었다. 그 점에 감사를 표한다.

3. 뉴욕 병원은 미국에서 세 번째로 오래된 병원이다. 1771년 "내과적 치료나 외과적 처치가 필요한 환자 및 광인들을 받는" 병원을 설립하라는 영국 국왕 조지 3세의 칙령에 의해 설립되었다. 콜리가 여기서 인턴을 했을 당시에는 현재의 워스가와 두에인가 사이 브로드웨이에 있었던 원래 건물로는 진료 수요를 감당할 수 없어 5번가와 6번가 사이, 그리고 웨스트 15번가와 16번가 사이에 새로 지은 건물로 이전해 있었다. 뉴욕 병원 동창 위원회에서 한 의사가 행한 다음 연설 기록 속에서 이 시대에 일어났던 무척 재미있는 사건들을 접할 수 있다. "Old New York Hospital; Its Interesting History Retraced by Dr. D. B. St. John Roosa. Episode of the Doctors Mob. The

Aftermath of a Fourth of July Celebration. Forty Years Ago—Surgery Then and Now," *New York Times*, February 11, 1900.

4. 콜리는 원래 법을 공부하려고 했지만 포기하고 오리건주에서 2년간 고전 교사 생활을 한 뒤에야 의사가 되겠다고 마음먹었다. 코네티컷 남부 시골 지역에서 의사였던 삼촌을 따라 말을 타고 왕진을 다녔던 경험 덕분이었다. 그는 3년 과정인 하버드 의과대학에 2학년으로 편입했으며, 레지던트 1년차 때 운 좋게도 뉴욕 병원에 결원이 생겨 여름 동안 근무하게 되었다. 병으로 고통받는 사람들을 직접 관찰했던 경험 덕에 동료들보다 한발 앞서 지원할 수 있었던 것이다. 나중에 다시 뉴욕 병원에 돌아간 그는 당시 미국에서 가장 유명하고 영향력 있었던 두 명의 외과의사 로버트 F. 위어와 윌리엄 T. 불의 제자가 된다. 나중에 그는 현재 뉴욕 특수외과 병원Hospital for Special Surgery의 전신인 파열 및 불구자들을 위한 병원Hospital for the Ruptured and Crippled에서 근무하기도 했다.

5. 리스터와 다른 사람들의 노력으로 인해 비로소 수천 년간 수술 후 환자들을 괴롭혀온 감염 가능성이 크게 낮아져 수술이 보다 안전한 의료 행위가 될 수 있었다.

6. 진찰 일자는 1890년 10월 1일이었다.

7. 특히 현미경을 통해 암 병리학을 크게 발전시킨 루돌프 피르호 덕분에 보다 체계적인 진단이 가능해졌다.

8. 대실의 병에 대해 보다 자세한 사항은 다음 논문을 참고한다. William B. Coley, "Contribution to the Knowledge of Sarcoma," *Annals of Surgery*, 1891, 14:199-220.

9. W. B. Coley, "The Treatment of Malignant Tumors by Repeated Inoculations of Erysipelas: With a Report of Ten Original Cases," *American Journal of the Medical Sciences*, 1893, 105:487-511.

10. 콜리의 기록에 따르면 스타인의 육종은 1880년 뺨에 생긴 조그만 점으로 시작되었다. 이듬해 점은 종양으로 자라나 수술이 필요했다. 그러나 빠른 속도로 다시 자라나 그다음 해에 다시 수술을 해야 했다. 2년 뒤 스타인이 뉴욕 병원을 찾았을 때 종양은 다시 자라나 작은 포도송이만 했다고 기록되어 있

다. 1884년 불 박사가 수술한 것은 이런 상태에서였다. 결국 수술 상처는 감염되어 고름이 흘렀고 피부 이식을 했는데도 완전히 아물지 않았다. 이런 사실들은 다음 논문들을 비롯하여 암연구소에 보관된 기록과 다른 출처들로부터 수집한 것이다. Coley, "The Treatment of Malignant Tumors by Repeated Inoculations of Erysipelas"; William B. Coley, "A Preliminary Note on the Treatment of Inoperable Sarcoma by the Toxic Products of Erysipelas," *Post-Graduate*, 1893, 8:278-286; W. B. Coley, "The Treatment of Inoperable Sarcoma by Bacterial Toxins(The Mixed Toxins of the Streptococcus of Erysipelas and the Bacillus Prodigiosus)," *Practitioner*, 1909, 83:589-613; the archives of Cancer Research Institute; and other sources.

11. 독일의 외과의사 프리드리히 펠라이젠은 현미경을 통해 관찰한 세균의 모양을 최초로 기술했을 뿐 아니라 세균과 감염 사이의 관계를 확립했다. Friedrich Fehleisen, *Die Aetiologie des Erysipels* (Berlin: Theodor Fischer, 1883).

12. 수십 년 뒤 항생제가 발견될 때까지 이 감염병에는 별다른 치료가 없었다.

13. 가톨릭 신자들은 병에 걸렸을 때 성 안토니St. Anthony에게 치유를 기원한다. 단독뿐만 아니라 맥각 중독과 대상포진도 때로는 성안토니열St. Anthony's Fire 이라는 이름으로 불렸다. 1100년경 프랑스에서는 단독 환자들을 돌보는 로마 가톨릭 소속 성 안토니 교단이 만들어지기도 했다.

14. 역시 같은 해에 두 명의 과학자가 각기 독립적으로 인간의 활동으로 인해 생성되는 CO_2가 지구온난화를 일으킬지 모른다고 주장하기도 했다. 한 사람은 스웨덴의 과학자였고, 다른 사람은 미국의 지질학자였다.

15. 굵은 글씨는 콜리가 아니라 내가 강조하기 위해 표기한 것이다. 1909년에 쓰인 이 참고문헌과 다른 몇몇 기록은 예일 대학 도서관에 소장된 콜리의 자료에 포함되어 있다(Helen Coley Nauts papers MS 1785). 이 참고문헌은 스티븐 홀의《혈액 속의 소란》에도 언급되었다.

16. Anton Pavlovich Chekhov, *Letters of Anton Chekhov to His Family and Friends, with Biographical Sketch*, trans. Constance Garnett (New York: Macmillan, 1920).

17. 특히 열이나 감염증, 또는 두 가지를 모두 겪은 후에 이런 현상이 나타났다. A. Deidier, *Dissertation Médicinal et Chirurgical sur les Tumeurs*

(Paris, 1725); U. Hobohm, "Fever and Cancer in Perspective," *Cancer Immunology, Immunotherapy*, 2001, 50:391-396; W. Busch, "Aus der Sitzung der Medicinischen Section vom 13 November 1867," *Berliner Klinische Wochenschrift*, 1868, 5:137; P. Bruns, "Die Heilwirkung des Erysipelas auf Geschwulste," *Beiträge zur Klinische Chirurgie*, 1888, 3:443-446.

18. Arthur M. Silverstein, *A History of Immunology*, 2nd ed. (Boston: Academic Press / Elsevier, 2009).

19. William Boyd, "The Meaning of Spontaneous Regression," *Journal of the Canadian Association of Radiologists*, 1957, 8:63; H. C. Nauts, "The Beneficial Effects of Bacterial Infections in Host Resistance to Cancer: End Results in 449 Cases," *Monograph* 8 (New York: Cancer Research Institute, 1990).

20. Ilana Lowy, "Experimental Systems and Clinical Practices: Tumor Immunology and Cancer Immunotherapy, 1895-1980," *Journal of the History of Biology*, 1994, 27:403-435.

    1868년에 수행된 비슷한 실험에서 부쉬라는 독일 과학자는 육종 환자를 의도적으로 단독균(화농성 연쇄상구균)에 감염시켰다. 거기 누웠던 모든 환자들이 감염된 것으로 악명 높은 침상에 수술받은 환자를 회복 기간 내내 눕혀놓았던 것이다. 그 환자도 예외 없이 단독에 감염되었지만, 부쉬는 감염이 생긴 후 종양이 줄어들었다고 보고했다. 환자는 9일 뒤에 사망했다. 사망 원인이 단독이었는지는 분명치 않지만 어쨌든 일부러 암환자에게 감염을 유발하는 경우, 다른 어떤 치료에서도 볼 수 없는 효과가 나타나는 것 같다는 보다 큰 논점이 흐려지는 것은 아니다. 감염을 마음대로 통제할 수만 있다면 암을 완치시킬 수도 있으리라는 것이었다.

21. Coley, "The Treatment of Malignant Tumors by Repeated Inoculations of Erysipelas"; W. B. Coley, "The Treatment of Inoperable Sarcoma by Bacterial Toxins," *Proceedings of the Royal Society of Medicine*, 1910, 3(Surg Sect):1-48.

22. 졸라에 관한 기록 역시 암연구소에 보관된 콜리의 자료에서 얻었다.

23. 졸라는 맨해튼 남동쪽 빈민가에 살았다. 그가 감염되었을 때 목숨을 걸고

간호한 사람은 그의 조카딸이었다. 유감스럽게도 그녀 또한 단독에 감염되었다.

24. William B. Coley, "Further Observations upon the Treatment of Malignant Tumors with the Toxins of Erysipelas and Bacillus Prodigiosus, with a Report of 160 Cases," *Johns Hopkins Hospital Bulletin*, 1896, 7:157-162.

25. S. A. Hoption Cann, J. P. van Netten, and C. van Netten, "Dr. William Coley and Tumour Regression: A Place in History or in the Future," *Postgraduate Medical Journal*, 2003, 79:672-680; Coley, "The Treatment of Malignant Tumors by Repeated Inoculations of Erysipelas."

콜리가 이렇게 미지근한 표현을 쓴 것은 다양한 과학적 문제를 인식해서 인지도 모른다. 가장 중요한 것은 프레드 스타인이 경험한 암의 관해가 재현되지 않았다는 점이다. 사실 그 사건은 스타인이 수기로 작성한 의무기록 속에 간단한 일화로서 언급한 데 불과했다. 콜리는 문제의 원인이 암이 너무 많이 진행된 환자를 선택했기 때문이라고 믿었다. 그러지 않았다면 "영구적 치유를 기대하는 것도 지나친 일은 아니었을 것"이라고 그는 썼다. 하지만 콜리의 애매하고 주관적인 표현은 기대하는 결과를 얻지 못했음을 암시한다.

탁월한 통찰에도 불구하고 콜리가 의학에서 가장 중요하고 기본적인 원죄를 범했음은 분명하다. 바로 증거보다 자존심을 앞세운 것이다. 하지만 그는 분명 대단한 가능성을 발견했고 스스로도 그 사실을 알고 있었다. 머지않아 그는 항로를 결정한 후 기꺼이 자신의 몸을 돛대에 묶어버림으로써 결연한 의지를 나타낸다.

어쩌면 이렇게 천재성에서 유래한 자존심이 필요한지도 모른다. 그렇지 않다면 모든 사람이 상식이라고 생각하는 것과 끈질기게 맞설 수 없을 것이다. 연구자들을 인터뷰하다 보면 이런 성향을 끊임없이 마주치게 된다. 다른 모든 분야와 마찬가지로 과학에서도 자기 생각을 지나치게 확신하면 오만이 된다. 하지만, 데이터가 사람들에게 인기 없는 사실이나 현명하지 못한 결론을 가리킬 때 자신의 논리와 경험을 확신하는 것, 최소한 어느 정도 신뢰하는 것은 진실을 추구하는 사람에게 반드시 필요한 덕목이다. 실험 초기부터 집요하고 흔들리지 않으며, 기가 꺾이지 않는 사람만이 진정한 혁신을 일으킨다. 용기와 확신이 필요한 것이다. 물론 그들도 결국 과학적으로 올바른 연구를 수행해야 한다. 주관에 사로잡히지 않고 냉정하게 관찰한 후 신뢰성 있는 데이터를 제시해야 한다. 콜리는 그러지 못했다. 하지만 애초에 중요한 현상을 날카롭고 정확하게 관찰했다는 사실은 변함이 없다. 그는 분명 암이 저절로 관해 상태에 접어드는 현상을 보았으며, 그것을 기적이라고 치부하지 않고 과학적으로 인식하려고 노력했다. 또한 끈질긴 실험을 통해 그 과학을 실제 환자들에게 적용할 방법을 추구했다.

26. 당시는 그야말로 세균학자들의 시대였다. 현미경 자체에 대한 연구와 현미경의 렌즈를 통해서만 볼 수 있는 동물에 대한 연구는 분명 다르지만, 두 가지 연구를 구분하는 경계선은 완전히 인위적인 것이며 눈으로 볼 수도 없다. 당시에는 자신을 미생물학자로 생각하지 않는 사람들조차 그 경계를 이리저리 넘나들며 뭔가 흥미로운 연구거리가 없는지 기웃거리곤 했다. 이렇게 '질병'과 세균에 대한 관심이 공존한 결과, 환자와 병원체 양쪽에서 독소라는 물질이 중요하다는 사실이 밝혀졌다. 그리고 이런 연구들로부터 다양한 항체의 화학적 특징과 혈액 속에 존재하는 다양한 인자가 이들 항체에 대해 어떤 반응을 나타내는지가 밝혀졌다. 이런 연구를 수행한 사람 중 루이 파스퇴르, 에밀 폰 베링, 엘리 메치니코프, 파울 에를리히, 로베르트 코흐 등은 지금까지도 유명하다. 세균이 질병을 일으키는 병원체라는 사실을 밝히기 위한 다양한 노력은 때로 갈등을 일으키고, 때로는 서로 보완하며 마침내 면역학이라는 학문을 낳았다. 당시에는 이 학문을 혈청학seritology이라고 불렀다. 현미경으로만 보일 정도로 작은 공극이 뚫린 자기瓷器 필터에 혈액을 통과시켜 적혈구와 백혈구를 제거하고 남은 액체 성분을 연구한다는 뜻이다. 면역반응은 수수께끼에 둘러싸인 블랙박스였지만, 세균이 일부 질병을 일으키며 예방접종을 통해 막아낼 수 있다는 사실은 알려져 있었다. 그리고 이런 모든 현상이 혈액의 투명한 액체 성분 속에서 일어난다고 가정한 사람들도 있었다.

27. B. Wiemann and C. O. Starnes, "Coley's Toxins, Tumor Necrosis Factor and Cancer Research: A Historical Perspective," *Pharmacology and Therapeutics*,

1994, 64:529-564.

28. Hall, *Commotion*, p. 57.

29. 뉴욕 암병원은 시가를 입에 달고 살았던 율리시스 S. 그랜트 대통령이 후
두암에 걸렸다는 소식이 전해진 후 도시의 부유층에서 설립했다. 미국 최
초, 세계에서는 두 번째로 암을 전문으로 진료하는 병원이었다. 원래 설립
목표는 죽어가는 환자들을 보다 편안하고, 비교적 사치스러운 환경에서 보
살피는 데 초점을 맞추었다. 기류氣流와 환자 개개인의 환기에 관해 가장 현
대적이고 엄격한 의학적 위생 요건을 충족하도록 설계된 병동은 〈뉴욕 타
임스〉의 호평을 받았지만, 결국 실용성보다는 다소 지나치게 스타일에 치
중한 것이었다. 구석에 지저분한 것들과 병원균이 쌓이지 않도록 병실을 원
형으로 설계하는 바람에 실용적으로 구획을 나눌 수 없었고, 프랑스의 성들
을 본떠 고딕 양식으로 지어진 꼭대기의 작은 탑들 역시 원래 의도했던 유
럽 왕족들의 저택만큼이나 금방 노후한 느낌을 주었다. 결국 의료진이 원
래의 건물을 버리고 보다 실용적인 건물을 지어 옮겨가자 철거해야 한다
는 여론이 빗발쳤으나, 현재는 센트럴 파크의 조망이 기막힌 수백만 달러짜
리 초호화 콘도미니엄으로 개조되어 맨해튼의 명소로 꼽힌다. Christopher
Gray, "Streetscapes/Central Park West Between 105th and 106th Streets; In
the 1880's, the Nation's First Cancer Hospital," *New York Times,* December
28, 2003; New York City Landmarks Preservation Commission, Andrew S.
Dolkart, and Matthew A. Postal, *Guide to New York City Landmarks*, 4th ed.,
ed. Matthew A. Postal (New York: John Wiley & Sons, 2009).

30. 1892년 4월 21일 콜리는 등에 수술 불가능한 종양이 생긴 40세의 남성에게
주사 치료를 시작했다. 진단명은 육종이었고 사타구니로 퍼져 있었다. 4주간
꾸준히 주사한 결과, 마침내 고열이 나기 시작했다. 환자는 졸라와 비슷한
반응을 나타냈다. 콜리는 난생처음 그랜드캐니언의 석양을 본 여행작가처럼
기쁨에 들떠 환자의 반응을 묘사했다. "공격이 시작되면서 종양에 일어난 변
화는 그야말로 놀랄 정도다. 24시간도 채 안 되어 종양은 번들거리는 광택과
색깔을 잃어버린 채 눈으로 봐도 확연히 크기가 줄어들었다. 이틀째에는 몇
개의 구멍이 생기더니 괴사 상태에 빠진 종양 조직이 녹아 흘러나왔다. 접종

전에는 거위알만 한 크기로 매우 딱딱했던 사타구니의 종양 또한 며칠 만에 흐물흐물해지더니 대량의 조직이 녹아내렸다. 단독균 독소로 공격을 시작한 지 3주가 지나자 두 개의 종양이 모두 완전히 사라졌다." 콜리의 흥분은 오래가지 않았다. 환자의 종양이 끊임없이 재발했던 것이다. 계속 주사를 맞고 수술을 받던 환자는 치료를 시작한 지 3년 반 만에 배 속에 생겨난 암으로 사망하고 말았다.

31. 열에 대해서는 따로 한 장을 할애해도 부족할 것이다. 항생제가 폭넓게 사용되면서 헤아릴 수 없이 많은 사람이 감염을 이기고 살아남았다. 항생제는 열 등 감염 증상을 억제하기 위해 수술 후에 일상적으로 사용되기도 했다. 그러나 면역반응 시 나타나는 열이 단순한 증상이나 부작용에 불과한지는 곰곰이 생각해볼 필요가 있다. 치료적으로 이익이 되는 것은 아닌지 따져봐야 한다는 말이다. 열이 나면 생화학적 반응률과 백혈구 증식, 성숙 및 활성화가 증가한다. 또한 열은 통증을 완화시킨다. 짧은 주석으로 이 주제를 폭넓게 살펴볼 수는 없지만 다양한 생물종에서 면역계가 이토록 값비싼 생리학적 대가를 치르면서도 열이라는 반응을 보존해왔다는 사실이 뭔가 생존에 도움이 되었으리라는 가설은 좀 더 깊이 탐구해볼 필요가 있을 것이다.

32. 뷔르츠부르크에 있는 클리닉에서 똑같이 단독균 독소를 사용했던 독일의 유명한 의사 프리드리히 펠라이젠은 환자가 죽는 바람에 이 방법을 포기하고 자신의 직책마저 내놓아야 했다.《혈액 속의 소란》에 실려 있는 이 사실을 스티븐 홀에게 알려준 사람은 오토 베스트팔이다.

33. Coley, "The Treatment of Malignant Tumors by Repeated Inoculations of Erysipelas."

34. 생물학적 용어로는 약독화attenuation라고 한다.

35. 파스퇴르 연구소Pasteur Institute 소속 의사인 H. 로제는 이렇게 세균들의 독성을 변화시키는 일련의 실험들을 달콤한 프랑스어로 보고했다. H. Roger, "Contribution à l'étude expérimentale du streptocoque de l'érysipèle," *Revue de Médecine*, 1892, 12:929-956.

36. William B. Coley, "Treatment of Inoperable Malignant Tumors with the Toxines of Erysipelas and the Bacillus Prodigiosus," *Transactions of the*

American Surgical Association, 1894, 12:183-212.

37. 콜리는 자신이 개발한 독소가 치료 효과를 나타내는 이유를 면역학적, 생화학적으로 이해할 길이 없었지만 이후 연구에 따르면 그 효과는 단독균과 아무런 관계가 없다. 하지만 1970년대에 메모리얼 슬론 케터링 암센터의 전설적인 암 면역요법 전문의 로이드 올드 팀에서 수행한 실험 결과, 콜리가 사용한 또 다른 세균 바실루스 프로디지오수스는 실제로 면역계의 대식세포를 자극하는 내독소를 분비한다. 자극받은 대식세포는 인터페론(IF), 인터루킨(IL), 종양괴사인자(TNF) 등 강력한 면역신호 전달물질을 만들어낸다. Boyce Rensberger, "Century-Old Cancer Treatment Reexamined," *Washington Post*, September 18, 1985.

이런 물질들이 암과 어떤 상호작용을 일으키는지는 또 하나의 수수께끼다(이 연구를 다룬 논문이 B. Wiemann and C. O. Starnes, "Coley's Toxins, Tumor Necrosis Factor and Cancer Research: A Historical Perspective," *Pharmacology and Therapeutics*, 1994, 64:529-564이다). 올드의 연구팀은 이런 물질들의 수수께끼를 계속 파고들며 암뿐만 아니라 다양한 질병에서 어떤 작용을 나타내는지 검증했다. 일부는 동물 모델에서 다양한 종양에 대해 강력한 효과가 입증되어, 〈뉴스위크〉와 〈타임〉에서 성급하게 암에 대한 마법의 탄환 운운하며 커버스토리로 다루기도 했다. 인간에서도 강력한 효과가 나타나기는 했지만, 결과는 일정하지 않았다. 때로는 암이 완치되기도 했지만 때로는 심한 독성을 나타냈으며, 전반적으로 왜 그런 반응이 나타나는지 이해할 수 없었다. 이어지는 장에서 이런 사이토카인들을 보다 자세히 다루었다. 일부는 현재 항암치료의 가장 새로운 혁신이라는 맥락에서 병합요법의 중요한 요소로서 재조명받고 있다.

38. William B. Coley, "The Treatment of Inoperable Malignant Tumors with the Toxins of Erysipelas and Bacillus Prodigosus," *Medical Record*, 1895, 47:65-70.

39. 콜리의 연구는 엄청난 저항에 직면했다. 육종 분야는 물론 전체적으로 의학계를 이끄는 리더 중 많은 사람이 그의 연구를 부정하는 데 뛰어들었다. 나중에는 진단 자체가 틀렸기 때문에 암이 관해 상태가 되었다는 말도 타

당하지 않으며, 그의 환자들이 아예 처음부터 암이 아니었다는 주장까지 나올 정도였다. 항상 그렇듯 이런 모욕과 폭로를 나중에 철회하더라도 그 피해는 그대로 남는다. 1934년 〈미국 의학협회 저널Journal of the American Medical Association〉 편집위원회는 콜리의 일생에 걸친 연구가 타당하지 않다는 종래의 주장을 번복했다.

결국 단독균과 바실루스 프로디지오수스의 독소가 함께 작용하는 경우 종종 악성 종양의 재발이나 전이를 예방하거나 억제하는 데 유의한 역할을 할 수 있다는 데는 의심의 여지가 없으며, 때로는 수술이 불가능하여 아무런 희망이 없는 암을 완치시키기도 하는 것 같다. …… 이런 이유로 본 위원회는 이 독소에 관해 향후 더 많은 연구가 이루어질 것을 기대하면서 "Erysipelas and Prodigiosus Toxins-Coley in New and Nonofficial Remedies"라는 논문을 철회하지 않고 유지하기로 결정한다.

발췌 출처: "Council on Pharmacy and Chemistry: Erysipelas and Prodigiosus Toxins (Coley)," editorial, *Journal of the American Medical Association*, 1934, 103:1067-1069.

40. B. J. Johnston and E. T. Novales, "Clinical Effect of Coley's Toxin. II. A Seven-Year Study," *Cancer Chemotherapy Reports*, 1962, 21:43-68.

41. 1992년, 영국의 학술저널 〈네이처〉에 분자면역학자인 찰리 스탄스의 논문이 게재되었다. 수술 불가능한 육종으로 콜리 독소 외에 아무 치료도 받지 않은 환자에 대한 콜리의 데이터를 새롭게 해석한 것이었다. 결론은, 논문 발표 시점까지 같은 암을 다른 방식으로 치료한 어느 누구의 결과보다도 콜리의 성적(환자 반응률)이 훨씬 우수하다는 것이었다. 콜리의 환자 중 약 10퍼센트는 20년 이상, 많은 경우 그보다 훨씬 오랫동안 관해 상태를 유지했다. 애초에 관해는 물론, 호전될 가망이 전혀 없는 환자들이었음을 생각하면 콜리 독소는 충분히 연구해볼 만한 가치가 있었다고 할 수 있다. 관해를 치료 후 5년 이상 질병 증거 없음(NED) 상태인 경우로 정의하는 최근 암 연구 기준에 비추어보면 이런 결과는 훨씬 더 충격적이다. 콜리가 치료한 육종 및

림프 육종 환자 154명 중 73명(47퍼센트)이 치료 후 5년 시점에 NED 상태였던 것이다. (Charlie O. Starnes, "Coley's Toxins in Perspective," *Nature*, 1992, 357:11-12).

선구적인 면역학자 로이드 올드가 "콜리 현상Coley Phenomenon"이라고 부른 이런 결과를 기초 과학자들이 따라잡는 데는 거의 100년이 걸렸다. 헤아릴 수 없이 많은 생명을 구할 수 있는 자연의 작동 방식을 직접 목격하고도, 증명하거나 사용할 방법이 없는 탄탈로스(그리스 신화 속 인물로 제우스의 아들이다. 신들의 비밀을 누설한 벌로 턱까지 지옥의 물에 잠기지만, 목이 말라 물을 마시려고 하면 물이 빠져나가 영원히 목마른 상태에서 살아야 하는 형벌을 받는다 – 옮긴이)의 지옥 같은 상황이 계속되었던 것이다. 올드는 이렇게 말했다. "콜리가 보여준 결과가 면역의 힘으로 종양 세포를 파괴한 것이었음을 제대로 이해하려면 염증과 면역이라는 현상에서 사용되는 모든 세포와 분자들의 언어를 먼저 알아야 했다."

42. 스티븐 홀은《혈액 속의 소란》에서 1895년 미국의학협회 연례학회에서 러시 의과대학Rush Medical College의 니컬러스 센이 언급한 내용을 인용했다. "저희 러시 의과대학 외과에서는 콜리가 권고하고 그 자신이 직접 수행하고 있는 방법, 즉 수술 불가능한 육종과 암종을 혼합 독소로 치료하는 방법을 공정하게 평가하고 있습니다. 지금까지는 예외 없이 실패했습니다. …… 저는 앞으로도 가망 없는 환자들에게 계속 이 방법을 써볼 생각입니다만, 가까운 장래에 이 방법이 폐기되어 과거 한때 근치술이 불가능한 악성 종양의 치료에 사용되었지만 이제는 사라진 치료법의 긴 목록 속으로 들어가는 모습을 본다면 흡족할 것입니다."

또한 홀은 1909년 콜리가 20년에 걸쳐 자신이 개발한 독소와 자신의 인격에 대해 쏟아진 비난을 논박하기 위해 런던 왕립의학회 외과학 분과에서 언급한 내용도 인용했다. "아무도 제가 관찰했던 결과를 볼 수 없었기 때문에 이제 이 방법은 신뢰를 잃었습니다. 그러나 수술 불가능한 육종이 말기에 접어들어 아무런 희망도 없이 고통받던 사람이 회복의 조짐을 보이는 것, 그들의 종양이 천천히 사라져가는 것, 그리고 마침내 그들이 삶과 건강을 되찾는 모습을 보는 것만으로도 저는 지금의 열정을 이어가기에 충분합니다. 저는 대다수가 아니라 소수의 환자만 그렇게 놀라운 결과를 나타낸다는 사실 때문에 이 방법을 버려야 한다고는 생각하지 않습니다. 더욱 열심히 연구에 힘써 이 방법을 개선시키겠다고 생각할 뿐입니다."

43. Hoption Cann et al., "Dr William Coley and Tumour Regression."

44. 이론적으로 이 독소들은 하나의 치료로 부활할 수도 있었지만, 이제 '새로운' 요법으로 등재되었기 때문에 길고 비용이 많이 드는 임상시험을 거쳐야만 했다. 그렇다고 FDA 승인을 얻으리라는 보장도 없거니와, 승인을 받는다고 해도 독점적 특허를 가질 수도 없을 것이었다.

45. Hall, *Commotion*, p. 116.

46. 〈두 곳의 탁월한 연구 기관: 베시 대실의 유산〉이라는 논문에서 지적했듯, 이 또한 록펠러 가문의 재정적 지원을 받았다. 메모리얼을 재정적으로 지원해달라는 콜리의 호소와, 자신의 이름을 내세웠을 뿐 아니라 물리적으로도 가장 가까운 록펠러 연구소에 대한 기존 후원 사이에서 존 록펠러는 박애주의적 갈등을 겪었다. 록펠러 연구소는 1901년에 젊은 록펠러 주니어가 미국에도 유럽의 파스퇴르나 코흐 연구소처럼 훌륭한 연구소가 필요하다고 아버지를 설득하여 지은 것이었다. 당시 록펠러의 과학 자문관들은 '인간 피험자'를 대상으로 한 콜리의 연구에 큰 진척이 없다고 보았다. 록펠러 연구소 소속으로 그의 비서였던 제롬 D. 그린 역시 메모리얼에 대한 후원을 중단해야 한다고 했다. 록펠러 주니어는 메모리얼을 후원하는 대신 콜리에게 직접 수표를 보내기 시작했다.

47. 암연구소의 상임 과학 저술가 매트 톤토노즈가 콜리의 자료 속에 있던 헬렌 콜리 노츠의 편지에서 발견한 내용이다.

48. 일이 달리 진행되었다면 어떻게 되었을까? 당시 코닐리어스 로즈가 이끌던 메모리얼 슬론 케터링에서 콜리의 호소와 그의 딸이 보낸 편지들을 무시하지 않았다면, '세계에서 가장 큰 암 전문 병원'의 자원을 동원하여 세균 독소를 통한 면역요법을 임상적으로 평가했다면 어떻게 되었을까? 뭐라 말하기는 어렵다. 1950년대의 의학 수준은 콜리의 '기적'이 어떻게 해서 일어나는지에 관해 1890년 콜리 자신이 추측한 것보다 더 많은 것을 제시할 능력이 없었다. 면역계란 그때까지도 하나의 수수께끼에 불과했다. 전시戰時의 사고 방식에 젖어 있던 학자들은 그때까지도 암을 공격하고 죽여야 할 적으로 생

각했다. 독성 물질을 이용해 암을 죽이는 것이 아니라 면역계를 이용해 암과 싸운다는 면역요법의 개념은 하나의 아이디어에 불과했으며, 콜리라고 해서 로즈보다 더 많은 것을 알지도 못했다. 모든 사람이 파울 에를리히가 제시한 개념에 따라 '마법의 탄환'을 찾고 있었다. 병에 걸린 사람에게 피해를 주지 않고 적만 골라내어 죽이는 방법이 있을 것이라고 생각했다. 단순히 우리 몸의 자연적인 방어 시스템을 자극하는 물질을 찾는 사람은 아무도 없었다. 그런 시스템이 있다는 사실 자체가 콜리의 시대는 물론, 1950년대까지도 거의 알려지지 않았다. CTLA-4나 PD-1/PD-L1처럼 면역관문이라는 것이 존재한다는 생각은 말할 것도 없다.

3장 | 어둠 속의 희미한 불빛

1. 서양 의학에서 면역계를 조작하여 암과 싸울 수 있다는 생각은 19세기 중반, 독일의 병리학자 루돌프 피르호가 현미경으로 본 소견을 기술했던 때로 거슬러 올라간다. 당시 그는 면역세포들이 종양을 파고들어간 모습을 관찰했다. 면역계가 암을 공격하는 현장을 포착한 것이다.

2. 이 모든 생물학적 존재들의 이름은 발견되는 대로 그때그때 붙여졌기 때문에, 종종 아무도 실체를 모르는 상태에서 명명되었다. 이로 인해 나중에 불필요하게 복잡해지는 경우가 많았다. 예를 들어, 처음에는 혈액에서 혈구(적혈구)를 뺀 나머지, 즉 백혈구와 혈장을 합쳐서 림프lymph라고 불렀다. 나중에 림프 속에서 B세포와 T세포가 발견되자 자연스럽게 림프구라는 이름이 붙었다. 현재 후천성 면역을 담당하는 이 세포들의 정식 명칭은 (B 림프구와 T 림프구가 아니라) B세포와 T세포이다.

3. 백신은 에드워드 제너가 면역계에 학습 및 기억 능력이 있다는 사실을 최초로 입증한 이래 지금까지 계속 사용되고 있다. 백신은 우리 몸이 한 번도 마주친 적 없는 질병 관련 단백질을 몸속에 투입하여 면역을 유도하는 방법이다. 원리를 정확히 이해하기까지 상당히 오랜 시간이 걸렸지만, 18세기에도 백신을 접종하면 혈액 속에 있는 뭔가가 질병을 기억하고, 인식하고, 공격한

다는 사실이 알려져 있었다. 이런 독특한 화학적 실체는 외부에서 유래한 이질적인 단백질에 대항한다고 해서 항체라는 이름을 얻었다.

4. 생물학자들은 B세포가 혈액 속에서 생겨나지 않는다는 사실을 알고 있었다. B세포들은 분명 어딘가 다른 곳에서 생겨나 성숙한 후에 혈류 속으로 옮겨왔다. 그곳이 어디인지는 사람보다 조류鳥類에서 먼저 밝혀졌다. 뼛속이 텅 빈 조류에서 백혈구는 '파브리키우스 소낭bursa of Fabricius'이라는 우아한 이름을 지닌 주머니 모양의 장기 속에서 성숙한다. B세포의 B는 소낭을 뜻하는 bursa의 머리글자를 딴 것이다.

5. 30억 개라면 엄청난 것처럼 느껴질 것이다. 하지만 모든 상황에 대처하려면 1억 종의 항체가 필요하다. 1억 종류의 서로 다른 B세포가 존재해야 한다는 뜻이다. 결국 어떤 B세포가 정확히 일치하는 특이적 항원을 지닌 세균이나 바이러스를 만난다면 맞서 싸울 동료 B세포는 30개 정도밖에 안 된다.

6. David Masopust, Vaiva Vezys, E. John Wherry, and Rafi Ahmed, "A Brief History of CD8 T Cells," *European Journal of Immunology*, 2007, 37:S103-110.

7. J. F. Miller, "Discovering the Origins of Immunological Competence," Annual Review of Immunology, 1999, 17:1-17.

8. 나중에 세 번째 유형의 T세포도 발견되었다. 비슷한 은유를 사용한다면 세 번째 T세포는 필요할 때 호각을 불어 경기를 중단시키는 심판 같은 역할을 한다. 면역반응을 조절하여 불의의 사고가 일어나지 않도록 하는 것이다. T세포의 세계에서 '불의의 사고'는 위험으로 직결된다. 이들을 '조절 T세포T reg'라고 한다.

9. 이 생태계에서 사이토카인은 면역세포끼리 소통하는 수단이다(앞에 대식세포에 관해 설명한 부분을 참고). 그렇지 않아도 헷갈리는 명명법을 더욱 혼란스럽게 만든 것은 한동안 모든 사이토카인을 '인터루킨'이라고 부르면서 제1형과 제2형으로만 구분했기 때문이다. 이제 더 이상 이런 명명법을 사용하지 않지만 아직도 그 잔재가 남아 (인터루킨+숫자) 형식으로 불리는 사이토카인이 있다. 어쨌든 이들도 결국 사이토카인이다.

10. Burnet Macfarlane, "Cancer—A Biological Approach," *British Medical Journal*, 1957, 1:841.

11. L. Thomas, "On Immunosurveillance in Human Cancer," *Yale Journal of Biology and Medicine*, 1982, 55:329-333.

12. 파라오 조세르Djoser의 주치의였던 임호테프Imhotep 시대의 문헌에 등장하는 기이한 환자도 여기 포함될 것이다. 기원전 2,500년경 임호테프가 남긴 기록으로 추정되는 에베르스 파피루스Ebers Papyrus에는 종양을 치료할 때 "찜질한 후에 절개하라"는 조언이 나온다. 감염을 유도하는 치료법이다. 이런 치료법에 의해 때때로 윌리엄 콜리가 목격했던 것과 비슷한 면역반응이 일어났을 것이라고 추측하는 사람도 있다. *The Papyrus Ebers: The Greatest Egyptian Medical Document*, trans. B. Ebbell (London: Oxford University Press, 1937).

13. 13세기 유럽의 기록에 따르면 페레그리노 라치오시라는 방랑 수도자도 비슷한 경험을 했다. 그는 험한 곳을 가리지 않고 돌아다니며 복음을 전하고 고해성사를 받았다. 당연히 다리에 상처를 입는 일도 많았다. 어느 날 한쪽 다리가 퉁퉁 붓더니, 정강이뼈에서 종양이 자라나기 시작했다. 의사는 악성 종양이며 유일한 치료는 다리를 잘라내는 것뿐이라고 했다. 많은 환자처럼 라치오시도 의사의 말에 따르지 않고 방랑을 계속했다. 육종은 끊임없이 자라 결국 암 덩어리가 피부를 뚫고 나왔고, 상처는 이내 감염되고 말았다. "악취가 어찌나 심했던지 아무도 그 옆에 앉아 있을 수 없을 정도였다"(Jackson R. Saint Peregrine, "OSM—the patron saint of cancer patients," *CMAJ*, 1974, 111). 하지만 어찌된 셈인지 어느 날 열이 뚝 떨어지더니 놀랍게도 종양이 녹아 없어지기 시작했다. 수세기 후 로마 교황청은 라치오시를 암 환자들의 수호성인인 '성 페레그리노'로 시성했다. 하지만 교황이 기적을 본 곳에서 과학자들은 암 치료의 가능성을 보았다.

14. 실명이 아니다.

15. 디안젤로 파일에 따르면 그해는 1957년이었다. 5개월 뒤 그는 말리의 유령 Marley's ghost(찰스 디킨스의 소설 《크리스마스 캐럴》에서 구두쇠 스크루지에게 경고를 하려고 찾아오는 친구의 유령 - 옮긴이)처럼 재향군인병원에 나타나 깜짝 놀라는 의사들에게 건강이 좋아졌다고 말했다. 죽기는커녕 어느 때보다도 건강해 보였다. 몸무게도 거의 10킬로그램이 늘었고, 다시 일도 시작했다. 놀라운 이

야기였으나 어느 누구도 합리적으로 설명할 수 없었다. 기적이었다. 하지만 의사들은 머지않아 그가 죽을 것이라고 생각했다. 때때로 암은 질병이 아니라 기생충처럼 행동한다. 주요 장기를 침범하지 않고 크기만 커지는 것이다. 수년간 이런 상태를 유지하다 마침내 다른 부위로 옮겨 가기 시작하면 치명적이다. 디안젤로를 본 의사들 역시 냉엄한 현실을 마주하는 것은 시간문제일 뿐이라고 생각했다.

1년이 지나고, 2년이 지났다. 마침내 3년 뒤 디안젤로가 귀 뒤에 새로운 혹이 생겼다고 찾아왔을 때 의사들은 드디어 때가 되었다고 생각했다. 틀림없이 전이성 암일 것이었다. 일어날 일은 결국 일어나고야 만다. 통계는 언젠가 실현된다. 암이 몸속 구석구석까지 퍼진 끝에 더 이상 감출 수 없는 상태가 되어 맨눈으로도 보이는 지경에 이른 것이리라. 의사들은 굳이 수술을 하려고 하지 않았다. 집으로 돌아가 편안히 죽음을 맞으라고 권고했을 뿐이다. 하지만 다시 한 번 그는 예상을 뒤집었다.

16. Steven A. Rosenberg with John Barry, *The Transformed Cell* (New York: Putnam, 1992).

17. 외과의사로서 그는 면역기능을 억제시킨 환자에게서 저절로 암이 발생한 것처럼 보이는 증례를 직접 경험한 바 있었다. 다른 사람의 콩팥을 이식받고 몇 년간 아무런 질병의 증거를 나타내지 않았던 환자였다. 면역 억제 치료를 중단하자 암도 사라졌다. 하지만 이것은 좀 다른 경우라고 해야 할 것이다.

18. 우리 몸은 "언제나 생존을 위한 투쟁 중이다. …… 한시도 쉬지 않고 바이러스나 세균 등 외부 침입자의 공격을 받고 있다." 이들을 이질적 존재로 인식하고 제거하는 것은 바로 면역세포들이다. Rosenberg, *Transformed Cell*, p. 18.

19. 레지던트가 단번에 외과 과장으로 승진한 것은 다른 직원들의 비위를 건드렸다. 일부는 비꼬는 투로 '경이로운 소년boy wonder'이라거나 심지어 '스티비 원더Stevie Wonder'라고 수군거렸다. 로젠버그에게 어울리는 말은 아니었다. 당시 그는 이미 34세인 데다, 두 명의 자녀를 두고 있었다.

20. 로젠버그가 일을 시작하기 직전에 미 국립 암연구소에 합류한 도널드 모튼 박사도 포함된다.

21. 그는 콜리와 그의 독소에 대해 알았지만 크게 흥미를 느끼지 않았다. 하지

만 로젠비그가 존경하는 동시대 면역 연구자들은 분명 관심을 가졌다. 면역 세포가 분비하는 물질을 발견한 후, '종양괴사인자(TNF)'라고 명명한 로이드 올드 박사도 그중 하나다. 올드는 그 사이토카인이 콜리 독소의 작용에 관여한다고 믿었다.

22. 결핵 백신인 칼메트-게랭 간균Bacillus Calmette-Guérin, BCG은 방광암의 면역 요법에 사용 승인을 받았다.

23. 로젠버그가 직접 한 이 말은 주관적인 것처럼 들리지만 그렇지 않다. 그는 과학 문헌의 수많은 잡음들로부터 의미 있는 신호를 골라내는 것은 과학자가 마땅히 해야 할 의무라고 지적했다(Rosenberg, *Transformed Cell*).

24. 영국의 과학자 M. O. 사임스Symes의 연구 및 친우 데이비드 섹스와의 토론을 근거로 한 것이었다.

25. 로젠버그는 환자 이름이 린다 카폴리스였다고 확인해주었다.

26. 메릴랜드주 베데스다의 미 국립 보건원 산하 국립 암연구소의 암세포생물학연구소Laboratory of Tumor Cell Biology.

27. Francis W. Ruscetti, Doris A. Morgan, and Robert C. Gallo, "Selective In Vitro Growth of T Lymphocytes from Normal Human Bone Marrows," *Science*, 1976, 193:1007-1008.

28. 나중에 로젠버그는 이렇게 썼다. "갈로의 논문이 발표된 지 10개월 뒤, 다트머스 대학에서 세계적인 IL-2 전문가로 발돋움하고 있던 켄들 스미스와 박사후 과정 연구원 스티브 길리스가 〈네이처〉지에 논문을 발표했다. …… IL-2를 이용하여 마우스 T세포를 증식시키는 방법에 관한 논문이었다."

29. 나중에 인터페론이었다는 사실이 밝혀진 이 물질을 발견하거나 기술한 연구자들은 그전에도 몇 명 있었지만, 최초의 발견자라는 영예는 가장 먼저 다음 논문을 발표한 이들에게 돌아갔다. A. Isaacs and J. Lindenmann, "Virus Interference. I. The Interferon," *Proceedings of the Royal Society of London. Series B, Biological Sciences*, 1957, 147: 258-267.

30. 사이토카인은 호르몬의 사촌쯤 된다. 다양한 세포의 변화를 유도하며, 뇌-혈액 장벽을 사이에 두고 강력하고 신속한 신호 전달자 역할을 하기도 한다. 1960년대와 1970년대에 면역반응과 염증에 관련된 사이토카인이 점

점 많이 발견되면서 새로운 화학명과 언뜻 봐서는 무슨 뜻인지 알기 어려운 두문자어(머리글자를 따서 만든 단어)가 갑자기 늘어났다. 이런 단어를 잡동사니 전문용어란 뜻으로 '류코-드렉leuko-drek'(백혈구leukocyte를 뜻하는 '류코'와 쓰레기를 뜻하는 '드렉'의 합성어-옮긴이)이라고 비꼬는 사람들이 나올 정도였다. 혼란을 더한 것은 한 학회에서 젊은 면역학자들이 명명법을 단순화한답시고 모든 면역 호르몬을 '인터루킨interleukin'이라 부르고, 제1형과 제2형으로만 구분하기로 한 것이었다. 이런 구분은 주요 조직적합성 복합체major histocompatibility complex, MHC를 기준으로 했다. MHC란 염색체에서 항원 제시에 관련된 유전자들이 특이적으로 배열된 부위를 가리킨다. 이들의 주장을 받아들이는 사람도 있었지만 모두 그런 것은 아니었기 때문에 결국 더 큰 혼선을 빚고 말았다. 현재는 이런 화학물질을 통틀어 사이토카인이라고 부른다.

31. 여기에는 제임스 다넬, 이언 커, 조지 스타크 등의 연구를 통해 입증된 세포 신호전달 및 세포 외부의 신호가 세포 내부로(즉 세포막 수용체에서 핵으로) 전달되는 방식 등이 포함된다. 면역계의 '페니실린' 같은 존재로 각광받던 순간이 지나고 10년 뒤, 인터페론 알파와 베타는 T세포 자극을 비롯하여 면역 신호전달 및 자극에 중요한 역할을 한다는 사실이 밝혀졌다. 인터페론의 '실패'라는 개념은 분명 잘못된 것이지만, 많은 오해가 그렇듯 사람들의 기억에 깊이 각인되어 벗어 던지기 어려운 고정관념이 되어버렸다. 현재 인터페론들은 털세포 백혈병hairy cell leukemia, 악성 흑색종, 간염, 생식기 사마귀 등 몇몇 질병의 치료제로 승인되어 있으며 끊임없이 연구자들의 흥미를 끌고 있다.

32. 이 수치는 천연 IL-2에 관한 것이다. 재조합 IL-2는 반감기가 그 절반에 불과하다.

33. 여담이지만 유전 형질이 각기 다른 유전자에 의해 전달된다는 이론을 낳은 19세기의 고전적 실험은 당시 그레고어 멘델이 수도원에서 설치류 사육 허가를 받지 못했다는 사실과 밀접한 연관이 있다. 그가 콩을 가지고 실험한 것은 바로 이런 이유에서였다. 색깔과 표면의 주름 등 콩의 형질을 결정하는 유전자가 서로 다른 염색체에 존재한 것은 순전히 우연이었지만, 그 우연 덕분에 멘델은 매우 특징적인 현상을 관찰하고 위대한 가설을 세울 수 있었다.

34. 디비타 박사의 약력을 보면 암 분야에서 탁월한 업적을 쌓은 것 외에도 아들인 테드가 재생불량성 빈혈 진단을 받았다는 점이 눈길을 끈다. 테드는 1976년에 발표된 TV 영화 〈사랑의 승리The Boy in the Plastic Bubble〉에서 존 트래볼타가 맡았던 배역의 실제 인물이다.

35. 로젠버그는 〈뉴잉글랜드 의학저널〉에 실린 논문의 후속편을 〈미국의학협회 저널〉에 게재했다. 후속 논문에는 이런 부작용들이 보다 명확히 기술되어 있다. 추적 관찰 코호트에 참여한 10명의 환자 중 8명은 중환자실 신세를 져야 했다. 혈관이 '누출'되어 짧은 시간 내에 다량의 체액이 조직에 저류되는 바람에 생긴 엄청나게 심한 부종, 위험할 정도로 치솟는 고열, 끔찍한 오한, 측정 불가능할 정도로 심한 혈소판 감소증을 비롯하여 다양한 부작용이 나타났다. 대자연이 우리 몸의 면역 방어 기능을 위해 선사한 신호전달물질을 이용하여 '자연적인' 방법으로 암을 물리쳐보려는 시도는 좋았지만, 그 부작용 역시 강력하여 심혈관 카테터, 수혈, 항생제는 물론 수십 가지 약물을 동원해야 대처할 수 있었던 것이다.

36. Rosenberg, *Transformed Cell*, p. 332.

37. 이후 미 국립 암연구소는 전국적으로 5-6개의 연구 기관에 연구비를 후원하여 후속 임상시험을 수행했지만 로젠버그의 IL-2 결과를 재현하는 데 실패했다. 로젠버그가 결과를 조작하지 않았다는 것은 의심의 여지가 없다. 내가 인터뷰한 이전 동료 몇몇은 그를 가리켜 자신이 아는 사람 중 아마 '가장 윤리적인 인물'일 것이라고 했다. 하지만 로젠버그의 성공이 재현되지 않는다는 사실 때문에 심지어 항암 면역요법 전문의들조차 IL-2 요법을 꺼리는 경우가 많았다. 당시 환자 입장에서 최선의 방법은 직접 로젠버그 박사를 찾아가 치료받는 것이었다.

38. 메모리얼 슬론 케터링 암센터의 제드 월첵 박사는 이 방법을 간단히 이렇게 설명했다. "잘못된 분자를 찾아내는 것부터 시작합니다. 암세포가 가장 눈에 띄는 '나쁜' 행동을 저지르고 그 행동을 계속하게 만드는 물질을 찾아내는 거죠. 그리고 그 녀석을 방해합니다. 작용 경로를 단락短絡시키든, 차단하든, 어쨌든 작용을 못하게 하는 거죠." 이런 방법이 처음 시도된 것은 만성 골수성 백혈병에서 필라델피아 염색체Philadelphia chromosome에 대해서였을

것이다. 흑색종에서 BRAF 돌연변이도 마찬가지다.

39. 필립 그린버그 박사는 워싱턴 대학에서 이 치료법의 개념적 발전을 이끌었으며, 마우스에서 암세포를 사멸시킬 수 있다는 사실을 최초로 입증했다. 이듬해 로젠버그 연구실은 혈류에서 빠져나와 암 속을 파고드는 종양 침윤 림프구를 연구하기 시작한다. 그리고 얼마 안 있어 CAR에도 관여한다.

40. 로젠버그는 그전에 IL-2로 T세포를 강력하게 자극하여 엄청난 숫자의 T세포 군단을 만들면 때때로 일부 환자에서 암세포를 살상한다는 사실을 입증한 바 있었다.

41. 중세 시대에 의학을 지배했던 사체액설四體液說, 또는 19세기 생기론자들이 모든 생물은 그 속에 영묘한 생명의 불꽃을 갖고 있다고 믿었던 것과 같다.

42. 암이 바이러스와 연관된다는 개념은 유전과 연관된다는 개념과 비슷하다. 바이러스가 직접 암을 일으킨다기보다 세포의 DNA를 재프로그래밍하여 돌연변이가 더 적게 일어나더라도 암이 유발될 수 있는 상태로 변화시킨다는 뜻이다. 비유하자면 어떤 바이러스에 감염되거나 어떤 유전적 조건이 갖춰진 세포는 다이얼의 두 칸이 체리 무늬로 고정된 슬롯머신과 같다. 이 기계로 도박을 한다면 나란히 세 개의 체리가 나올 확률은 '정상적인' 기계보다 훨씬 높을 것이다.

4장 | 유레카

1. 앨리슨은 앨리스시를 떠난 데 대해 이렇게 말했다. '사실은 말이죠, 거기도 괜찮았어요. 작은 도시였지만 행복했죠. 하지만……' 여기서 그는 숨을 한 번 들이마시더니 신중하게 말을 골랐다. 까딱하면 오해를 불러일으킬 수도 있다고 생각했던 것이다. '거기 사는 사람들처럼 되고 싶지는 않았습니다. 앨리스는 지방 지도에서 보더라도 코퍼스 크리스티(텍사스주 동남부 해안도시-옮긴이) 서쪽으로 한 시간쯤 떨어진 곳에 찍힌 작은 점 같은 곳입니다. 좀 밟으면 45분 만에도 갑니다. 텍사스주의 소도시로 좋은 점도 많았죠. 사람들도 좋고, 농장도 멋지고, 아이들 키우기도 좋고, 공군 기지가 가까워 일자리

도 많고요.' 그의 아버지는 바로 그곳에서 공군 의무관이 될 기회를 잡았다. 그리고 결국 거기서 병원을 열었다. 원래 그의 집안은 웨이코(텍사스주 중부의 도시 – 옮긴이)에서 신발 가게를 했었다. 아버지는, 말하자면 앨리스로 진출해 출세를 한 셈이었다. 이제 짐은 더 큰 곳으로 진출하고 싶었다. 거기 머물러 서는 행복해질 수 없었을 것 같았다. 그는 소도시에서 자랐고 그곳을 좋아했다. 자신이 자란 곳과 고향 사람들이니 좋아할 수밖에 없었다. 그곳에서 자란 소년답게 속속들이 알기도 했다. '그런데 저는 그런 사람, 주변의 모든 사람들과 조금도 다를 것 없는 사람이 되고 싶지는 않았습니다.'

특별히 나쁠 것은 없었다. 그는 풋볼을 좋아했다. 다만 직접 하지는 않았다. 소도시의 분위기도 좋아했다. 다만 그 안에 갇히기는 싫었다. 그는 책을 좋아했고, 뭔가 뚝딱거리며 만들기도 좋아했다. 호기심이 많고 자신에 대한 생각도 깊었다. 딱히 조숙했다기보다 잠재력에 가까운 것이었다. 차고는 실험실이었고, 숲은 직접 만든 흑색 화약 폭탄을 시험해볼 장소였으며, 연못들은 잡아다 해부해볼 양서류를 얼마든지 제공해주었다. 맥주를 몇 잔 마시며 이야기를 나눠보면 대부분의 연구 과학자들은 어린 시절 외톨이였고, 집에서 혼자 폭발물을 제조해본 사람도 많다. 어린 과학자들에게는 그게 정상적이다. 그러니 단순 소박한 텍사스 사람들 사이에서 그가 눈에 띄는 소년이었다 해도 어쩔 수 없는 일이다. 그의 집에는 아들만 셋이었는데, 형 둘은 그가 좀 말썽을 피운다고 해도 충분히 벌충하고도 남을 만큼 조용했다. 그가 진화론을 가르치지 않는 고학년 생물 선생에게 시달리느니 차라리 텍사스 대학에서 제공하는 고교 고급 생물학 통신 교육 과정을 듣겠다고 했을 때 아버지는 두말 않고 도와주었다. 이듬해 그는 16세의 나이로 고등학교를 졸업한 뒤 다시는 돌아가지 않았다. 오스틴은 연예 산업의 중심지이자, 훌륭한 대학도 있었다. 하지만 결국 그는 두 가지 기준에서 볼 때 버클리야말로 어디보다도 멋지고 훌륭하다는 사실을 깨닫게 된다.

2. 그때는 오스틴의 전성기였다. 당시까지도 개발이 안 되어 탁 트인 분위기였던 작은 대학 도시는 바야흐로 카우보이 주cowboy state(텍사스주의 별칭 – 옮긴이)의 대중문화 중심지로 변모할 준비를 갖추기 시작했다.

3. 물론 짐 앨리슨은 그런 점에서 전혀 독특한 존재가 아니었다. 당시 조용한

대학 도시였던 오스틴은 고등학교를 갓 졸업한 베이비부머들이 몰려들면서 한창 번창했다. 1960년대에 소위 사랑과 평화 정신을 받아들여 꽃피웠던 샌프란시스코처럼 큰 도시가 아니었고 바다도 없었지만, 텍사스주 중심에 위치한 덕에 지역 문화의 집합소 역할을 했다. 투스텝two-step(컨트리 음악에 맞춰 추는 일종의 사교 댄스로 텍사스주에서 특히 인기가 높아 텍사스 투스텝이라고도 불린다-옮긴이)을 즐겨 출 정도로 텍사스적이지만, 맨 정신으로는 추지 않을 정도로 히피 문화의 영향을 많이 받았고, 대학이 있어 똑똑하고 미래지향적인 젊은이들이 꾸준히 몰려들었다. 미래를 위해 서해안의 대도시나 인근 댈러스 또는 휴스턴으로 갈 필요도 없었다. 마침 텍사스 인스트루먼트Texas Instruments(미국의 전기전자 회사-옮긴이), 모토롤라, IBM 등이 생산 설비를 오스틴으로 옮겼던 것이다.

선거 연령(및 음주 가능 연령)이 18세로 낮아지고, 유흥업소들의 영업 종료 시간이 새벽 2시로 연장된 것도 한몫했다. 정치적 힘을 갖게 되고, 법적으로 마음껏 술을 마실 수 있게 된 10대들이 자정 넘어서까지 카우보이 주 연예산업의 중심지를 이곳저곳 돌아다녔고, 그 배경 음악이 되어줄 만한 음악 산업이 빠른 속도로 융성했다. 맥주를 팔고, 의자를 놓을 수 있을 정도로 바닥이 평평하기만 하면 어디나 음악 클럽이라는 간판을 내걸었다.

4. "저는 생화학 수련을 받고 당시 아스파라긴 분해효소를 연구했죠. 이 효소를 사용하면 혈장에서 아스파라긴이 고갈되는데, 백혈병 세포가 분열하려면 반드시 아스파라긴이 있어야 합니다. 스스로는 충분한 양을 만들어낼 수 없어요. 아스파라긴 분해효소는 지금도 어린이 백혈병 환자의 관해 유도 치료에 사용됩니다만, 그걸로 완치시킬 수는 없죠. 그런데 마우스에게 주면 백혈병이 완치되었어요. 더 좋은 효과를 거두는 방법을 알아내고 싶었습니다. 그래서 면역학 자료들을 읽기 시작했고요. 강의도 들으러 다녔는데 너무 재미있어서 마음이 설렐 정도였습니다. 어느 날 아무런 생각 없이 이 효소를 마우스에게 투여했는데 그냥 백혈병이 완치되어버린 겁니다."

5. 마우스에게 이 효소를 주사하면 에너지원이 고갈되어 백혈병 세포가 '굶어 죽는다'. 죽은 세포들은 체내에서 사멸하는 모든 세포와 마찬가지로 혈액 속을 돌아다니는 선천성 면역계의 청소부, 즉 대식세포가 말끔히 먹어 치운다.

앨리슨은 대식세포들이 어떻게 그런 일을 하는지도 알고 싶었다. 아니, 사실 관련된 모든 면역 기전을 알고 싶었다.

6. 그의 말투에는 시골 지역의 독특한 음악적 억양이 깃들어 있다. 마지막 단어에 강세를 주면서 다음 문장으로 바로 넘어가지 않고 느긋하게 시간을 끈다. 하지만 그 부분이 지나면 다시 빠른 속도로 이야기를 계속한다. "운 좋게도 의과대학하고는 아무 관련이 없는, 심지어 면역학 관련 과목이 하나도 없는 매우 드문 대학 중 한 곳을 다녔습니다." 그는 생화학자가 되기 위해 교육받았지만 우연히 면역계라는 다른 생물학 분야에 관심을 갖게 되었다. 때마침 대학원에서 짐 맨디라는 교수가 면역학 과목을 개설했다. 앨리슨은 바로 그 기회를 붙잡았다. "그리고 완전히 푹 빠져버렸지요." 교수는 새로 발견된 T세포에 관해 강의했다. "T세포라는 게 발견되었다고 가르쳐주시더군요. 강의 중에요. 하지만 나중에 방으로 찾아가면 사실 자신은 그런 소리를 믿지 않는다고 말하곤 했습니다. 항체까지가 그분의 한계였던 거죠." 맨디 교수를 괴롭힌 것은(면역학 연구자 중 많은 수가 그랬다) T세포가 같은 시스템의 일부라고 보기에는 B세포와 너무 많이 다르다는 점이었다.

B세포는 병원체를 직접 죽이지 않는다. 항체를 만들 뿐이다. 항체가 병원체에 표시를 하면, 선천성 면역계가 다가와 병원체를 죽인다. 오랫동안 면역학자들은 그렇게 믿었고, 연구 방향도 그런 시나리오를 보다 명확히 밝히는 쪽에 집중되었다. "그러다 T세포가 발견된 겁니다. 사람들은 이렇게 말했죠. '호오, 이 녀석들은 좀 다르네, 감염된 세포를 직접 죽이잖아!'" B세포만 존재했던 면역학적 세계에 T세포가 뛰어들자 갑자기 모든 것이 너무 복잡해진 것 같았다. 본디 진화란 매우 보수적인 경향이 있다. 완전히 새로운 생물학적 과정을 개발하기보다 기존 과정을 몇 번이고 다른 목적으로 재사용하는 편을 택한다. 면역계가 복잡하다고 해도 그 복잡성은 결국 같은 뿌리에서 유래한 비슷한 과정들을 이용해 구성될 가능성이 높았다. 동일한 생명체 내에서 전혀 다른 두 개의 시스템이 서로 중복되는 임무를 수행하는 방향으로 진화했다는 것은 믿기 어려운 일이었다. "어쨌든 그렇게 가르치기는 했습니다. 저는 연구실로 찾아가 질문을 퍼부어댔죠. '맨디 박사님, 왜 T세포가 감염된 세포를 죽인다고 믿지 않으십니까?' 그러면 이렇게 대답하셨죠. '글쎄, 난 정

말 모르겠어. 너무 이상하다고 생각하지 않나?'" 그건 말하자면 두 개의 콩 팥이 서로 아무런 관련도 없이 완전히 독립적으로 혈액 속의 독소들을 제거 한다고 생각하는 것과 마찬가지였다. 앨리슨도 이상하다고 생각했지만, 그 가 보기에 그건 좋은 쪽으로 이상한 것이었다. 그는 "그저 확인해보기 위해" 더 많은 것을 배우고 싶었다. "과학에 있어서는 환상적인 시대였습니다. 면 역학은 제대로 이해하는 사람이 없었죠. 무슨 말인가 하면, 우리에게 면역계 가 있다는 사실은 누구나 알았습니다. 백신이 있었으니까요. 하지만 조금만 깊이 들어가면 아무도 제대로 알지 못했죠." 이미 그는 오스틴에서 들을 수 있는 유일한 면역학 강의에서 더 이상 배울 것이 없었다.

7. 대식세포와 수지상 세포(생물학자들은 두 가지를 합쳐 '항원 제시 세포', 즉 APC라고 부른다)는 가장 최근의 복권 당첨 번호를 알려주는 살아 있는 게시판과 같다. 다만 숫자가 아니라 보유하고 있던 견본의 형태로 병원체 항원을 보여준다. 수십억 개에 이르는 후천성 면역계의 세포는 하나도 빠짐없이 서로 다른 복 권을 손에 쥐고 태어난다. 이윽고 당첨 번호가 발표된다. 무작위적으로 발표 된 항원과 정확히 일치하는 B세포 또는 T세포는 자가 복제를 시작하여 엄청 난 수의 복제 세포 군단을 형성한다. 복제 세포들은 모두 제시된 항원과 정 확히 일치하는 복권을 쥐고 있다. 이렇게 하여 마침내 후천성 면역반응이 시 작된다.

8. "약간 실망스러웠습니다." 앨리슨은 어디에서든 '일류' 면역학 교육을 받고 싶었다. "하지만 다시 생화학을 해야만 했죠. 단백질을 정제하고 아미노산 서열을 분석하는 일 말입니다. 나이 많은 교수들은 이런 시시한 일만 시키 고, 그걸 조금이라도 벗어나는 건 모두 모델 만들기라고 했습니다. 예를 들 면, 이런 식이죠. '모델을 만들지 말게. 생각하지 말고 그냥 일이나 하라고!' 그래서 이렇게 말했죠. 이런 게 과학이라면 당신들이나 실컷 하쇼. 나는 오 스틴으로 돌아갈 테니까! 하지만 당시 저는 샌디에이고에 있었습니다. 결혼 을 하고, 일주일에 이틀은 컨트리 앤 웨스턴 밴드에서 연주했죠. 꽤 잘 지냈 어요."

  "스팽키 앤드 아워 갱Spanky and Our Gang(1960년대 말에 활동했던 시카고 출신 팝 밴드 - 옮긴이)과 〈Like to Get to Know You〉란 노래 기억해요? 하루는 제

가 연주하던 밴드가 그 사람들 공연 전 오프닝을 맡았죠. 정말로 스팽키 맥
팔랜과 나란히 앉아봤다니까요!" 장발족 박사 출신 하모니카 연주자는 멋진
사람이었고 어디서나 음악계 사람들과 잘 어울렸다.

"그러니까, 당시 저는 스팅레이Stingray(가오리라는 뜻 − 옮긴이)란 곳에서 연
주했습니다. 밴드 멤버였죠. 클레이 블레이커Clay Blaker라고 텍사스 홍키통크
를 연주하는 밴드였습니다. 저는 따로 직업이 있었지만, 다른 멤버들은 그렇
지 않았죠. 저 말고는 아무도…… 저는 그저 사람들과 어울리다가 무대 위에
올라가 잠깐 연주를 하는 식이었습니다. 몇 타임 뛰기도 하고, 어쩌다가 한
타임의 절반 정도만 연주하기도 하고, 뭐 그랬죠. 친구들하고는 사정을 속속
들이 아는 사이가 됐어요. 그 친구들을 통해서 또 다른 사람들을 알게 되었
고요. 손님 중 아무나 원하는 사람이 나와서 노래를 해도 되는 날이 있었는
데, 그런 때면 저는 하모니카 연주자로서 꽤 인기가 있었습니다. 우리 밴드
도 노스 카운티North County(샌디에이고 북부 지역 − 옮긴이)라고 불리는 지역에
서 꽤 유명했죠. 캘리포니아주 엔시니타스Encinitas 일대를 그렇게 부릅니다.
그러다 보니 앨리스에서 자랄 때 어렴풋이 보았던 세계를 자주 보았습니다.
그러니까 꽤 거칠고 험하게 사는 사람들 말이에요."

당시 짐은 결혼한 몸으로 쉬는 날도 없이 일했고, 항상 그랬듯 연주도 열
심히 했다. "우린 화요일 밤마다 연주했고, 금요일 밤에도 무대에 서는 일이
많았습니다. 그 사이에도 가끔, 일만 있다면 연주했고요." 시골 지역의 컨트
리 앤 웨스턴 바에서 하모니카를 불다 보면 소란에 휘말리는 경우도 있었다.
"사람들은 잘 모르지만, 캘리포니아에서도 그쪽 지역은 상당히 가난하고 거
친 사람들이 많습니다. 거의 정기적이라고 할 수 있을 정도로 싸움이 자주
벌어졌죠. 보통 이렇게 됩니다. 카우보이 하나가 투스텝을 추는데 너무 동작
을 크게 하는 바람에 다른 사람과 부딪힙니다. 그럼 그 사람이 이러죠. '좀 조
심하쇼, 형씨.' 하지만 그게 원래 그 사람이 춤추는 스타일인 걸 어떻게 해
요? 그러니 또 부딪히는 겁니다. 맥주는 한잔 걸쳤겠다, 사람들 보는 눈도 있
고 그러다 보면 결국……" 짐은 말을 이었다.

"루서란 친구가 있었어요. 항상 우리를 보러 왔죠. 우리도 그 친구를 정
말 좋아했습니다. 그런데 바로 그 친구가 그런 사람이었어요. 거구인데다 키

도 멀대같이 커서 춤 동작도 엄청 컸지요. 그런데 다른 클럽에서 우리 연주를 들었던 사람들이 그날 거기서 연주한다는 소리를 듣고 우르르 몰려온 겁니다. 무슨 갱들처럼 시끄럽게 거들먹거리면서요. 그중 하나가 춤추다 세 번인가 네 번 루서와 부딪혔습니다. 루서는 사실 모든 사람과 친했지요. 무대 위에서 내려다보니 가관이더군요. 누군가 방방 뛰는데 보니까 루서와 시비가 붙은 거예요…… 상당히 소란스럽다 싶었는데 알고 보니 그 녀석은 말을 훔친 죄로 교도소에도 갔다 왔더라고요. 어찌된 셈인지 팔이 부러져 깁스를 하고 있었습니다. 마구 돌진하더니 아 글쎄, 깁스를 한 팔로 강타하는 바람에 루서가 바닥에 쭉 뻗어버린 거예요. 저는 연주를 하고 있었고요. 상상이 돼요? 친구가 바닥에 뻗어버린 모습을 보고 저도 몸을 날렸죠. 상상이 돼요? 녀석이 도망치다 무대 위로 뛰어올라가자 서부극에나 나올 법한 장면이 펼쳐졌습니다. 저는 쫓아갔죠. '후아!' 무대 아래 잘 아는 얼굴이 보였는데 그냥 이 말만 반복하더군요. '이런 염병할, 이런 염병할.' 거기 생활이 그런 식이었어요. 엄청 재미있었죠."

어느 날 밤 그는 한 뮤지션의 파티에 영문도 모르고 따라갔다. 알고 보니 놀랍게도 윌리 넬슨의 새로운 앨범 〈Red Headed Stranger〉 발매 기념 파티였다. 결국 그는 낡아빠진 폭스바겐 마이크로 버스로 윌리 넬슨과 그 밴드 멤버들을 홍키통크 바의 오픈 마이크 나이트에 데리고 갔다가 다시 호텔로 데려다주었다. 오랜 세월이 지난 후 앨리슨은 윌리 넬슨과 한 무대에서 하모니카를 연주하기도 했다. 그는 면역학자로만 구성된 밴드 체크포인츠 Checkpoints(면역관문이란 뜻 – 옮긴이)의 설립 멤버이기도 하다. 실제로 그들은 실력이 매우 뛰어나다.

9. "뭔가 흥미로운 걸 보면 그러니까, 인용된 참고문헌들을 몇 개 찾은 뒤 복사해서 집에 가져갑니다."

"그때는 오스틴에 살았어요. 아내는 그곳에 직장이 있었고, 저는 70킬로미터 떨어진 스미스빌까지 매일 출퇴근했습니다. 그러다 결국 약 7만 평방미터의 부지 위에 개발하다 실패한 단지 내에 집을 한 채 샀습니다. 연구실은 주립공원 안에 있었죠. 숲 속 빈터에 지어져 있었습니다. 저희 집도 숲 속에 있었는데 2.5킬로미터 정도 떨어져 있었죠. 오토바이가 있었으니까요. 가

끔은 숲속을 걸어서 다니기도 했고요. 그러다 주말에는 파티를 즐기러 오스
틴으로 돌아가곤 했습니다."

그때는 무대에 설 시간이 없었다. 너무 바빴다. 그래도 가끔 아마딜로 월
드와이드Armadillo Worldwide(오스틴에 있었던 술집 – 옮긴이)나 소프 크릭 살롱
Soap Creek Saloon(오스틴에 있었던 술집 – 옮긴이)에서 윌리 넬슨이나 제리 제프
워커(1960년대부터 활동했던 유명한 컨트리 가수 – 옮긴이)와 어울릴 수는 있었다.

10. 앨리슨이 팀에 합류하고 얼마 뒤에 MD 앤더슨 암센터의 원장이 바뀌었다.
"새로운 사람이 왔는데 그는 우리에 대해 잘 몰랐어요."

11. 이때는 이미 주요 조직적합성 복합체(MHC)가 알려져 있었다. T세포는 항
원을 단독으로 인지하는 것이 아니라 MHC 분자의 맥락에서 인지한다.
MHC 분자는 단백질들이 독특하게 배열된 것으로, 혈액형과 비슷하다고 생
각하면 이해하기 쉽다. 몇 가지 종류가 있고 사람은 누구나 그중 한 가지를
가지고 태어나는데, 이는 유전적으로 결정된다. 모든 사람이 동일한 MHC
를 갖고 있는 것은 아니지만, 어떤 사람의 몸속에 있는 모든 세포는 동일한
MHC를 갖는다. 그런 면에서 MHC 복합체는 모든 세포의 표면에 존재하는
부족 표시나 서명 같은 것으로, 면역계가 자기 자신을 일관성 있게 식별하고
외부에서 유래한 침입자를 인식하는 데 기본적이고 효과적인 인자로 작용한
다. 조직이나 골수 이식 시에는 MHC가 '일치'하는지 확인해야 거부 반응이
일어나지 않는다. 앨리슨은 그전부터 스미스빌 연구실에서 MHC 분자에 관
한 연구와 실험을 꾸준히 해왔으며, 면역학 저널에 최신 논문이 실릴 때마다
거의 강박적으로 챙겨 읽었다. 다른 연구자들이 흔히 무시했던 MHC가 수수
께끼에 둘러싸인 T세포 수용체의 작용 방식에서 중요한 인자라는 사실을 알
고 있었던 것이다. 짐은 T세포 수용체로 전혀 다른 분자를 염두에 두었으며,
그것을 발견하려면 다른 방식으로 실험해야 한다고 생각했다.

12. 그것을 찾아내는 일은 파슬리 밭에서 실란트로를 찾는 것과 같다. 그것도
어둠 속에서 말이다.

13. 당시 사람들은 T세포가 만들어내는 면역글로불린 사슬을 찾고 있었다.

14. 미성숙 흉선세포도 그 속에 포함되었다.

15. 그 실험은 주장하는 바가 명확했지만, 그렇다고 앨리슨이 성배를 찾았다는

확실한 증거라고 할 수는 없었다. 그저 결과를 제시하는 하나의 실험일 뿐이었다. 게다가 앨리슨은 유리한 해석을 이끌어낼 만한 배경이 없었다. "아무도 그 결과를 믿지 않았어요. 내가 텍사스주 스미스빌에서 연구하는 사람이었으니까요. 무슨 말인지 알겠어요?" 앨리슨은 분명히 말했다. 어떤 실험을 했든, 실험이란 "아무것도 증명하지는 못합니다. 간혹 그런 경우도 있겠지만 과학이 뭔가를 증명하는 일은 매우 드물지요. 하지만 좋은 과학은 좋은 데이터를 제시합니다. 그리고 좋은 데이터는 뭔가를 강력하게 시사할 수 있지요."

16. 학술 논문은 정해진 표준에 따르게 되어 있다. 데이터 스스로 결론을 제시하도록 고안된 무미건조한 형식에 따라야 한다. 다만 끝 부분에 '고찰'이란 항목을 두는데, 여기서 저자는 데이터가 시사하는 향후 전망이나 의미에 대해 마음대로는 아니라도 보다 개인적인 의견을 피력할 수 있다. 〈T세포의 클론형 항원Clonotypic Antigen of T-Cells〉이라는 제목으로 발표된 앨리슨의 논문 역시 이런 형식에 충실하다. 문장은 건조하며 사실만을 얘기할 뿐 뭔가를 주장하지는 않는다. 'T세포 수용체'라는 말은 한마디도 하지 않은 채 자신이 무엇을 어떻게 했는지만 세심하게 설명하는 것이다. 하지만 고찰에서 그는 참았던 얘기들을 모두 털어놓았다.

17. 데이비스와 마찬가지로 도네가와도 1970년대 중반부터 면역계에 관련된 유전학적 사실들을 규명하려고 노력했다. 도네가와는 B세포가 엄청나게 다양한 병원체에 대응하여 수백만 가지 항체를 만들어내는 데 관련된 유전자를 최초로 밝혀낸 인물이다. 이것은 데이비스가 추구했던 목표이기도 했다.

18. Chien et al., "A Third Type of Murine T-cell Receptor Gene," *Nature*, 1984, 312:31–35; Saito et al., "A Third Rearranged and Expressed Gene in a Clone of Cytotoxic T Lymphocytes," *Nature*, 1984, 312:36–40.

19. 나중에 데이비스는 〈스탠퍼드 메디신Stanford Medicine〉 기자에게 〈네이처〉지의 편집자가 자신에게 전화를 걸어 그 '성스러운 정의'에 대해 얼마나 마음이 불편했는지 알려주었다고 회상했지만, 동시에 MIT의 경쟁자가 너그럽게 패배를 받아들였다고도 말했다.

20. 그것은 앨리슨이 어렸을 때부터 꿈꾸었던 일이었다. 엄마를 위해서였나?

짐은 아니라고 대답했지만 그럴지도 모른다는 단서를 달았다. 어쩌면 우리가 하는 모든 일이 어떤 의미에서는 엄마를 위해서인지도 모른다. 다른 사람들은 알지만, 자신은 깨닫지 못할 뿐이다. 어머니에 관한 경험은 그의 마음속에 오래도록 남았다. 겨우 여덟에서 열 살 때였다. 어쩌면 그 나이가 아니었을지도 몰랐다. '젠장, 원래 헷갈리는 거지요. 부모에 대해서 말하기 시작하면 말이죠.' 분명한 사실은 어머니가 세상을 떠났다는 것이다. 그는 그 자리에 있었지만 그 병이 뭔지, 어떻게 싸워야 하는지 몰랐다. 나중에야 그 병이 뭔지 알았고, 아무도 그 병과 싸우는 데 도움이 될 만한 얘기를 하지 않았다는 사실을 깨달았다. 그는 생각했다. '이런 씨발, 내가 뭔가 해야겠군.'

21. 전 세계 최고의 과학자 50명 앞에서 자신의 합리성을 주장하는 일은 장난이 아니었다. 발표할 때는 스톱워치를 사용하여 시간을 초단위로 제한했다. 기억만 해도 아직까지 속이 메슥거린다고 했다. "끔찍했죠. 전날 밤에 화장실에 가서 토한 적도 있습니다." 하지만 반대급부로 앨리슨은 필요한 모든 지원을 얻을 수 있었다.

22. "그건 내 아이디어가 아니었습니다." 앨리슨은 분명히 말했다. "미 국립 보건원에 있던 론 슈워츠라는 친구와 그의 연구실에서 박사후 과정을 밟고 있던 마크 젠킨스의 생각이었지요. 그들은 항원 수용체가 항원에 결합하는 것 자체로는 T세포가 활성화되지 않는다는 사실을 입증했습니다. 게다가 비선택성이 증가했죠." Mark K. Jenkins and Ronald H. Schwartz, "Antigen Presentation by Chemically Modified Splenocytes Induces Antigen-Specific T Cell Unresponsiveness In Vitro and In Vivo," *Journal of Experimental Medicine*, 1987, 165:302-319.

23. 앨리슨은 그 사실을 눈으로 확인했고 미 국립 보건원에서는 실험을 통해 확인했다. 이미 앨리슨은 생물학 분야에서 가장 크고 복잡한 퍼즐을 몇 년째 맞추는 중이었다. 새로운 발견은 그에게, 그리고 생물학에 관련된 모든 사람들에게 그 퍼즐 조각들을 뒤섞어서 다시 처음부터 맞추라고 요구하는 것이나 다름없었다. 앨리슨은 기가 꺾이기는커녕 모든 것이 "훨씬 재미있어졌다"고 생각했다.

24. "오직 특정한 세포들만 그렇게 할 수 있습니다. 나중에 그게 수지상 세포라

는 사실이 밝혀졌지요. 그보다 몇 년 전에 랠프 스타인먼이 수지상 세포에 대한 연구로 노벨상을 수상했었죠. 그때 그의 연구실에 젊은 아이라 멀먼이 있었고요. 우리는 이 세포가 어디서 유래하는지 밝히려고 많은 연구를 했습니다. 하지만 이 친구들이 어떤 일을 하는지는 알 수 없었죠."

25. "어쨌든 그때 저는 공동자극, 그리고 그것에 의해 두 번째 신호가 전달된다는 생각에 빠져 있었습니다. 연구실 전체가 거기 매달린 결과, 우리는 CD28에 관련된 모든 아이디어를 제시할 수 있었죠. 그러니까, 수많은 사람이 연구하고 있던 분자가 있었습니다. 그래요, 꽤 많은 사람들이 달라붙어 있었죠. 제프 레드베터, 피터 린슬리, 크레이그 톰슨, 그리고 다른 사람들도 연구에 뛰어들었죠. 이 분자가 바로 CD28이었고, T세포를 부분적으로 활성화시킨다는 걸 입증한 겁니다. CD28이 인간에서 다양한 역할을 한다는 문헌은 많았지만, 두 번째 필수적인 신호라는 문제에 확실히 답을 내놓은 연구는 없었습니다. 부분적으로 확실히 입증하기가 불가능했기 때문이지요. 인간 세포를 가지고 입증하기는 어려웠습니다. 왜냐하면 인간은, 한 가지 이유를 들자면, 인간의 몸속에는 항원과 한 번도 마주치지 않은 T세포가 그리 많지 않기 때문입니다. 우리 몸 전체에서 너무나 많은 감염이 일어나기 때문에 혈액 속에 있는 대부분의 세포들은 항상 뭔가 할 일을 찾고 있거든요. 우리는 전에 그것을 마우스에서, 그러니까 감염되지 않도록 관리한 마우스에서 본 적이 있었습니다."

26. "제프 레드베터란 친구는 (CD28을) 정말 오래 연구했지요. 크레이그 톰슨, 칼 준, 피터 랜싱, 그 밖에 다른 사람들도요." 앨리슨은 설명했다. 그가 CD28이 공동자극 신호일지 모른다고 생각한 데는 몇 가지 이유가 있었다.

27. [옮긴이 주] 《대한의협 의학용어사전》에서는 cluster of differentiation이란 말을 '분화무리'라 옮겼다. 하지만 이 책에서 간단히 짚고 넘어간 것처럼 이 말은 '분화'와 직접적인 관련이 없는 것 같다. 이 부분이 혼란스러운 이유는 'differentiation'이라는 영어 단어 때문이다. differentiation은 원래 '구분, 구별'이라는 뜻의 라틴어에서 유래된 말로(different와도 관련되어 있다), '구별, 차별, 변별' 등의 뜻을 갖는다. 그러나 생물학 분야에서는 '신체 부위나 세포 등이 구조나 기능면에서 특수화되어가는 현상', 즉 '분화'라는 말로도 사용된

다. 다시 말해, 우리말로는 '구분, 구별'이라는 뜻도 있고, '분화'라는 뜻도 있다.

cluster of differentiation이란 말이 생긴 배경은 이렇다. 단클론 항체는 면역학 분야에서 혁명과도 같은 발견이었다. 따라서 발견 초기에 세계 각지의 면역학 연구실에서는 경쟁적으로 새로운 단클론 항체들을 발견하여 보고하기 시작했다. 그러다 보니 서로 같은 항체인데도 다른 것으로 오해하는 경우가 생겼고, 이런 혼란을 정리할 필요가 대두되었다. 마침내 1982년 인간백혈구 구분항원 워크숍이라는 학술단체가 만들어져 파리에서 학회를 열기에 이르렀다. 학회에서는 각 단클론 항체가 특이적으로 결합하는 세포표면항원들을 정확히 지정하여 이들을 cluster of differentiation(CD)이라 지칭하고, 서로 다른 CD끼리는 번호를 붙여 구분했다. 이 역사는 학회의 공식 웹페이지(http://www.hcdm.org)에 잘 정리되어 있다.

물론 서로 다른 백혈구가 생긴 것은 분화의 결과이다. 줄기세포에서 여러 가지 단계를 거쳐 성숙 백혈구로 분화되어가는 동안 세포표면항원 역시 계속 변하기 때문에 CD에 따라 분화 단계를 알 수 있는 것도 사실이다. 하지만 CD라는 말 자체가 백혈구의 분화 단계를 구분하거나 지칭하기 위해 만들어진 것은 아니다. 이런 사실은 간혹 CD를 cluster of designation 또는 classification determinant의 약자로 생각하는 경우가 있다는 사실에서도 확인할 수 있다. 이런 이유로 이 책에서는 cluster of differentiation을 '구분 항원군'으로 옮겼다.

역자는 의사이긴 하지만 이 분야의 전공자가 아니므로 이 부분을 확실히 하기 위해 현재 hcdm.org의 간사를 맡고 있는 Dr. Pablo Engel에게 메일을 보내 확실한 답을 얻고자 하였으나 다소 유보적인 답신을 받았다. 관련 학회에서 활발한 후속 논의가 이루어지기를 기대한다.

28. 앨리슨은 몇 가지 실험을 했고 성공을 거두었다. "그러니까 이제 두 번째 신호가 반드시 있어야 한다는 것이 공식적으로 인정되었죠." 정말로 그런 것 같았다. 마침내 그는 논문을 발표했다. "정말 행복했습니다. 3년 정도를 꼬박 그 문제에 바쳤거든요. 그 생각만 했어요. 다른 건 모두 뒷전이었죠." 하지만 앨리슨은 연구자였다. CD28에 관해 생각하다 보니 자연스럽게 암이라는 독

특한 문제를 생각하지 않을 수 없었다. 암은 T세포의 공격을 받지 않았다. 대부분의 과학자들은 암세포가 결국 자기 세포이고 건강한 정상 세포와 너무 비슷하기 때문에 면역계에서 이질적인 존재로 인식하지 못한다고 믿었다. 이제 앨리슨은 그렇게 생각하지 않았다. 일이 잘 풀리느라고 자금이 풍부한 암 연구실에서 기초 연구를 하고 있을 때 마침 새로운 생각이 떠올랐던 것이다. "종양 세포는 엄청나게 많은 항원을 갖고 있지만, 바로 그 분자(CD28)를 갖고 있지 않기 때문에 면역계의 눈에 띄지 않을지도 모른다는 생각이 떠올랐습니다. 면역계는 종양 세포를 볼 수 없습니다. 두 번째 신호가 없기 때문이죠."

29. "그래서 논문을 쓰긴 했지만 사실 그 일은 내내 바로 옆에서 벌어지고 있었습니다. 우리는 마우스 CD28을 복제해놓고 그게 그 분자인지도 몰랐습니다. 다른 사람들이 그 분자를 분리해냈죠. 심지어 복제도 했지만 그건 사람의 CD28이었고요. 우리는 마우스 T세포를 복제하고 연구해서 CD28이 공동자극 분자임을 입증했습니다."

30. 신호전달 단백질들은 세포 내 분획과 세포 외 분획을 갖고 있다. 땅에서 비죽 솟아나온 당근처럼 세포막을 통과하여 표면에 돌출된 부위가 있다는 뜻이다. 이렇게 세포 외부에 존재하는 부분은 외부 환경과 상호작용을 통해 신호를 받아들인다. 이 신호는 단백질을 통과하여 세포막 내부로 전달된다. 결국 신호를 받아들이는 것은 세포 외 분획이지만 신호에 따른 작용이 일어나는 곳은 세포 내 분획이다. '반응'이란 다름 아닌 유전자 발현이다. 앨리슨과 크러멜이 발견한 사실은 유전자 은행에 보관된 어떤 분자의 외부 분획(당근의 녹색 줄기에 해당하는 부분)이 CD28의 세포 외 신호 전달 분획과 "85퍼센트 일치한다"는 것이었다. 이런 유사성은 우연일 수도 있지만 앨리슨은 두 개의 신호 전달 단백질이 진화의 역사 속에서 서로 밀접하게 연관되어 있으며, 비슷한 기능을 수행할 가능성이 높다고 생각했다. "저는 모든 것이 결국은 진화로 귀결된다고 생각합니다."

31. "칩 홀스타인이란 친구가 복제해냈죠." 앨리슨은 그 덕분에 다른 연구자들이 보다 깊은 연구를 할 수 있었다고 설명했다. "어떤 작용을 하는지는 몰랐어요. 그저 항원과 접촉한 적이 없는 T세포는 활성화돼도 이 분자가 존재하

지 않는다는 사실만 알았죠."

32. "CTLA-4는 프랑스 출신인 피에르 골드스타인이 발견했습니다. 그 친구도 감수잡종형성subtractive hybridization이란 방법을 통해 T세포에서만 발현되는 것들을 찾으려고 했지요. 그러니까 T세포를 갖다놓고 B세포에도 존재하는 RNA를 차근차근 제거하면서 마지막에 뭐가 남는지 본 겁니다. 네 번째로 발견한 게 바로 CTLA-4였습니다. 세포독성 T 림프구 관련 항원 단백질 제 4번cytotoxic T-lymphocyte-associated antigen protein #4을 줄인 말이죠. 나중에 알고 보니 완전히 잘못된 이름이었습니다. CTL(살해 T세포)에만 존재하는 게 아니라 모든 T세포에 존재하거든요. 조력 T세포에도 있고, 어쨌든 활성화된 T세포에는 항상 존재합니다. 하지만 저는 CTLA-4라는 어감이 마음에 들어요." CTLA-4는 CD152라고도 불린다.

33. Linsley et al., "Coexpression and Functional Cooperation of CTLA-4 and CD28 on Activated T Lymphocytes," *Journal of Experimental Medicine*, 1992, 176:1595-1604.

34. 크러멜은 두 개의 페달을 동시에 밟을 수 있는 모델을 개발하여 동물에서 제대로 작동하는지 실험해보았다. 그 후 초보 운전자처럼 CD28과 CTLA-4, 즉 가속 페달과 브레이크를 적당히 조절해가며 밟아보았다. 엑셀 초기 버전으로 만든 스프레드시트를 사용하여 예측한 대로 T세포 반응을 촉진하거나 억제할 수 있었다. 상상 속에서만 존재했던 것이 눈앞에 나타나는 순간이었다. "짐은 뭐든 앞장서서 실천하고 시범을 보이는 리더였습니다. 마우스에게 주사하는 법을 제게 처음 가르쳐준 사람도 짐이었던 것 같아요." 크러멜은 앨리슨이 직접 선발한 박사후 연구원들에게 보여준 태도를 한마디로 정의했다. '자신의 본능적 감각을 믿고 뭐든지 해봐라.' 그러더니 바로 다른 말로 표현하기도 했다. '씨발, 그냥 저질러봐!' 현재 캘리포니아 대학 샌프란시스코 캠퍼스 병리학 교수로 연구실을 운영하는 크러멜은 자기 학생들에게도 이런 정신을 가르치려고 노력한다. "저는 아무것도 몰랐지만 마우스에게 마음대로 항체들을 시험해볼 수 있었습니다." 크러멜의 말 속에는 당시 버클리 대학의 문화와, 특히 앨리슨의 연구실에 대한 존경심이 배어 있었다. 과학에서 확실성이란 종종 순수한 탐구 정신과 상극인 법이다.

35. 당시에는 T세포가 모든 면역반응을 지휘 감독한다고 믿었다. 하지만 현재 과학자들은 선천성 면역계의 일부인 대식세포가 그런 역할을 한다고 믿는다. 몸집이 크고 항상 배고픈 상태로 몸속에서 생겨나는 생물학적 폐기물들을 먹어 치우는 이 '쓰레기 청소부'는 사이토카인을 분비하여 면역반응을 조절한다. 또한 CTLA-4 연구가 시작되었을 무렵에는 존재조차 알려지지 않았던 조절 T세포T reg가 CTLA-4를 발현하는 주된 세포이며, 따라서 T세포의 활성을 하향 조절하는 데 중요한 역할을 한다는 사실도 밝혀졌다.

36. "시카고 대학에 있던 제프 블루스톤도 거의 같은 시기에 독립적으로 똑같은 연구를 하고 있었습니다." 앨리슨의 설명이다. 블루스톤은 면역학자로 현재 파커 항암면역요법 연구소의 CEO이다. 당시 그의 연구실은 새로 발견된 면역학적 브레이크 페달을 장기 이식 시 거부 반응 예방과 자가면역질환에 응용하는 방법을 연구했다. 그때는 이 분야가 면역계의 가장 중요한 조타실에 해당한다는 생각이 널리 퍼져 있었다. 암 전문가와 면역학자들도 절대다수가 면역계와 암은 아무 연관이 없다고 생각했던 것이다. 하지만 앨리슨은 생화학자였다. 우연히 면역학에 관심을 갖고 흘러 들어온 이방인이었다. 항암면역요법의 역사에서 흔히 있는 일이지만, 그는 항암면역요법을 열렬히 지지하는 진영과 전혀 믿지 않는 진영 사이에 전쟁이 벌어지고 있다는 사실을 까맣게 모른 채 무심코 전선을 이리저리 넘나들었다. 그의 다음 번 실험은 더욱 논쟁적인 주제를 건드리게 된다.

37. 이렇게 하여 그는 길에 시선을 고정시킨 채 운전하는 사람처럼 T세포에 관한 순수과학을 계속했지만, 그의 생각은 조수석에 앉은 동승자처럼 끊임없이 다른 쪽을 둘러보았다. 때때로 그는 그런 상태를 제리 제프 워커의 노래에 빗대어 설명했다. 노래 속에서 카우보이는 하이웨이를 달리며 한쪽 눈으로는 길을 주시하지만, 다른 한쪽 눈으로는 옆에 앉은 여성을 계속 훔쳐본다. 그는 차를 몰면서도 항상 언제 길가에 차를 세울지 생각했던 것이다.

38. 앨리슨은 암이 무엇인지 알았다. 아주 어릴 적, 주변 사람들이 암이란 말을 입에 올리지도 않으려고 했던 때부터 알고 있었다. 당시 사람들은 암이란 단어를 몹시 꺼렸다. 그것은 더러운 것, 저주, 함부로 입에 올려서는 안 되는 것이었다. 하지만 아무도 말하지 않는다고 해서 볼 수도 없는 것은 아니었다.

암은 어머니의 눈동자 속에, 어머니가 상을 차리고 옷을 걸친 모습 속에, 고통을 숨기고 소진되어가면서도 침묵을 지키고 애써 미소 짓는 순간에 문득 모습을 드러내곤 했다. 그곳은 텍사스였고, 그녀는 소와 함께 살아가는 텍사스인이었다. 긴 부츠를 신고, 길가에 키 큰 선인장이 늘어서 있는 치점 트레일Chisholm Trail(미국 텍사스주 샌안토니오에서 캔자스주 애빌린에 이르는 목우 이송 통로-옮긴이)을 따라 가족사가 펼쳐졌다. 소와 말이 곧 삶인 진정한 텍사스인이라면 질병이 거침없이 몸속에서 퍼지더라도, 당시 유일한 치료법이었던 방사선요법에 의해 뽀얀 피부가 화상을 입어 붉게 달아오르더라도, 불평을 늘어놓아서는 안 되는 법이었다. 세 번의 여름이 지나고 끊임없이 병세가 악화되는데도 거기에 대해서는 누구 하나 말을 꺼내지 않았다. 짐은 어느 여름날 어떤 어른이 자신을 찾더니 급히 집으로 가보라고 했던 순간을 기억한다. 50년이 지난 지금도 어머니의 손이 축 늘어지며 눈에서 모든 빛이 꺼지던 때의 느낌을 생생히 되살릴 수 있다. 그 냉혹하고 끔찍했던 변화의 순간을 떠올리면 아직도 눈물이 난다고 했다.

"글쎄요, 어머니가 왜 암에 걸렸는지는 몰랐죠. 그저 아프다는 사실만 알았습니다. 우리 가족은 아무도 암에 관해 이야기하지 않았어요. 암이란 말도 꺼내지 않았죠. 그러니 뭐가 문제인지 알 수 없었습니다. 그때는 암이 뭔지도 몰랐죠. 그저 엄마가 아프다는 것만 알았죠. 하루는 친구들과 수영장에 가는데 누가 집에서 뛰어나오더니 이렇게 말하는 거예요. '아니, 너는 가면 안 돼. 너는 집에서 엄마랑 함께 있어야지.' 그래도 저는 그게 뭔지 몰랐습니다. 그러니까, 어머니가 돌아가실 때 손을 꼭 잡고 있었지만 그때도 몰랐어요. 그냥 엄마가 죽었다는 것만 알았지. 나중에 기억들을 끌어모아 알게 된 겁니다. 그땐 너무 어렸어요. 하지만 몹시 화가 나더군요."

앨리스는 큰 도시가 아니었다. 앨리슨 가족은 도시 외곽에 살았다. 도시의 경계를 벗어난 곳이었다. 그리고 어머니의 죽음은 짐을 더욱 경계 밖으로 내몰았다. 그는 많은 시간을 그저 걸으면서 보냈다. 목적도 없이, 흙을 걷어차며, 계속 발을 놀려 무슨 일이 일어났는지 생각하지 않으려고 했다. 그것이 그가 위안을 찾은 방법이었다. 거기 들어선 것은 우연이었다. 숲속에 텅 빈 채 허물어져가는 작은 마을이 있었다. 나무 사이로 쇠락한 집들을 바라보며 그는 아무것도 생각하지 않으려고 안간힘을 쓰다 불현듯 깨달았다. 바로 그곳이었다. 어떻게든 그때까지 버티고 있었다. 바로 거기, 젖은 채 바닥에 나뒹구는 낙엽과 서서히 벽을 타고 기어오르는 이끼 사이에서 무너져 내리는 지하 저장고로 통하는 구멍들과 수 세대에 걸쳐 삶에 패배한 농투성이들의 유령 외에는 누구 하나 거들떠보지 않는 그곳에서 짐 앨리슨은 뭔가 훨씬 큰 것을 꿈꾸었다. 유전이든 환경이든 암의 원인을 과학적인 관점에서 탐구하는 것이 중요했다. 개인적인 사정 따위는 조금도 가치가 없었다. 사정을 알든 모르든 암은 엄연한 현실이었다. 이 농부들처럼, 이 마을처럼, 사람은 존재했다가 가면 그뿐, 결국 먼지로 돌아가는 존재였다. 그의 어머니도 그런 식으로 가버린 것이었다. 나중에 그의 형도 같은 운명을 맞았다. 전립선암이었다. 얼마 안 있어 짐 역시 똑같은 진단을 받았다. 그는 내뱉듯 한마디 했을 뿐이었다. "씨발, 잘라버려."

39. 이 약은 마침내 2011년도에 상용화되었다. FDA 승인을 받고 '여보이'라는 상표명으로 시판되었다. 완전히 치료를 마치는 데 12만 달러가 들었다.

40. 예비 특허 출원 신청서에는 앨리슨과 크러멜의 이름이 모두 올라 있었다. 나중에 앨리슨의 박사후 과정 연구원 대너 리치의 이름도 추가되었다.

41. 현재는 가이설 의과대학Geisel School of Medicine이 되었다.

42. 이 마우스들은 면역글로불린(항체 단백질) 유전자를 유전공학적으로 조작하여 인간 면역글로불린 유전자로 바꾼 것들이다. 따라서 이질적인 단백질(여기서는 인간 CTLA-4 수용체)에 대한 면역반응 결과 인간에게 이질적이 아닌 단백질 항체를 생산했으며, 그 항체는 면역반응을 유발하지 않고 인간에게 주사할 수 있었다.

5장 | 제거, 평형, 탈출

1. 앨리슨이 시종일관 연구실 동료들이 많은 기여를 했으며, 결정적인 기여도 적지 않았다고 분명히 말했다는 사실은 강조할 필요가 있다. 특히 매튜 크러멜 박사의 이름을 언급했으며, 제프 블루스톤 박사의 업적에 대해서는 한층

더 분명히 인정했다. 당시 시카고 대학에서 캘리포니아 대학 샌프란시스코 캠퍼스로 자리를 옮긴 블루스톤은 CTLA-4가 하향 조절 신호라는, 즉 면역학적 가속 페달이 아니라 브레이크라는 사실을 그와 동시에 발견했다. 블루스톤의 업적은 공식적으로 일관성 있게 인정되었지만, 그는 이 발견을 암이 아니라 면역반응을 하향 조절하는 데 응용했으므로 혁신적인 암 치료와 관련되어 널리 알려지지 않았을 뿐이다. 현재 블루스톤은 파커 항암면역요법 연구소의 소장이자 CEO로서 전 세계 수많은 과학자와 연구자들에게 연구비를 제공하고, 연구 방향을 조정하는 일을 맡고 있다.

2. 2011년 〈뉴욕 타임스〉에 실린 올드 박사의 부고에는 그가 "생물요법이라고도 알려진" 암 치료 방법의 연구에서 가장 핵심적인 인물이었다고 소개되었다.

3. 그는 콜리의 계승자로 콜리의 딸이 개인적으로 지지하는 인물이었을 뿐 아니라, 현명한 처신으로 메모리얼 슬론 케터링 암센터의 항암치료 전문가들과 좋은 관계를 유지했다. 그곳에서는 연구실과 개인 집무실을 유지하며 윌리엄 E. 스니 종양면역학과장으로 재직했다.

4. 올드 박사는 '종양면역학의 아버지'로 불린다. 주된 업적은 암세포도 분자 수준에서 고유한 '신분증'(항원)을 갖고 있어 특이적 면역반응의 표적이 될 수 있다는 개념을 정립한 것이다. 그 외에도 콜리 독소의 적자嫡子라 할 수 있는 세균 치료, 즉 BCG를 이용한 암 치료법을 발견하는 등 면역학 분야의 중대한 발전을 이끌었다. BCG를 이용한 치료법은 최초로 FDA 승인을 얻은 면역요법으로 아직도 일부 방광암에 효과적으로 사용된다. 암과 면역계 사이에 면역학적 상호반응이 일어난다는 사실을 굳게 믿었던 그는 이 분야의 전망이 가장 어두웠던 시기에 콜리에게서 전해진 지식의 횃불을 꺼뜨리지 않고 지켜내어 다음 세대에 전달했다. 그는 놀랄 만큼 폭넓은 교육을 받은 인물로 독주회를 열 정도로 뛰어난 바이올린 주자이기도 했다. 또한 콜리의 딸이 설립한 암연구소의 설립 시부터 과학 및 의학 책임자를 맡아 40년간 자리를 지켰다. 수십 명의 연구자와 인터뷰를 하면서 전해 들은 내용과 평판으로 미루어 볼 때 올드 박사는 오슬러와 헉슬리, 기타 모든 위대한 스승들의 모습을 조금씩 지니고 있었던 인물이었다. 애석하게도 그는 2011년 78세를 일기로 전립선암으로 세상을 떠났다. 최초의 면역관문 억제제가 승인받

기 직전이었다.

5. 연구자들이 면역요법이라는 이론을 뒷받침하기 위해 얼마 되지 않는 확고한 과학적 데이터를 끌어 모으려고 안간힘을 쓰던 암울한 시절에도 올드는 암과 면역계가 상호작용한다는 사실을 조금도 의심하지 않고, 동료 심사 학술지와 대중 매체에 꾸준히 글을 써서 이런 개념을 설명하고 널리 알렸다. 1977년 "항암면역요법Cancer Immunotherapy"이라는 명쾌한 제목으로 〈사이언티픽 아메리칸Scientific American〉에 기고한 기사에서 그는 이 분야의 가장 기초적인 개념을 일반인도 쉽게 알 수 있도록 평이한 문체로 설명했다.

6. 로버트 D. 슈라이버는 워싱턴 의과대학의 병리학 및 면역학 동문 기금 교수 Alumni Endowed Professor로 재직 중이다. 그는 친절하게도 나를 기억해주었다. 상당히 놀라운 일이었다. 나는 그를 보스턴의 코플리 호텔 바에서 처음 만났다. 그렇고 그런 보스턴의 전형적인 겨울날이었다. 주변을 둘러싼 컨퍼런스 센터에서는 항암면역요법 학회가 한창 진행 중이었고, 높게 매달린 몇 대의 텔레비전에서 대학 풋볼 게임을 중계하고 있었다. 양치류 화분이 몇 개 있었고, 널찍한 테이블에는 짐 앨리슨이 앉아 있었다. 자신의 대표적인 업적으로 꼽히는 인간에서 면역반응의 스위치를 켜고 끄는 방법과 암의 완치 전망에 대해 얘기하고 있었다. 나는 짐에게 인사하려고 들른 참이었다. 갑자기 짐이 나를 슈라이버에게 소개하면서 한 치의 망설임도 없이 말했다. "제가 그걸 찾았지만, 밥이 그걸 입증했죠." 나는 그의 말과 함께 슈라이버의 이름을 메모했다. 그리고 1년 정도 지나서야 짐 앨리슨이 무슨 말을 했는지 제대로 알아보려고 슈라이버를 찾아갔다.

7. 아르메니아 햄스터는 마우스가 아니지만 가까운 사촌 정도라 할 수 있다. 아르메니아 햄스터를 이용해 만든 항체를 마우스에게 사용할 수도 있다. 마우스의 면역계가 이질적인 것으로 인식하여 거부하지 않기 때문이다. 슈라이버는 이렇게 설명했다. "면역원성을 나타내지 않습니다. 지금처럼 녹아웃 마우스knockout mice(유전자를 조작하여 특정 유전자를 제거한 실험용 마우스─옮긴이)를 쉽게 만들 수 없던 시절에도 이 녀석들을 이용하여 생체 내 실험을 할 수 있었죠." 사실 아르메니아 햄스터를 이용하는 것은 대부분의 생물학자에게 생소한 일이었다. 실험에는 보통 마우스가 사용되었기 때문에, 실험동물이

라고 하면 사람들은 으레 마우스를 떠올렸다. 슈라이버는 한 학술 논문에서 아르메니아 햄스터에 관해 읽은 적이 있었다. 그와 동료인 캐시 시한(이뮤노모니터링 랩Immunomonitoring Lab의 공동 대표이자 병리학 및 면역학과 조교수)은 브랜다이스 대학 연구소에서 몇 마리를 찾아냈다. 연구자 하나가 오랜 세월 동계 교배를 통해 사실상 표준화된 유전 집단을 만들어놓은 것이었다. 실험 결과 이들은 마우스에서 항체를 생성하지 않았다. 이 사실은 매우 중요한데, 특히 면역반응을 연구할 때는 마우스에서 관찰된 현상이 항상 사람에게 일어나지는 않고, 그 반대 역시 마찬가지이기 때문이다. 구체적으로 항암면역요법 중 많은 수가 마우스에게는 듣지 않는다. 이런 사실은 이 분야의 과학적 발전에서 또 한 가지 중요한 단서가 되었다.

이와 관련해서 또 한 가지 사실을 적자면 수많은 사람의 생명을 구한 페니실린은 마우스에게 치명적이다. 다행히 페니실린은 전쟁 중에 발견되었기 때문에 즉시 인간을 대상으로 시험되었다. 페니실린이 통상적인 FDA 승인 절차대로 인체 시험 전에 마우스를 대상으로 시험되었다면 그 놀라운 발견은 그대로 묻혀버렸을 것이다.

8. 이런 설명은 언뜻 열쇠를 찾아내어 자물쇠에 끼워 넣었다고 들릴 수 있다. 너무 쉽고 일상적인 과정처럼 들린다는 점만 빼면 그런 비유가 완전히 잘못된 것은 아니지만, 좀 더 설명이 필요하다. 연구실에서는 자물쇠에 맞는다고 생각되는 열쇠를 만든 다음 두 가지를 맞춰본다. 열쇠가 들어맞는다면 뭔가가 입증된 셈이지만, 들어맞는다는 게 정확히 무슨 뜻일까? 항상 그렇듯 은유를 통해 설명하면 이해하는 데 도움이 되지만 때로는 더 혼란스러울 수도 있다. 열쇠와 자물쇠가 '들어맞는다'고 하면 이제 자물쇠를 쓸 수 있다고 생각하기 쉽다. 사실은 정반대다. 여기서 열쇠가 들어맞는다는 말은 열쇠 구멍을 막아버린다는 뜻이다. 이제 자물쇠는 작동하지 않는다. 주차 공간에 비유하는 것이 더 적절할지 모르겠다. 누군가 그곳에 차를 세워버리면 이제 아무도 그 공간을 이용할 수 없다. 밥의 연구실에서 발견한 것은 그들이 개발한 분자가 사이토카인 열쇠 구멍에 꼭 들어맞는다는 사실이었다.

9. 슈라이버의 기억에 따른 것이다.

10. 이 실험은 추측을 근거로 한 것이었다. 과학적인 용어로 표현하면, 그런 일

이 가능하다면 가설을 기각하고 불가능하다면 가설을 지지하게 된다. 여기서 가설은 인터페론 감마를 사용했을 때 암이 면역계에 더욱 이질적인 존재로 인식되어(면역원성이 강해져) 면역반응이 증폭된다는 것이다. 추측을 검증하려면 실험을 해보는 수밖에 없었다. 밥은 그때를 회상하며 미소 지었다. "저는 일종의 증폭 시스템이 있을지도 모른다고 말했습니다. 아니, 생각했습니다. 감마 인터페론과 TNF 사이에 말이죠." 밥은 인터페론 감마가 신호 또는 TNF에 의해 나타난 결과를 증폭할지도 모른다고 생각했다. 어쩌면 어떤 식으로든 종양을 변화시켜 TNF가 인식하기 쉽게 만드는 것인지도 몰랐다. "감마 인터페론이 실제로 종양에 영향을 미친다면, 그래서 종양이 더 강한 면역원성을 나타낸다면 얼마나 재미있는 일입니까?"

도미노에 비유하자면 인터페론 감마는 갈림길에 세워진 도미노일 것이었다. 넘어지는 순간 두 개를 쓰러뜨리고, 그 두 개는 각각 다시 두 개씩을 쓰러뜨린다. 이것은 증폭이라고 볼 수도 있지만, 안전장치로 볼 수도 있다. 면역계는 항상 양날을 지닌 검과 같다. 홍역과 싸우기도 하지만 에이즈라는 병으로 나타날 수도 있는 것이다. 면역계는 어떤 것과도, 심지어 한 번도 마주친 적 없는 적과도 무작위적으로 싸울 준비가 되어 있어야 한다. 무작위적 해답을 무한정 준비할 수는 없지만, 무작위적 위협이 가해졌을 때 그것을 인식할 수단을 적어도 한 가지는 갖고 있어야 한다. 그리고 그 한 명의 준비된 병사를 무작위적 위협에 맞서 싸울 수 있는 엄청난 숫자의 군단으로 바꿀 수 있어야 한다. 동시에 오직 그 위협과만 싸움을 벌여야 한다. 무조건 증폭하는 데서 그치는 것이 아니라 정교한 조절 기능이 수반되어야 하는 것이다. 면역계는 공격 개시 명령을 효과적으로 전달하기 위해 공격 신호를 강하게 증폭하는 동시에, 거짓 경고에 속아 자신의 몸을 상대로 무자비한 살육을 자행하지 않도록 안전장치를 갖춰야 한다.

11. 슈라이버는 이렇게 설명했다. "비활성 형태의 IFNγ 수용체를 지닌 마우스들이었습니다. 세포 매개성 면역기능에 많은 문제가 있죠. 상당한 결함을 지니고 있기 때문에 면역 결핍 상태라고 할 수 있습니다."

12. 일이 풀리느라고 슈라이버의 연구원 중 하나가 얼마 전에 제대로 작동하지 않는 인터페론 감마를 발현하는 마우스를 개발한 참이었다. 그 인터페론 감

마는 수용체에 결합하기는 했지만 반응을 일으키지는 못했다. 그들은 올드의 종양 세포를 인터페론 감마에 문제가 있는 마우스와 정상적인 '야생형' 마우스들에게 이식했다. 그리고 양쪽에 모두 종양괴사인자를 주입했다. 정상 야생형 마우스에서는 TNF가 모델 종양을 제거했지만, 인터페론 감마가 비활성화된 마우스에서는 종양이 계속 자랐다.

13. 명망 있는 면역학자들은 종양 면역에 큰 관심을 두지 않았다. 이 분야를 연구하는 과학자는 거의 없었다. 따라서 이들이 어떤 결과를 내놓더라도 의심 어린 눈초리를 받기 일쑤였다. 사기꾼이나 돌팔이 취급을 받은 것은 아니지만, 그들의 연구 결과가 항상 다른 연구실에서 재현되지는 않았던 것 또한 사실이었다.

14. 완전히 해명되거나 입증되는 것은 없다. 이론을 뒷받침하고, 어떤 결론을 시사하는 증거를 제시하고, 데이터를 근거로 어떤 질문에 대한 해답을 얻었다고 간주할 수는 있다. 그러나 어떤 질문이든 의심의 여지를 전혀 남기지 않고 완벽한 해답을 얻었다고 생각하는 것은 과학의 역사를 무시하는 것이다.

15. 에를리히는 놀랄 정도로 다양한 분야에서 업적을 쌓았으며, 현대 면역학의 아버지로도 생각된다. 아서 실버스타인이 《면역학의 역사》 제2판에서 지적했듯이, 에를리히는 베를린에 있는 로베르트 코흐의 연구실에서 일한 바 있으며 의학 연구 외에도 분자 구조와 생물학적 기능 사이의 관계에 일생 동안 관심을 두었다. 구조화학에 대한 관심과 통찰을 지니고 있었기에 항원과 항체 사이의 물리적, 입체화학적 관계와 이에 따른 특이적 결합 친화성을 상정하는 데 어느 누구보다도 적합한 능력을 갖춘 셈이었다. 이런 생각을 발전시킨 결과(그의 개념으로 '완벽한 의학') 면역의 작동 방식은 물론, 현재 약물을 체내에 전달하는 방식 중 많은 부분의 기초가 마련되었다. 에를리히는 특정 병원체나 병에 걸린 세포만 표적으로 삼는 분자나 화합물을 만들 수 있다면 유도 미사일, 또는 19세기 용어로 '마법의 탄환magische Kugel'처럼 작용하여 어떤 독극물을 얼마나 적재하든 질병에만 작용할 뿐 정상 세포는 건드리지 않고 보존할 수 있다고 생각했다.

에를리히는 다양한 병원성 세균을 대상으로 수백 가지 화합물을 실험했다. 마침내 606번 화합물에서 인간에게는 안전하고 매독을 일으키는 스피로

헤타균만 살상하는 물질을 발견했다. 이렇게 탄생한 살바르산Salvarsan은 그
야말로 혁명적인 약이었다. 에를리히는 이 약의 개발자로서 가장 잘 알려졌
을 뿐 아니라, 그 공로로 1908년 엘리 메치니코프와 함께 노벨 생리의학상
을 수상했다. 1915년 에를리히가 세상을 떠난 후 이 약을 개발한 연구소가
있었던 프랑크푸르트의 거리는 그의 업적을 기려 새로운 이름을 얻게 되었
다. 하지만 국가사회주의 독일 노동자당(나치스의 정식 명칭 – 옮긴이)이 집권하
여 독일 국민의 뇌리에서 유대인 시민들의 기억을 체계적으로 말살하려고
했던 시기에 그 이름도 사라지고 말았다.

16. 상업적으로 판매하는 실험용 마우스가 등장한 것은 비교적 최근의 일이다.
대부분 메인주 마운트 데저트섬Mount Desert Island의 바 하버Bar Harbor에 있
는 잭슨 래버러터리Jackson Laboratory에서 공급한다. 현대적 실험용 마우스의
기원은 19세기 후반에서 20세기 초반 소위 '마우스 애호가들'이 길렀던 다
양한 품종의 특이한 애완동물로 거슬러 올라간다. 특히 독특한 특징을 지니
고 지리적으로 분명히 구분되는 무스 무스쿨루스 도메스티쿠스Mus musculus
domesticus(서유럽), 무스 무스쿨루스 카스타네우스Mus musculus castaneus(동남
아시아), 무스 무스쿨루스 무스쿨루스Mus musculus musculus(동유럽), 무스 무스
쿨루스 몰로시누스Mus musculus molossinus(일본) 등 네 가지 아종의 유전적 잡
종으로 알려져 있다. 잭슨 래버러터리의 설명에 따르면 많은 동계 교배 마우
스 품종은 20세기 초 마우스 애호가이자 육종가였던 미스 애비 래스롭Miss
Abbie Lathrop이 매사추세츠주 그랜비Granby 목장에서 길러낸 집단에서 유래
했다.

17. 이런 마우스를 '무흉선athymic' 또는 '흉선이 없다thymus-lacking'고 한다.

18. 2018년 1월, 파커 항암면역요법 연구소는 마우스에서 흉선 복구를 촉진
하고, 심지어 흉선을 재생시키는 BMP4라는 분자를 발견했다고 발표했다.
이 결과는 메모리얼 슬론 케터링 암센터의 마르셀 반 덴 브링크 박사 팀
과 프레드 허친슨 암연구센터의 제로드 두다코프 박사 팀이 공동으로 〈사
이언스-면역학Science Immunology〉지에 발표한 것이다. BMP4를 이용해 인
간에서 흉선을 재생시키고 상응하는 T세포 반응을 일으킬 수 있는 약물
의 개발 가능성에 관한 연구가 진행될 예정이다. 흉선은 질병에 의해 손상

될 수 있고, 나이가 들수록 크기가 줄기 때문에 고령자들이 일부 암에 취약한 이유가 흉선과 관련이 있을 것이란 이론도 있다. Tobias Wertheimer et al., "Production of BMP4 by Endothelial Cells Is Crucial for Endogenous Thymic Regeneration," *Science Immunology*, 2018, 3:aal2736.

19. 이런 실험에는 타이밍이 가장 중요하며, 훌륭한 과학적 연구를 위해 과학적 이론을 회의적인 관점으로 바라보며 검증하는 과학자를 행여 나쁜 사람으로 생각하지 않는 것 역시 매우 중요하다. 바로 그것이 과학자가 하는 일이다. 스터트먼은 누드마우스, 즉 무흉선 마우스를 사용했다. 이 마우스들은 흉선이 없으며, 흉선은 T세포가 성숙하는 장기이며, 심지어 1974년에 T세포가 후천성 면역반응에 관련한다고 생각했다는 점에서 그는 옳았다. 그러나 미처 깨닫지 못한 사실이 하나 있었다(당시에는 아무도 그런 사실을 몰랐다). 마우스들의 몸속에 선천성 면역계에서 유래한 또 다른 세포가 있다는 점이었다. 바로 '자연살해세포'다. 자연살해세포는 최전선에서 신체의 가장 기본적인 면역 방어 기능을 담당하는 보병 같은 존재다. 특수 훈련을 받은 정예부대라 할 수 있는 T세포 군단, 특히 '연쇄 살인마'와 같은 CD8 살해 T세포와 비교할 수는 없지만, 엄연히 무흉선 마우스의 몸속에도 존재하며 허약하고 눈에 잘 띄는 침입자 정도는 충분히 해치울 수 있다. 결국 무흉선 마우스에서도 면역감시 기능이 작동하고 있을 가능성을 완벽하게 차단하지 못했던 것이다. 더 중요한 사실은 그 누드마우스가 스터트먼이 사용했던 발암물질에 유전적으로 특별히 취약했다는 점이다. 그의 마우스들이 완벽한 면역감시 기능을 갖고 있었더라도 암이 무섭게 생겨나는 기세를 당할 수 없었을지도 모른다.

20. Osias Stutman, "Delayed Tumour Appearance and Absence of Regression in Nude Mice Infected with Murine Sarcoma Virus," *Nature*, 1975, 253:142–144, doi:10.1038/253142a0.

21. 누드마우스가 생각했던 것처럼 면역기능이 많이 결핍된 상태가 아니라는 점 또한 나중에 발견되었다. 실제로 적은 숫자지만 몸속에 T세포가 남아 있었고, 면역계에서 어떤 역할을 수행하는지 완전히 밝혀지지는 않았지만 '자연살해세포'도 존재한다. 그가 사용한 품종이 고용량의 3-메틸콜란트렌에

특히 취약하다는 사실도 나중에 밝혀졌다. 결국 마우스의 면역계가 아주 강력했더라도 돌연변이에 의한 암이 발생했을 것이란 뜻이다.

22. 당시 기술로도 감마 인터페론 수용체가 결여된 마우스를 만들 수 있었다. 감마 인터페론이 기능을 나타내는 데 필요한 신호 전달 단백질이 결여된 마우스도 만들 수 있었다. 슈라이버의 연구실에서 이미 두 번째 마우스를 만든 바 있었다. 또 한 가지 방법은 아예 넉아웃 마우스를 쓰는 것이었다. B세포 또는 T세포, 즉 림프구를 생산하지 못해 후천성 면역기능이 없는 마우스를 이용할 수 있었던 것이다. 유전공학적으로 림프구 생성 유전자를 제거한 마우스를 'RAG 넉아웃 마우스'라고 하는데, 그들은 이미 이런 마우스를 확보해두고 있었다.

23. 실험의 수준을 유지하는 데 가장 중요한 것("쓰레기를 집어넣지" 않는 것)은 스터트먼이 범했던 실수를 피하는 것이었다. 즉, 실험에 사용된 품종의 생쥐가 특별히 친화성을 갖지 않는 발암 물질을 사용해야 했다. 발암 물질의 사용량을 최소 종양 유발 용량으로 맞추는 것 또한 중요했다. 스터트먼은 이런 점을 미처 깨닫지 못하고 면역기능이 정상인 마우스조차 감당할 수 없을 정도로 심한 종양을 유발했던 것이다.

24. 슈라이버는 이렇게 말했다. "또 다른 문제는 이렇게 따지는 사람들이 있었다는 겁니다. '이봐요, 나도 종양 생물학자인데 종양 유전자를 이용해서 종양을 유발해봤지만 거기 면역계가 관여한다는 증거는 전혀 없었소.' 하지만 우리는 종양 유전자를 이용해서 유발한 종양이, 이게 종양의 전형적인 실험 모델입니다만, 돌연변이를 일으키지 않는다는 사실을 최근에야 알았습니다. 그런 경우는 거의 없습니다. 이런 종양이 특별히 면역원성을 나타내지 않는다면 그것은 오로지 신생항원neoantigen이 없기 때문입니다."

25. 슈라이버는 이렇게 말했다. "그러니까, 면역계가 종양 자체를 죽여버릴 수 있습니다. 그게 제거elimination죠. 또 다른 경우에는 종양이 스스로 변할 수 있습니다. 그러니까 이건 일종의 아이디어였는데, 말하자면…… 소위 평형 상태로 잠복기에 들어가는 거죠. 그리고 써놓은 원고를 고쳐 쓰듯, 아예 유전자를 바꿔 더 '우수한' 종양이 될 수도 있습니다."

26. 이 논문 역시 〈네이처〉지에 게재되었다.

27. "우리는 생체 내에 이식시킨 종양을 관찰하면서 진행하거나 퇴축退縮하는 성장 특성들을 표로 만들고 유전체학적인 접근법을 사용하기 시작했습니다."

28. "어떤 종양은 아주 강력한 돌연변이를 일으켜 이질적인 단백질을 높은 수준으로 발현했습니다. 그 단백질은 생체 암 이식(살아 있는 동물에게 암세포를 이식시키는 것)을 하기 전에도 존재했지만, 다시 자라난 종양 세포(이식된 종양에서 증식한 딸세포)에서는 사라져버렸습니다. 나중에 알고 보니 그 단백질이 바로 면역계가 인식하는 신생항원이었던 겁니다. 신생항원이 발현되면 종양은 저절로 거부되었죠. 우리는 이 현상을 보고 전혀 새로운 아이디어를 떠올렸죠. '오, 이런, 이거 상당히 쓸 만한 생각인걸. 항PD-1이나 항CTLA-4 같은 면역관문 항체에 의해 활성화된 T세포는 실제로 이런 종양 특이적 신생항원을 공격한다는 뜻이잖아!'"

29. Gavin P. Dunn, Lloyd J. Old, and Robert D. Schreiber, "The Three Es of Cancer Immunoediting," *Annual Review of Immunology*, 2004, 22:329-360.

30. 짐 앨리슨은 이미 이런 면역관문들을 발견하는 데 도움을 주었고, 억제하는 약물을 개발했으며, 이 약물을 임상에 도입하여 인간의 암에 대한 면역요법으로 사용할 수 있을지 알아보는 중이었다.

31. Dunn et al., "The Three Es of Cancer Immunoediting."

32. Daniel S. Chen, Ira Mellman, "Oncology Meets Immunology: The Cancerimmunity Cycle," *Immunity*, volume 39, issue 1:July 25, 2013, 1-10.

33. MDX-101은 메더렉스의 앨런 코먼 팀이 형질 전환 마우스를 이용하여 개발했다.

34. 항CTLA-4 항체(MDX-010)는 인간 유전자를 지닌 형질 전환 마우스에서 얻은 인간 면역글로불린 항체다. 이 항체는 인간 T세포 표면에 발현되는 CTLA-4에 결합하여 CTLA-4가 리간드(항원제시세포가 발현하는 B7 분자)에 결합하지 못하도록 억제한다.

35. "MDX-010 항CTLA-4 항체는 임상적으로 사용되기 전에 시노몰구스 원숭이(마카크)에서 광범위한 평가를 거쳤으며, 급성 및 만성 독성학 시험에서 3-30mg/kg의 용량을 정맥 내 반복 투여했을 때 눈에 띄는 임상적 또는 병

리학적 독성을 유발하지 않았다"(메더렉스사의 미발표 데이터에서 인용). Giao Q. Phan et al., "Cancer Regression and Autoimmunity Induced by Cytotoxic T Lymphocyte-Associated Antigen 4 Blockade in Patients with Metastatic Melanoma," *Proceedings of the National Academy of Sciences of the United States of America*, 2003, 100:8372-8377, doi:10.1073/pnas.1533209100, http://www.pnas.org/content/100/14/8372.full.

36. Phan et al., "Cancer Regression and Autoimmunity."

37. "모든 환자가 수술을 통해 원발성 종양을 제거받았으며, 거의 반 정도가 항암화학요법을 시도해보았다. 거의 80퍼센트는 어떤 형태로든 면역요법도 받은 뒤였다. 이들이 받은 면역요법은 인터페론-α(2, 5-8, 10, 12, 13번 환자), 저용량 IL-2(2, 5, 13번 환자), 고용량 IL-2(4, 7, 8번 환자), 전세포 흑색종 백신(1, 2, 6번 환자), NY-ESO-1 펩타이드 백신(4, 5번 환자), 과립구-대식세포 집락자극인자(9번 환자) 등이었다." Ibid.

38. 가장 극적인 환자는 신체검사에서 시험 참여 기준을 가까스로 통과한 여성이었다. 그녀는 종양으로 인해 한쪽 폐가 완전히 쪼그라들었고, 간에도 암세포가 가득 차 있었다. 어떤 방법으로도 병의 진행을 막을 수 없었다. 그러나 아주 적은 용량의 항CTLA-4 항체를 단 한 번 쓰고 나서 빠른 속도로 관해 상태에 도달했다. 임상시험을 마칠 때쯤에는 질병의 증거가 전혀 없었다. 몸속에서 암세포가 남김없이 사라져버린 것이다. 더욱이 완전 관해가 장기적으로 지속되어 15년이 지난 현재까지도 여전히 무질병 상태를 유지하고 있다. 이 획기적인 임상시험을 이끌었던 안토니 리바스 박사는 항CTLA-4 항체의 성공을 이끈 인물로 널리 알려져 있다.

39. Phan et al., "Cancer Regression and Autoimmunity."

40. 이 임상시험의 두 단계를 완료할 수 있었던 환자는 14명에 불과했다.

41. 앨리슨은 이렇게 말했다. "우리는 마우스 모델에서 많은 종양들을 시험했습니다. 결국 많은 돌연변이를 지닌 종양일수록 신생항원도 많이 발현하기 때문에 치료 반응이 좋다는 사실을 깨달았죠. 그렇지 않은 종양들은 반응도 좋지 않았습니다."

42. 흑색종은 태양의 자외선과 기타 외부 발암 물질에 가장 많이 노출되는 신

체 부위(피부)에 생기기 때문에 돌연변이가 많은 것이 특징이다.

43. 작은 돌연변이가 계속되는 것만으로도 흑색종이 '운 좋게' 모든 항암제의 효과를 회피하는 데 충분한 경우가 많다. 한 가지 약물이 잘 들어서 대부분의 암세포가 죽는다고 해도, 나머지 암세포들이 계속 돌연변이를 일으키다 우연히 항암제에 저항성을 갖는 돌연변이가 일어나는 세포가 살아남아 분열을 계속하는 것이다. 이렇게 하여 항암제에 저항성을 획득한 암은 엄청난 기세로 재발한다. 다른 치료를 시도한다고 해도 비슷한 과정이 되풀이된다. 흑색종은 이런 식으로 어떤 치료에도 듣지 않는 상태가 되는 경우가 많다. 실험적인 치료를 받기 위해 임상시험에 등록하는 환자들은 이미 모든 방법을 시도해본 사람들이다.

44. 월척은 전이성 흑색종 환자들이 운 좋게 항암화학요법에 반응이 좋다고 안도했다가 불과 몇 개월 만에 암이 돌연변이를 일으키고 무서운 기세로 재발하여 어떤 치료도 듣지 않게 된 경우를 수없이 보았다.

45. 월척이 항암면역요법 분야에 뛰어든 한 가지 이유는 놀랍게도 10대였을 때 이 분야의 거인들에게 지도를 받았기 때문이다. 또 다른 이유는 자라면서 꾸준히 노력하는 습관을 길러왔기 때문이다. 그의 아버지는 전미 트럭 운전사 조합Teamsters 간부직을 맡아 일하면서도 밤에는 뉴욕시에서 운영하는 지역전문대학community college(그 지역 출신 학생들에게 주로 실용적 기술을 가르치는 2년제 대학−옮긴이)에서 강의를 했으며, 어머니는 뉴욕시 공립 초등학교 교사로 일했다. (훌륭한 의사들은 어디서나 이렇게 열심히 일하지만, 특히 내가 인터뷰한 면역요법 전문의들은 거의 예외 없이 이런 사람들이었다. 연구실 동료나 다른 면역요법 전문의와 결혼한 사람이 많았으므로 개인적으로 중요하지 않다고 생각하거나 흥미가 없는 일에 관해 대화를 주고받을 필요도 없을 것이다. 스티브 로젠버그 같은 이는 아예 연구실을 집으로 삼아 새까맣게 탄 커피를 입에 달고 산다.)

이런 특성은 고등학교 여름 방학 동안 코넬 대학 면역학 연구실에서 일자리를 얻어 직접 환자들을 만나고 암 백신을 연구했던 때에도 분명히 드러났다. 하지만 월척이 더욱 직접적인 기회를 얻은 것은 이듬해 대학에서 로이드 올드를 만났을 때였다. 올드는 이 신동의 흥미와 잠재력을 꿰뚫어보고, 1984년에 명문 메모리얼 슬론 케터링 암센터 면역학과장으로 막 정교수가 된 앨런 호튼에게 소개했다. 스태튼 아일랜드 출신으로 의사가 되려고 학자금 대출을 받은 학생에게 종양면역학은 그리 좋은 선택이 아니었다. 훨씬 쉬운 길이 얼마든지 있었다. 하지만 월척은 정열적이고 지적 욕구에 불탔으며 환자들이 겪는 어려움에 깊이 공감했다. 서해안에서 성장한 친구 댄 첸과 마찬가지로 환자를 보는 의사이자 학문에 정진하는 과학자가 되어 실험실에서 진행되는 연구를 꼭 필요한 환자에게 전달하는 것보다 더 흥미롭고 보람 있는 일은 없다고 생각했다.

올드와 호튼이라는 든든한 후원자들이 있으니 원하기만 한다면 앞길은 결정된 셈이었다. 그의 표현을 빌리자면 다시 한 번 제드 월척은 "자진해서 손을 높이 들었다". 그해 여름 그는 흑색종 표적 항체에 대한 제1상 임상시험을 보조하며 밤에는 연구실에서, 낮에는 환자들 곁에서 바쁜 나날을 보냈다. 과학과 의학이 만나는 지점에서 '일화적' 반응자들을 통해 면역요법이 효과가 있다는 생생한 증거들을 접했던 것이다. 면역종양학은 분명한 실체였다. 이렇게 모든 조건들이 맞아떨어져 그의 삶은 열아홉이라는 어린 나이에 이미 결정되었다. 그리고 종양면역학의 시조 격인 스승들의 명성에 부끄럽지 않게 십수 년 후 그 역시 짐 앨리슨의 파트너가 되어 모든 것을 바꾼 임상시험에 참여했던 것이다.

46. 종양면역학은 안전한 진로라고 할 수 없었다. 어디서든 환영받을 정도로 충분한 교육과 든든한 배경을 갖추었다면 실제로 발전하는 분야를 얼마든지 선택할 수 있었다. 그가 댄 첸을 잘 아는 이유도 바로 그 때문이었다. (하기야 같은 X세대 종양 전문의인 데다, 의사이자 과학자로서 흑색종을 전문으로 진료하고 면역을 통해 암을 물리치는 분야에 모든 지적 에너지를 쏟는 사람들끼리 어떻게 모를 수 있겠는가?) 파돌Pardoll, 호디Hodi, 버터필드, 후스 같은 사람들은 항암화학요법 전문의에 비하면 숫자가 매우 적었다. 그것이 정상적인 방법이었다. 종양은 면역계가 아니라 약으로 공격하는 것이었다. 종양면역학은 스태튼 아일랜드 출신으로 훌륭한 교육과 수련을 쌓고, 더욱이 학자금 대출까지 걸머진 유망한 젊은이가 택할 길은 아니었다.

47. 월척은 대부분의 사람들이 실패라고 생각했던 데서 희미한 빛을 보았다. 사이토카인 또는 면역 호르몬의 일종인 인터루킨-2(IL-2)에 관한 시험이 바로

그것이었다. IL-2는 한때 당대 최고의 성공이자 판도를 바꿔놓을 물질로 주목받았다. 혁명적인 약물이 될 것이라는 기대를 한몸에 받았다. 하지만 유전자 복제를 통해 충분한 양을 생산하게 된 후 환자들을 대상으로 체계적인 대규모 연구를 수행한 결과 예상했던 효과가 나타나지 않았다. IL-2가 혁신이 아니라 실패작이라고 알려지면서 면역계를 이용하여 암을 치료한다는 희망 또한 물거품으로 돌아가고 말았다. 면역요법에 대한 대중적 지지 또한 수십 년 전으로 후퇴했다.

당시 IL-2 임상시험 데이터를 보면 면역 호르몬 주사에 긍정적인 반응을 나타낸 환자는 3-5퍼센트 수준이다. 좋은 반응을 보인 것은 흑색종과 신장암 환자들이었다. 숫자는 적었지만 이 결과는 항상 재현되었다. 따라서 연구자들은 IL-2가 T세포의 분열과 분화를 유도한다고 믿었다. 당시에는 정확한 생물학적 기전까지 이해하지는 못했다. 암이 T세포 면역관문인 CTLA-4(애초에 면역계가 T세포를 소집하는 과정을 차단한다)와 PD-L1(종양 표면에서 발현되어 T세포가 종양을 공격하려는 순간 브레이크를 작동시킨다) 등 면역반응을 하향 조절 또는 억제하기 위해 동원하는 전략들을 아무도 모를 때였다.

대중은 IL-2가 혁신적인 항암제로서 실패했다고 생각했지만 일부 과학자들의 관점은 달랐다. 항암면역요법을 굳게 믿던 사람들조차 기가 꺾인 것은 사실이지만, 적어도 항암면역요법의 개념이 옳다는 믿음은 더 깊어졌다. 의학 문헌을 찾아보아도 어떤 약물들이(이 경우에는 사이토카인) 일부 환자에서 질적으로 완전히 다른 장기적 면역반응을 유도한다는 임상시험들이 있었다. 이런 환자들은 장기간에 걸쳐 암이 점점 줄어들었다. 물론 그런 환자들이 많지는 않았지만 이런 반응은 재현 가능했다. 약물이라는 관점에서 성공적이라고 할 수는 없지만 월척을 비롯한 몇몇 연구자들에게 그것은 면역계를 적절히 조절할 수 있다면 일관성 있게 암의 성장을 조절할 수 있다는 희미한 희망의 빛이었다. 개념 자체는 입증된 것이다.

"사람들은 이렇게 말했죠. '오, [IL-2는] 독성이 너무 강해요. 게다가 많은 경우에 잘 듣지도 않죠.' 사실이었습니다. 하지만 우리는 그 경험을 통해 정확히 이해할 수는 없지만 어떤 조건하에서는 면역계가 암을 인식한다는 사실을 알 수 있었습니다. 암을 통제할 수도 있었죠. 희망의 빛이 보이더군요. 적지만 재현 가능한 치료 성공 사례들, 마우스 모델, 가축의 암을 연구하는 종양수의학 같은 조각들을 한데 모아 들여다보자 희미한 빛이 보이기 시작했습니다. 하지만 [대부분의 과학자는] 증거들이 너무 희미하다고 생각했습니다. 연결해야 할 점들이 너무 많았던 거죠."

탄탄한 과학적 증거가 필요했다. 그때까지 관찰한 면역계의 기능들을 탐구하여 희미한 윤곽을 선명하게 드러낼 기초 연구가 필요했다. 여기저기 널려 있는 일화적 경험을 과학으로 승화시키려면 희미하게 반짝이는 불빛과 단서들을 연결시켜줄 퍼즐 조각을 찾아내야 했다. 항암화학요법 전문의나 종양 전문의들의 절대 다수는 뒷받침할 증거가 없는 희망이 신뢰할 수 없으며, 방향이 약간 잘못되었다고 생각했다. 그러나 종양면역학을 믿는 사람들은 이것이야말로 복잡한 생물학적 진실을 탐구하는 모범적인 자세라고 믿었다. 물론, 면역요법은 효과가 없었다. 그렇다고 언제까지나 효과가 없을 것이라거나 아예 불가능하다는 뜻은 아니다. 자동차에 시동을 건다고 해보자. 다른 차들은 잘 달리고 있다. 하지만 우리 차는 엔진이 털털거릴 뿐 신뢰성 있게 시동이 걸리지 않는다. 시동이 걸리지 않는 이유도 알 수 없다. 그렇다고 그것이 차가 아니라고 믿을 이유는 없는 것이다.

그들은 뭔가 실제적이고 구체적인 이유로 인해 엔진에 시동이 걸리지 않는다고 믿었다. 하지만 점화 플러그나 엔진 등 시동을 거는 데 필요한 부품들은 모두 존재한다고 믿었다. 실제로 가끔 그 차가 달리는 모습을 보기도 했다. 쌩쌩 달리는 다른 차들과 비교해보고, 키와 가속 페달과 전선들과 엔진과 연료 등 시동을 거는 데 필요한 모든 요소가 갖춰져 있는지도 확인했다. 그래도 여전히 차는 달리지 않았다. 때때로 시동이 걸리기까지 했는데도 앞으로 나아가지는 않았다. 면역요법 연구자들은 또 다른 필수적인, 그러나 아직 뭔지 모르는 기전이 숨어 있다고 생각했다. 그러나 계속 노력한다면 조만간 알 수 있다고 믿었다. 문제를 설명하는 순간 혁신이 시작될 것이었다. 희망에 부풀어 정신이 한껏 고양되었다가, 다음 순간 절망하기도 했다. "마우스 모델에서는 분명 효과가 있었습니다. 문제는 동계 교배를 거쳐 유전적으로 동일한 20그램짜리 실험용 마우스에서 관찰된 현상을, 동계 교배 따위는 꿈도 꾸지 않고 몸무게가 70킬로그램에 이르는 인간에게 적용하는 것이었습니다." 자동차를 달리게 하고, 더 좋은 자동차를 만들려면 바로 그 점에서 시작해야 했다.

48. 월척은 이렇게 말했다. "우리는 특정 조건하에서 면역계를 이용하여 암을 막아낼 수 있다고 믿었습니다."

49. 암 백신을 개발하면서 의약품 규제와 관련된 몇몇 장애물을 뛰어넘으려고 노력하던 중에 월척은 개를 대상으로 동물실험을 시작했다. 여느 서글픈 실험동물이 아니라 사람들이 애지중지하고 자신도 개인적으로 친근감을 느끼는 동물을 선택한 데는 이유가 있었다. 대부분의 개는 사람과 마찬가지로 동계 교배를 하지 않는, 말하자면 잡종이었다. 그리고 사람과 마찬가지로 개도 유전자와 환경의 불운한 상호작용으로 인해 흑색종에 걸렸다. 그가 개발한 백신은 개들에게 효과가 있었다. "실제로 백신을 접종하면 전이성 흑색종에 걸린 개의 기대 수명을 늘릴 수 있다는 사실을 입증했습니다. 개와 애견인들의 축복 속에 최초로 FDA 승인을 받은 암 백신이 탄생한 거죠. 비록 개들에게만 사용할 수 있었지만요." 훨씬 큰 의의는 항암면역요법이 효과가 있다는 사실을 눈으로 확인한 것이었다. 인간과 개에게 사용하는 백신이 동일할 리 없지만 기초가 되는 이론은 동일했다. 적절한 방법으로 유도하면 면역계는 틀림없이 돌연변이를 일으킨 세포를 인식하고 암세포를 살상할 수 있었다.

50. [옮긴이 주] 이 말의 번역어는 다소 애매하다. 다양한 의학 관련 문서에서는 말 그대로 '종료점', '종말점', 또는 '종점'이라고 옮긴 것을 흔히 볼 수 있다. 한편 우리나라 임상시험 관련 공식 문서에서는 보통 '평가변수' 또는 '결과변수'라고 옮긴다. endpoint를 사전에서 찾아보면 선분이나 간격 등 일정한 길이를 갖는 것의 양 끝 점, 또는 어떤 과정이 완결되는 시점을 가리킨다. 이때는 당연히 '종료점', '종말점', '종점'이라고 옮겨야 할 것이다. 그러나 임상시험에서 endpoint란 양 끝 점이나 시점을 가리키는 말이 아니다. 가장 간결하게 정의된 출처로는 미 국립 보건원 산하 국립 암연구소National Cancer Institute의 온라인 사전(https://www.cancer.gov/publications/dictionaries/cancer-terms)이 있다. 여기에 따르면 "임상시험 중인 중재(치료)가 이익이 되는지를 결정하기 위해 객관적으로 측정할 수 있는 사건이나 결과"로서 "생존, 삶의 질 향상, 증상의 경감, 종양의 사라짐" 등을 예로 들고 있다.

이런 정의에 비추어볼 때, '종료점', '종말점', '종점'이라는 번역어는 적절치 않음을 알 수 있다. 실제로 이런 번역어는 수학이나 화학 등에서 이미 사용되고 있으며, 이때는 공간적인 점이나 시점을 가리키는 용어이므로 적절하다고 볼 수 있으나, 임상시험의 맥락에서 '사건이나 결과'라는 의미와는 동떨어져 있다. 그런데 왜 애초에 'endpoint'라는 말을 썼을까? 이 책에서 힌트를 얻을 수 있다. endpoint란 goalpost, 즉 임상시험에서 측정하려는 '목표'를 말한다. endpoint는 end+point인데, 여기서 end는 '끝'이란 뜻이 아니라 '목표, 목적'이란 뜻으로 푸는 것이 타당할 것이다.

그렇다면 '평가변수' 또는 '결과변수'라는 번역어는 적절한가? 이해는 가지만 좋은 번역어는 아니라고 생각한다. "생존, 삶의 질 향상, 증상의 경감, 종양의 사라짐" 등의 '사건이나 결과'는 물론 평가 대상이다. 하지만 이것들을 '변수'라고 할 수 있을까? 변수란 단어를 국어사전에서 찾아보면 두 가지 뜻이 나온다. 1. 어떤 상황의 가변적 요인, 2. (수학) 어떤 관계나 범위 안에서 여러 가지 값으로 변할 수 있는 수(표준국어대사전). 2번이 아니라는 것은 명백하니 1번이어야 할 것이다. 임상시험에서 측정하고자 하는 "생존, 삶의 질 향상, 증상의 경감, 종양의 사라짐" 등이 "어떤 상황의 가변적 요인"이라고 할 수 있을까? 예컨대 "이번 선거에서는 20대 유권자의 표심이 중요한 변수이다"라고 말할 때와 비슷하다고 할 수 있을까? (비슷한 맥락에서 parameter를 매개변수라고 옮기는 것이 타당한지도 생각해볼 필요가 있다.)

이런 생각에 따라 역자는 이 용어를 '평가목표'로 옮기면 어떨지 제안해보았다. 임상시험을 통해 측정하거나 평가하고자 하는 목표라는 뜻이다. 타당하기는 하나 다양한 임상시험 관련 문서에 사용했을 때 적절한지는 실제 용례를 통해 평가해야 한다. 문제는 현재 '평가변수'란 말이 공식 용어로 받아들여지고 있기 때문에 실제 사용이 어렵다는 점이다. 임상시험 관련 문서에 공식 용어를 쓰지 않으면 의약품 승인 과정이 지연될 수 있기 때문에 어떤 제약회사도 새로운 용어를 시도해보려고 하지 않을 것이기 때문이다. 사실 우리나라 임상시험 용어 중에는 부적절하거나 부정확한 것들이 상당히 많다는 것이 개인적 생각이다. 이 문제에 관해 보다 많은 관심을 촉구한다.

51. 가장 중요한 결론은 합의하에 설정한 반응률이 암 환자에서 CTLA-4 차단

효과를 검증하는 생물학적 평가목표로서는 완전히 잘못되었다는 점이었다.

52. 또한 그는 한 세대에 걸쳐 이 분야를 지배했던, 머리를 길게 기른 열광적인 지지자들과는 사뭇 다른 분위기를 풍겼다.

53. 그의 경력은 트리플 악셀로 공중제비를 돌듯, 거의 수학적이라 할 정도로 정교하게 계획되었다. 이제 정확하고도 안정적으로 착지를 마친 셈이었다. "아, 그럼요, 아주 좋았죠." 후스는 간단명료하게 대답했다. "수년간 실패와 의심에 시달린 끝에 정확한 시점에 정확히 필요한 것들이 한꺼번에 맞아떨어진 거죠." 딱 한 가지 문제는 그가 인계 받은 연구가 성공하지 못하리라는 것이었다.

54. 이 표준은 '고형종양 반응평가기준Response Evaluation Criteria in Solid Tumors, RECIST'이라고 한다. RECIST는 환자의 종양에 일어나는 변화를 측정하는 규칙들을 모아놓은 것으로, 관련된 모든 임상시험에 적용된다.

55. 암에서 문제가 되는 것은 암 자체가 아니라 진행한다는 점이다.

56. 암에 관한 독특한 용어들은 이 병에 관한 우리의 집단적인 역사를 고스란히 반영한다. 암을 뜻하는 영어 단어 cancer 자체가 게처럼 생긴 종양(육종이 가장 어울린다)이 진행할 대로 진행하여 피부를 뚫고 터져 나올 듯한 이미지를 불러일으킨다.

57. PFS는 불과 몇 센티미터 차이로 진행되는 게임이다. 최악의 경우를 상정하고, 소소한 축복들을 중요하게 취급한다. 이에 따라 항암화학요법이나 방사선요법, 소분자 약물이 암을 살상하는 기전에 관해 매우 독특한 사고방식을 낳는다. 과학은 이미 이런 방법에 익숙해 있다. 그러나 시간이 지나 타성이 생기자 그것은 지적 맹점이 되고 말았다.

58. 암을 표적으로 투여된 방사선요법과 항암화학요법의 효과는 기본적으로 동일하다. 방사선요법은 방사성 동위원소가 암세포 속으로 들어간 뒤 분해되면서 나오는 소립자들이 일종의 미니 수류탄처럼 작용하여 암세포를 살상한다. 항암화학요법은 암세포를 독살시키는 것이다. 결국 방사선이나 화학제제가 공격하는 표적은 암 자체다.

59. 이피Ipi 임상시험의 시험 책임자는 스티브 호디(현재 보스턴의 대너-파버 암연구소Dana-Farber Cancer Institute in Boston에 있다), 제드 월척, 제프 웨버(USC), 칸 하누

무이(빈), 스티브 오데이(산타모니카 앤젤레스 클리닉)와 오미드 하미드(로스앤젤레스), 리바스 박사 등이었다. 그들 모두 수치가 좋지 않다는 사실을 알고 있었다.

60. '호머 씨'는 실명이 아니다. 그는 다음 논문에서 증례 번호 #2로 지칭된 환자이다. Yvonne M. Saenger and Jedd D. Wolchok, "The Heterogeneity of the Kinetics of Response to Ipilimumab in Metastatic Melanoma: Patient Cases," *Cancer Immunity*, 2008, 8:1, PMCID: PMC2935787; PMID: 18198818(2008년 1월 17일 온라인 게재).

61. 샤론 벨빈은 현재 12년 넘게 무질병 상태를 유지하고 있다. 월척은 이렇게 기억한다. "우리는 그녀의 CT를 살펴보았습니다. 암은 없었습니다. 하나도 남지 않고 완전히 사라져버렸죠. 정말 대단한 일이었습니다."

62. Saenger and Wolchok, "Heterogeneity of the Kinetics of Response."

6장 | 악전고투

1. 인터페론의 역사는 매우 흥미롭지만 많은 사람이 오해하고 있기도 하다. 이 주제를 가장 잘 설명한 것은 아마도 스티븐 홀의 《혈액 속의 소란》일 것이다. 또한 인터페론을 둘러싼 이야기는 무엇이 과학적 혁신인지에 관한 대중의 인식과 진정한 과학적 진보 사이의 차이를 잘 보여주는 증례 연구라고 할 수 있다. 그 차이를 한마디로 요약한다면 바로 의학이다.

　과학에 관한 이야기가 대개 그렇듯 인터페론의 역사 또한 수수께끼 같은 현상을 관찰한 데서 시작된다. 그 현상이 처음 관찰된 것, 적어도 의학 문헌에 처음 등장한 것은 1937년이다. 두 명의 영국 과학자가 리프트밸리열 바이러스에 감염된 원숭이가 어떤 이유에서인지 황열 바이러스 감염에 저항성을 갖는다는 사실을 발견했다. 접종과 백신이라는 개념은 친숙했지만 이런 현상은 분명 새로운 것이었다. 두 가지 바이러스는 별 관련이 없어 보이는 데다, 황열 바이러스는 치명적일 수 있는 반면 리프트밸리열 바이러스는 약한 병원체였다. 이후 이런 소견은 다양한 세포와 동물에서 관찰되었다. 이유는 알 수 없지만 한 가지 바이러스(보통 약하고 치명적이 아닌)에 감염된 세포나 동물은 두 번째 바이러스(심지어 치명적인 종류라도)에 좀처럼 감염되지 않았다. 첫 번째 바이러스가 숙주 내에서 두 번째 바이러스를 방해하는 것처럼 보였기 때문에 연구자들은 이를 '간섭'이라고 불렀다.

이런 명칭은 당시 학계 분위기와 생물학적 기전을 인식하는 방식에 대해 많은 것을 드러낸다. 엄청난 출력으로 방송을 내보내는 송신탑 주변에서 작은 라디오 방송국의 신호에 다이얼을 맞추기 어려운 것처럼, 연구자들은 첫 번째 바이러스가 두 번째 바이러스에 방해 전파 같은 역할을 한다고 생각했던 것이다. 마치 첫 번째 바이러스가 눈에 보이지 않는 힘의 장場 같은 것을 형성하여 두 번째 바이러스를 밀어내고 감염을 막아준다는 말처럼 들린다. 어쩌면 화학적인 보호막 같은 것일까? 어쩌면 첫 번째 바이러스가 두 번째 바이러스에 필요한 모든 자원을 소모해버린 결과 두 번째 감염이 일어날 수 없는 것일까? 그것도 아니라면…… 당시 과학 문헌과 전 세계 유명 의학 연구소의 점심 식사 테이블에는 '어쩌면'이라는 말이 넘쳐났다. 어떻게 그런 현상이 일어나는지는 전혀 몰랐지만 그 수수께끼는 면역계와 생체 내 분자와 세포들의 생물학적 비밀이라는 식으로 결론이 나는 듯했다. 무엇이든 제대로 알기 전에는 기막힌 마술로 보이는 법이다. 하지만 마술이라고 해도 실용적으로 응용할 수 있을 가능성이 무궁무진해 보였기 때문에 이 현상은 1940년대와 1950년대에 걸쳐 수많은 연구소에서 재현되었으며, 이후 한 세대에 걸쳐 과학자들은 바이러스와 그것을 연구하는 학문이 과학에서 가장 흥미롭고 중요한 주제라고 생각했다.

1956년 바이러스 연구의 중심지는 런던 북부 밀힐이라는 언덕에 위치한 영국 국립의학연구소National Institute for Medical Research의 평범하기 짝이 없는 몇 개의 건물이었다. 유엔 산하 세계보건기구 역시 이곳에 본부를 두었다. 그곳에서 전 세계에 조기 경보를 발령하는 국제 인플루엔자 연구소World Influenza Center의 소장이 C. H. 앤드루스였다. 전설적인 바이러스학자인 그는 1930년대에 인플루엔자 바이러스를 발견한 장본인이다. 1956년 6월, 당시 31세로 막 수련을 마치고 스위스에서 건너온 진 린든먼이라는 생물학자가 앤드루스 연구실에 합류했다. 앤드루스가 린든먼을 채용한 이유는 소아마비 때문이었다. 제1세대 소아마비 백신은 대성공을 거두었지만 앤드루스는 백신을 더욱 개선하고 싶었다. 그러려면 실험에 사용할 바이러스를 대량으로 배양해야 했다. 린든먼은 토끼 신장 세포를 이용한 바이러스 배양법을 연구하고 있었다. 처음에는 실패했지만 다른 연구자들과의 협력에 힘입어 마침내 실험을 성공적으로 마칠 수 있었다.

대부분의 진정한 과학적 업적은 결국 실험실에서 탄생하지만, 많은 성공 스토리를 듣다 보면 진정한 발명의 산실은 따로 있다는 생각이 들곤 한다. 과학자들이 모여 앉아 자신이 관찰한 소견과 꼭 이루고 싶은 것들에 대해 이야기를 나누고, 다른 실험실 사람들과 아이디어를 교환하는 점심식사 테이블이 바로 그곳이다. 린든먼이 급히 점심을 먹으며 매력적이고 다재다능한 바이러스 학자에게 환상적인 간섭 현상에 대한 이야기를 들려준 곳도 바로 점심식사 테이블이었다. 그의 이름은 알릭 아이작스였다. 린든먼은 아이작스 역시 그 마법 같은 현상에 완전히 사로잡혀 있다는 사실을 알고 깜짝 놀랐다. 아이작스는 놀랄 정도로 열광했다. 물론 당시 그는 조울병이 조증 상태에 접어들기도 했지만 반드시 그것 때문만은 아니었다. 일이 풀리느라고 그 젊은 과학자는 이미 연구를 상당히 진척시켜 몇 가지 흥미로운 실험을 하고 있었다.

린든먼 역시 한 가지 핵심적인 질문에 답을 얻을 수 있으리라 생각하며 실험을 구상 중이었다. 바이러스가 마법의 '간섭' 현상을 나타내려면 반드시 세포 속으로 들어가야만 할까? 그는 때마침 연구소에서 사용할 수 있게 된 강력한 첨단 장비를 이용하여 분명한 답을 얻을 수 있기를, 즉 실제로 볼 수 있기를 바랐다. 그 장비는 바로 전자현미경이었다. 최소한 그 실험을 통해 간섭력 장場이 세포 주변(세포 표면이나 바로 그 주변)에 생기는지, 또는 반드시 세포 내부에 있는 스위치를 올려야 생기는지 이해하는 데 한발짝 다가갈 수 있으리라 생각했다. 아이작스는 자신만만했다.

2. 첸은 면역학자로서, 그리고 종양 전문의로서 훌륭한 교육을 받았다. 그에게 두 가지 분야를 조화시키는 것보다 더 흥미로운 일은 없었다. 하지만 당시 그는 종양면역학의 진정한 신도가 되기 위해 모든 것을 내던질 준비가 되어 있지는 않았다. 현실을 잊어서는 안 된다고 배우며 자랐기 때문일 것이다.

경력을 개척하면서 그는 때때로 눈을 들어 별을 바라보았지만, 두 다리로는 땅을 굳건히 딛고 서야 한다는 것을 한시도 잊지 않았다.

3. 원래 항암면역요법 전문의들은 공부만 알고 폭이 좁은 전형적인 과학계 인물들과 조금 다른 경향이 있지만, 첸과 그 가족들은 과학적이면서 극적이라는 점에서 특히 환상적인 사람들이다. 댄 첸은 음악과 과학을 사랑하고, 패피 밴 윙클Pappy Van Winkle(최고급 버번위스키 브랜드-옮긴이)과 다른 위스키를 수집하고, 핼러윈에는 집을 꾸미는 데 열중하는 타입이다. 그와 뎁은 슬하에 세 자녀를 두었는데, 하나같이 똑똑하고 친절하며 재능이 넘친다. 이런 모든 조건 때문에 그를 방문할 때 약간 자신감이 없어지는 듯한 느낌도 들었다. 게다가 그의 주업은 문자 그대로 암을 완치하는 것이라는 사실도 염두에 둘 필요가 있다. 첸은 이렇게 설명한다. "저는 제가 하는 일이 너무나 좋아요. 그 일[항암면역요법 연구]을 위해 살지요. 저는 개인적인 삶과 직업적인 삶 사이에 아무런 거리가 없답니다." 사실 이 분야에 모든 것을 바친 사람들을 취재하면서 비슷한 말을 자주 들었다.

4. 첸은 스탠퍼드 대학 하워드 휴즈 의학연구소 부교수였다. 2003년 그곳에서 내과 레지던트 과정과 종양 내과 펠로 과정을 수료했다.

5. 이미 첸은 웨버 박사에게 다시 연락하여 그를 새로운 백신 임상시험에 등록할 수 있는지 알아보았다. 하지만 이전에 백신에 대해 심한 반응이 일어난 탓에 그런 시험에 참여할 수 없었다. 브래드에게 남은 기회는 뭔가 다른 치료, 당장 시행할 수 있는 치료뿐이었다.

6. 첸은 이렇게 말했다. "그렇게 하려면 환자와 환자의 암세포 양쪽에서 게놈 전체의 염기서열을 신속하고도 경제적으로 분석할 수 있어야 합니다. 그리고 모든 데이터를 생물정보학적으로 분석하여 환자에게 부정적인 영향을 미치지 않고 암에 대해서만 강력한 효과를 나타내는 최선의 표적 항원을 찾아내고, 그것을 맞춤형 백신으로 바꿀 수도 있어야 하죠. 지금은 그런 일이 모두 가능합니다."

7. 제프리 웨버 박사는 흑색종과 항암면역요법 전문의로 현재 뉴욕 대학교 랭고니Langone 병원 소속이다.

8. 브래드 같은 환자들과 그토록 친밀하게 일할 수 있다는 것은 댄 첸이 스탠퍼

드 생활을 완벽하게 행복하다고 느낀 이유 중 하나였다. 그는 자신의 연구실을 갖고 있으면서 동시에 환자들을 진료했다. 당시만 해도 그는 대학을 떠나 소위 '업계'라 불리는 곳에서 기업을 위해 일하는 데는 별로 관심이 없었다. 환자들과 어울리는 데서 삶의 자양분을 얻었고 학문적인 환경을 너무나 사랑했다. 그가 가장 얻고 싶은 것은 환자들이 가장 얻고 싶은 것과 일치했다. 그것은 대답이었다. 희망이었다. 새로운 해결책이었다. 2006년 지역 생명공학 회사에서 자리를 제안했을 때 그는 오로지 그런 생각에만 빠져 있었다.

처음에 그는 거의 자동적으로 제안을 무시하려고 했다. 대학에 몸담고 연구에 헌신하는 데는 독특한 미덕이 있다. 그런 환경을 떠나 이윤을 목표로 하는 기업에 들어간다면 오로지 돈만 생각하며 움직여야 하는 상황에 놓이지 않을까 걱정이 되기도 했다. 게다가 그는 누구보다 열심이었고 학계에서 훌륭한 경력을 쌓고 있었다. 젊고 명석한 연구자들로 꾸려진 연구팀이 있었고, 연구가 즐거웠으며, 좋은 논문도 자주 발표했다. 그 분야에서 성공의 사다리를 차근차근 오르고 있었던 것이다. 대학이라는 환경은 특유의 안정감을 주었고, 스스로 열심히 노력하여 큰 업적을 이룩한 학문적 스승들은 댄 역시 그럴 것이란 사실을 추호도 의심하지 않았다. 대학을 떠나고 싶어 하지 않은 것도 당연한 일이다. 무엇보다 그는 환자들을 떠나고 싶지 않았다. 오랫동안 자신에게 진료받은 환자도 적지 않았다. 하지만 막상 전화를 받자 무슨 말을 하는지 들어본다고 해서, 어쩌면 한번 만나본다고 해서 나쁠 것은 없다는 생각이 들었다.

9. 보낸 사람: 대니얼 첸

제목: 흑색종

날짜: 2010년 2월 18일 목요일 오후 5:30

브래드에게,

메시지를 받았어. 정말 실망스럽고, 분명 자네도 그러리라 생각하네. 하지만 그런 중에도 재발한 부위가 전과 똑같다는 소식은 다행스럽군.

-이전에 그 자리에 방사선 치료를 받은 적이 있나?

-종양에 V600E bRAF 돌연변이가 있는지 검사를 받아봤나?

-돈 모튼에게 연락해서 수술적으로 절제가 가능한지 상의해봤나?

-지금 당장 IL-2 치료와 임상시험 참여 중에서 어느 쪽을 선택하고 싶은가?

10. Leslie A. Pray, "Gleevec: The Breakthrough in Cancer Treatment," *Nature Education*, 2008, 1:37.

11. 소위 필라델피아 염색체라고 불리는 BCR-ABL 염색체는 두 염색체의 일부가 서로 맞교환하듯 뒤바뀌어 연결된 것으로, 백혈병의 일종인 만성 골수성 백혈병(CML) 환자의 95퍼센트에서 발견된다. 이 염색체에 관한 연구는 1960년대에 시작되었는데, 그 결과 유전적 조건과 암의 발병이 연관될 수 있다는 사실이 최초로 입증되었다. 이 약물은 CML 환자들의 삶을 완전히 바꿔놓은 치료법으로 아직까지도 사용된다.

12. "아이라가 특별히 그 사실을 비밀로 했다고 할 수는 없지만, 그렇다고 정확히 드러낸 것도 아니었습니다." 첸은 말했다. 항암면역요법 전문의들은 특수한 소수 집단이었다. 훨씬 큰 주류 집단인 암생물학자들은 그 특수한 소수 집단을 뭐랄까…… 다른 사람들이라고 생각했다. 물론 나쁜 쪽으로 다르다는 뜻이다. "정열적이죠. 하지만 좀 지나치게 정열적이라고 할까요?" 하지만 다른 모든 사람들은 이렇게 표현한다. "미친놈들!" 그 말에는 신념에 눈이 멀어 과학적 객관성을 잃어버린 집단이라는 감정적인 비난이 섞여 있다. 믿음이 너무 강해 올바로 보지 못한다는 것이다. 제약회사 회의 자리에서 항암면역요법이 약속하는 미래를 믿는다고 밝히는 것은 신뢰를 잃는 확실한 방법 중 하나였다. "다들 사이비라고 생각했습니다. 많은 암생물학자가 항암면역요법에서 무엇을 주장하는지 알았을 겁니다. 하지만 그 주장은 생물학이 아니라고 생각했죠. 그러니 믿을 수 없었던 겁니다. 우리가 나아가야 할 미래가 아니라는 거죠. 특히 그들이 흑색종에서 종양 유전자를 발견하고 난 후에는 더욱 그랬죠. 표적 치료, 그것이야말로 우리가 나아가야 할 미래였습니다."

회의실은 암생물학자들과 항암면역요법 전문의들 진영으로 양분되어 있었다. 가운데 앉은 사람이 바로 셸러였다. 암생물학자들은 피부 세포를 흑색종 세포로 바꾸는 돌연변이, 즉 종양 유전자를 발견한 데 대해 열광했다. 당장 표결에 부친다면 종양 유전자가 흑색종으로 전사되는 과정을 표적으로 하는 약물을 개발하자는 데 찬성할 사람이 50-80퍼센트에 이를 것이 확실했다.

13. 스타인먼은 2011년 9월 암으로 사망했다. 노벨상 선정 위원회가 수상자에게만 조용히 귀띔하기 불과 하루 전이었다.

14. 아이라 멀먼은 그 논쟁을 아직도 기억한다. 그들은 어느 누구도 설득할 수 없었다. "면역요법의 문제는 100년 동안 약속만 했다는 겁니다. 이해가 돼요? 항상 20년 뒤에 엄청난 일이 벌어질 거라고 했죠. 그러니까 그 개념은, 모르긴 몰라도 50년 이상은 됐을 겁니다. 사람의 면역계를 활성화시켜 암과 싸운다는 개념 말입니다. 하지만 뭔가 화제가 될 만하면 혁신적인 수술 방법이 나오고, 확실히 효과가 있는 방사선요법이 나오고, 이런 식으로 뭐랄까, 계속 한쪽 구석으로 밀려났습니다. 당시는 면역계에 대해 거의 아는 것이 없기도 했고요. 또 연구 자체가 과학적인 관점에서 보면 후지기도 했지요. 그러니까 개념만 수십 년간 그대로 남아 있었던 겁니다!"

멀먼은 말을 이었다. "암생물학자들에게는 종양 유전자라는 근거가 있었습니다. 항암면역요법 전문의들은 환상적인 새로운 논문들과 놀라운 데이터를 갖고 있었죠. 데이터는 확실한 경험에서 나온 것이었지만, 그 말은 편향되었을 가능성이 있고 해석의 여지가 남아 있다는 뜻이기도 합니다. 사실을 갖고 논쟁할 수는 없지만 어떻게 해석할 것이냐를 두고는 얼마든지 논쟁할 수 있지요." 면역계가 암을 이질적인 존재로 인식한다는 연구가 하나 있다면, 정반대로 주장하는 연구도 반드시 존재했다. 두 가지 연구는 모두 신뢰할 만한 것으로 보였다. 면역학자들이 한 가지 논문을 들고 나오면 세포생물학자들은 정반대로 주장하는 논문을 제시했다. 데이터, 수치, 연구, 마우스 모델은 부족하지 않았다. 그런 것들은 얼마든지 있었다. 마우스 모델의 문제도 있었다. 멀먼은 이렇게 설명한다. "우선, 마우스 모델로 인간에게 어떤 일이 생길지 예측할 수 있는 경우는 거의 없습니다. 마우스 모델은 항상 형편없지요." 면역요법이 듣는 경우는 다섯 번에 한 번 정도였다. 일단 듣는 경우에는 정말 효과가 좋았다. 하지만 결국 항암면역요법에 회의적인 사람들은 피할 수 없는 패를 내놓게 마련이었다. 멀먼의 말을 빌리면 이렇다. "당신들은 이게 어떻게 효과를 나타내는지조차 모르잖소!" 고약한 것은 그 말이 맞다는 점이었다. "근본 원리는 결국 생물학입니다. 어떻게 해서 이런 일이 생기는지도 모르면서 어떻게 이 현상을 이해했다고 할 수 있느냐는 거죠." 그 말이 옳았다. 그들도 이해할 수 없었다. 아무도 면역이라는 복잡한 생물학적 기전을 이해하지 못했다. 과학적인 원리를 모르면서 신뢰성 있는 과학적 주장을 펼치기란 거의 불가능했다.

15. T세포 유전자 중 어떤 것이 자기 파괴 신호와 관련이 '없는지'를 밝히려고 한 것이다. 그 유전자들이 결국 수용체를 만들 것이었다.

16. Y. Ishida et al., "Induced Expression of PD-1, a Novel Member of the Immunoglobulin Gene Superfamily, upon Programmed Cell Death," *EMBO Journal*, 1992, 11:3887-3895, PMCID: PMC556898.

17. 현재 코네티컷주 뉴헤이븐에 있는 예일 암센터 종양 면역학 프로그램 공동 책임자이다.

18. B7 분자군# 중 세 번째로 발견된 B7-H1은 T세포 증식 및 인터루킨-10 분비를 공동자극한다. 이 물질에 대해서는 다음 논문을 참고하라. H. Dong et al., "B7-H1, a third member of the B7 family, co-stimulates T-cell proliferation and interleukin-10 secretion," *Nature Medicine*, 1999.

19. 리핑 첸은 이미 인간 PD-L1 유전자를 복제하는 데 성공했으며, 그의 말에 따르면 2001년에 그 유전자에 대한 상업적 항체를 생산해야 한다고 회사를 설득했지만 성공하지 못했다.

20. 이 부분에 대한 검증은 미 국립 보건원에서 수잔 토펠리언 박사가 시작했다.

21. 댄 첸은 어린 시절부터 자기 집 식탁을 통해 그런 무모한 도박에 익숙했다. 아직도 그는 물리학자였던 아버지가 식사를 하다 말고 핵융합이라는 꿈을 실현해줄 공식들에 대해 정열적으로 설명하던 모습을 생생하게 기억한다. "똑같은 거죠. 그렇지 않아요? 열정에 사로잡힌 과학자들은 핵융합이 에너지의 미래라고 믿어 의심치 않으면서, 항상 20년만 지나면 그렇게 될 거라고 합니다. 지금 40년이 지났지만 여전히 그 문제에 정열적인 사람들은 20년만 기다리라고 합니다. 제가 걱정하는 건 뭐냐면, 그 과정이 무수한 작은 단계로 이루어져 있다면 어떻게 하느냐는 겁니다. 우리는 분명 생물학적 근거가 있다는 사실을 압니다. 하지만 정말 환자들에게 도움이 되는 뭔가를 발견

했는데도 여전히 최종적인 목표가 20년 후에나 달성된다면 어떻게 하죠? 그렇다면 어느 누구도 수많은 환자들에게 실질적으로 도움이 되는 진정한 혁신이 언제 일어날지 모르는 것 아닌가요?"

22. 댄은 면역요법의 가치 제안에 대해서도 말했다. 어느 날 그는 아내와 함께 친구 집에 저녁 초대를 받았다. 집 주인이 샐러드를 만드는 동안 댄은 식탁에 앉아 와인을 홀짝거렸다. 그러다 당시 하고 있던 연구와 암에 대한 치료가 발전하고 있다는 이야기를 꺼냈다. 임상시험 결과가 나왔는데 개발 중인 약물이 암 환자의 수명을 늘려준다는 것이 입증되었다고 설명했다. 그가 흥분과 기대 속에 말을 마치자 곧바로 집주인이 물었다.

"와, 정말 멋지네요! 수명이 얼마나 늘어났나요?"

댄은 때때로 몇 개월씩 늘어났다고 대답했다.

"에계? 난 또 암을 완치했다는 줄 알았네!"

그는 구구절절 설명을 늘어놓았다. 그게, 암이란 것이 원래 정말 힘든 병입니다. 그리고 그 수치들은 평균일 뿐이고요. 그리고 또…… 그러다 문득 자기 스스로도 절망스러운 일들을 합리화하고 있음을 깨달았다. 물론 그는 항암제를 개발하고 있었다. 그건 멋진 일이었다. 물론 항암제도 발전하고 있었다. 항상 그렇듯 조금씩, 단계적으로 발전했다. 생존 기간이 몇 주, 또는 몇 개월씩 늘어나 마침내 1년이 되는 식이었다. 적어도 한 세대, 어쩌면 두 세대 정도 항암요법은 그런 식으로 발전해왔다. 모서리를 야금야금 갉아 들어가는 것 같았다. 하지만 장벽을 산산조각 내며 돌파하지는 못했다. 어떤 치료로도 그런 효과를 거둘 수는 없었다.

20세기 초반, 최초의 암 연구소들이 설립되었을 때는 완치가 목표였다. 당시에는 그런 일이 가능하다고 믿었다. 안 될 것이 있을까? 연구 역량을 집중하고 엄정한 과학과 충분한 자금을 동원하여 수많은 질병을 완치시키지 않았던가? 이미 새로운 의학 기술이 오랜 세월 인류를 위협해온 역경과 만성 질환의 숲을 가로질러 서서히 길을 내고 있지 않은가? 최고의 학자들이 몰려들었다. 그리고 백 년이 넘도록 암환자의 삶을 크게 개선시켰다. 하지만 아직도 완치법을 발견하지는 못했다.

23. 그들이 발견한 분자는 암세포 표면에 발현되는 단백질이라고 알려졌지만

그 분자가 T세포 표면의 수용체와 어떤 관계가 있는지, 그런 상호작용으로 인해 T세포 반응이 하향 조절되는지는 물론 그런 개념조차 제시되지 않았다. 학계에서는 그 단백질을 종양 치료의 잠재적 표적, 즉 특이적인 항체로 공격할 수 있는 일종의 분자적 과녁이라고 생각했다. 당시 전형적인 항암제 개발 전략은 그 항체에 어떤 종류든 암을 독살시킬 수 있는 물질을 결합시켜 암세포를 공격하는 것이었다. 댄 첸이 몸담았던 팀 역시 그런 약물 개발이 목표였다. 회의실에 모인 면역학자들은 어떻게든 그 방향을 바꿔보려고 했던 것이다.

24. 첸은 이렇게 설명했다. "PD-L1이 흑색종과 신장암에 효과를 나타낼지도 모른다는 점에 대해서는 모두 흔쾌히 동의했습니다." 이 암들은 돌연변이를 심하게 일으키기 때문에(특히 흑색종) 이미 항CLTA-4 항체 시험에서도 유망한 결과를 나타냈다. "심지어 그런 와중에도 회의론자들은 이렇게 말했죠. '폐암에 듣는다면 한번 믿어보지.'"

25. 또 다른 유형은 바로 조절 T세포T reg다. 정확히 무슨 일을 하는지는 아직 완전히 밝혀지지 않았지만 면역반응의 균형을 유지하는 데 핵심적인 역할을 한다는 사실은 점점 분명해지고 있다. 말하자면 면역이라는 전쟁터에서 항상 휴전을 선언할 빌미를 찾는 것이다. T세포 반응을 자극하는 것과 조절 T세포에 의한 하향 조절 중 어느 쪽이 더 큰 영향을 미치는지는 확실히 규명되지 않았다. 하지만 양쪽 모두 중요하다는 결론이 나올 가능성이 매우 높다.

26. 첸은 이렇게 회상했다. "저는 브래드와 아주 가까웠습니다. 개인적인 우정 때문에 일이 잘 풀릴 때면 내 일처럼 생각하며 기뻐서 어쩔 줄 몰랐죠. 하지만 일이 안 풀릴 때도 역시 내 일처럼 생각되더군요."

7장 | 키메라

1. 이 말은 미첼 새덜레인 박사에게 직접 들은 것이다.
2. 택 맥과 다른 사람들의 연구에서 밝혀진 사실이다.
3. "젤리그가 수용체를 만들고, 제가 그걸 T세포에 삽입했습니다." 후는 이렇게

설명했다. 그들은 환자의 T세포로 흑색종을 치료한 후, 거기서 종양 침윤 림프구를 얻어 난소암, 대장암, 유방암을 표적으로 삼도록 조작했다. 재표적화가 가장 효과적이었던 것은 난소암이었다. 재표적화시킨 T세포는 IGROV 난소암 세포주 항원을 쉽게 인식했다. "처음 성공을 거두었을 때는 정말 기뻤습니다." 하지만 재표적화는 암세포 살상 기계를 만드는 과정의 일부일 뿐이다. T세포가 암을 살상하려면 재표적화는 물론 체내에서 생존하고, 자가복제를 통해 복제 군단을 형성하고, 새로 표적이 된 암세포를 선택적으로 살상해야 한다. 이런 점에서 미 국립 암연구소가 새로 만들어낸 T세포는 효과가 없다고 할 수 있었다.

4. 이 CAR-T는 1985년에 만들어진 원형 T-바디 모델과 전혀 다른 복잡하고도 날렵한 살상 기계였다. 새덜레인은 이렇게 설명한다. "제1세대 CAR은 T세포에 삽입했을 때 표적 분자를 인식하여 암세포를 살상할 수 있었습니다." 하지만 그것만으로는 충분치 않았다. T세포 스스로 증식할 수 있어야 했다. 복제 군단을 만들고, 그 뒤로도 오랜 기간 동안 기능을 유지해야 했다. 이렇게 만들려면 추가적인 조작이 필요했다. 새덜레인의 혁신적인 업적은 공동자극 신호를 T세포에 결합시켜 표적을 인식하고, 자가 복제를 통해 증식하고, 그러면서도 기타 T세포의 기능을 고스란히 유지하는 '제2세대 CAR'(그 자신의 표현이다)을 제작한 것이다. 그런 세포는 '살아 있는 약물'로서 환자가 살아 있는 한 계속 기능을 나타낸다. 이 연구는 그의 메모리얼 슬론 케터링 연구실에서 수행된 것으로 새덜레인은 이곳에 세포유전공학센터Center for Cell Engineering을 설립하여 센터장을 맡는 한편, 유전자 도입 및 유전자 발현 연구소Gene Transfer and Gene Expression Laboratory 소장으로도 재직 중이다.

2013년 새덜레인은 아내이자 공동 연구자인 이자벨 리비에르, 마이클 젠슨, 스탠 리들, 레니어 브렌엔스, 그리고 프레드 허친슨 암연구센터의 면역학자이자 면역요법의 진정한 옹호자인 필 그린버그(짐 앨리슨과 함께 그레이트폴데드의 열렬한 팬이기도 하다)와 함께 새로운 CAR-T 기술을 연구하기 위해 주노 테라퓨틱스Juno Therapeutics라는 회사를 설립했다. 잠재적 살상 기계를 보다 효과적으로 암과 대적하는 무기로 바꾸기 위한 경쟁이 시작된 것이다.

5. 준 박사는 당시 세인트 주드 어린이 연구 병원St. Jude Children's Research Hospital

에 몸담고 있던 다리오 컴패나 박사에게서 얻은 샘플을 바탕으로 자신의 CAR을 설계했다. 그는 2003년 한 학회에서 컴패나 박사의 발표를 들은 적이 있었다.

6. 새딜레인이 선택한 CD19 단백질 표적은 CAR-T의 성공에 없어서는 안 될 요소였으며, 그의 말을 빌리자면 실질적으로 그 분야를 열어젖힌 물질이었다. "CD19는 이전부터 알려졌지만, 제가 선택할 당시에는 크게 주목받지 못했던 분자입니다." CAR이 인식하기에 적합한 분자 표적을 선택하는 기준은 암세포에서만 발현되어야 한다는 것이었다. 정상 세포에도 발현된다면 CAR-T가 암뿐만 아니라 환자 자신도 공격할 것이었다. CD19는 림프종 등 일부 암세포의 표면에 집중적으로 나타나는 항원이므로 좋은 선택이었다. 일부 정상 B세포에서도 발현되지만, 그 정도는 생명에 영향을 미치지 않는 부수적 피해로 간주할 수 있었다. 사실 의사들은 오랜 경험을 통해 B세포가 아예 없는 환자들도 생존 가능하다는 사실을 알고 있었다. "말기 암과 싸울 때, B세포를 잃는 것 정도는 그리 치명적인 일이 아닙니다." 새딜레인의 설명이다.

2003년 〈네이처 메디신Nature Medicine〉에 게재된 논문에서 그의 연구팀은 T세포를 채취한 후 레트로바이러스 매개체를 이용해 CD19를 인식하여 표적으로 삼는 제2세대 CAR 유전자를 세포 내에 삽입할 수 있다는 사실을 동물 모델에서 입증했다(면역결핍 마우스에게 인간 유전자와 인간 CAR-T 세포들을 주입했다). 전임상 모델을 통해 개념을 증명한 후에는 임상 환경에서 검증할 수 있도록 승인을 받아야 한다. 이렇게 유전공학적 방법을 통해 인간 단백질을 표적으로 삼은 살상 기계를 인간 피험자에게 검증하도록 허가할 것이냐 하는 문제는 이후 FDA는 물론 재조합 DNA 권고위원회Recombinant DNA Advisory Committee, RAC에서도 신중한 검토를 거치게 된다.

7. 또한 그의 CAR은 CD28과 비슷한 공동자극 단백질(4-1BB라고 불린다)을 발현함으로써 날개를 달았다. 원하는 곳으로 보낼 수 있는 조종간을 장착했을 뿐 아니라 표적에 도달하여 살상 기능을 완수할 때까지 T세포에 필요한 연료를 가득 채운 셈이 되었던 것이다.

8. 1991년 캘리포니아 대학 샌프란시스코 캠퍼스의 아서 바이스는 T세포 활

성화를 연구하기 위한 수단으로 CD4-제타라고 불리는 키메라 항원 수용체 CAR를 개발했다. 여기에 관해서는 다음 기사를 참고. Jeff Akst, "Commander of an Immune Flotilla," *Scientist*, April 2014.

9. GVAX는 유전자 요법과 면역요법의 첨단 기법을 결합시켜 개발되었다. 당시 항암면역요법 분야에서 가장 유망한 방향에 초점을 맞춘 암 백신이었다. 우선 환자의 암세포를 취해 과립구-대식세포 집락자극인자(GM-CSF, 랠프 스타인먼의 연구에 의해 수지상 세포가 T세포에 종양 항원을 제시하는 과정에 관여한다는 사실이 막 밝혀진 참이었다)라는 사이토카인을 발현하도록 유전자를 변형시킨 후 다시 환자의 몸속에 주입한다. 변형된 암세포가 환자의 몸속에서 면역계가 암을 공격하도록 자극할 뿐만 아니라, 사이토카인을 분비하여 면역반응을 촉진하는 등 두 가지 기능을 지닌 백신으로 작용하리라 기대한 것이다. 하지만 이론과 실제는 엄연히 다르다. 1990년대와 2000년대 초반에 개발된 모든 암백신과 마찬가지로 GVAX 역시 실패했고 2008년에 이르러서는 사실상 뒤로 밀려난 상태였다. 정확한 실패 원인은 분명치 않지만 현재 우리는 면역계와 암은 물론 PD-L1 발현 등 면역 억제성 종양 미세환경의 생물학에 대해 훨씬 많은 것을 알고 있다.

이때는 면역요법의 역사에서 가장 매력적인 시기였다. 글렌 드래노프, 리처드 멀리건, 드루 파돌, 엘리자베스 재피 등 당시 활약했던 의사 출신 연구자들은 실로 항암면역요법의 인명사전이나 다름없다. 이들 하나하나를 이 책의 한 챕터로 다루어야 할 정도로 훌륭한 연구자들이며, 거의 모두 지금 이 순간에도 역사에 남을 것이 확실한 중요한 연구를 수행하고 있다. (예를 들어, 엘리자베스 재피는 췌장암에서 GVAX와 항PD-1 면역관문 억제제인 니볼루맙nivolumab 병합요법을 연구하고 있다. 애두로 바이오테크Aduro Biotech사는 노바티스와 공동으로 또 다른 병합요법을 연구 중인데, 노바티스의 항암제 개발 부문 책임자가 바로 드래노프다. 파돌은 볼티모어에 있는 존스 홉킨스 병원의 종양학 교수로 항암면역요법과 조혈 프로그램Cancer Immunology and Hematopoiesis Program의 공동 책임자다.)

GVAX의 과학적 기초와 치료적 목표의 근거가 되었던 논문은 1993년에 발표되었다. Glenn Dranoff et al., "Vaccination with Irradiated Tumor Cells Engineered to Secrete Murine Granulocyte-Macrophage Colony-

Stimulating Factor Stimulates Potent, Specific, and Long-Lasting Anti-Tumor Immunity," *Proceedings of the National Academy of Sciences of the United States of America*, 1993, 90:3539-3543.

댄 첸은 의과대학에 다닐 때 우연히 논문 읽기 모임에서 이 논문을 발표하며 큰 흥미를 느꼈다. 논문은 그의 진로에도 상당한 영향을 미쳤다. 세월이 지나 그는 한때 우러러보았던 연구자들이 면역요법이라는 작은 세계에서 동료가 되었음을 깨닫고 짜릿한 흥분을 느꼈다. 물론 면역요법이 엄청난 혁신을 일으킨 후 이 분야는 더 이상 작은 세계가 아니다.

작가이자 생명공학 벤처 캐피털 회사 트라우트 그룹Trout Group의 연구원인 닐 캐너밴 역시 항암면역요법 분야의 매혹적인 중심인물들을 인터뷰한 바 있다. 이 내용은 그의 책《내부로부터의 완치A Cure Within: Scientists Unleashing the Immune System to Kill Cancer》에 실려 있다(부록 뒤에 수록된 "더 읽을 책" 참고).

10. 준은 CAR-T 요법의 표적인 혈액암 외에 아직까지도 자궁암 연구에 열중하고 있다.

11. 항암화학요법과 방사선요법으로 치료받는 어린이 혈액암 환자들은 완치되는 경우가 많지만 성인은 겪지 않는 후유증을 겪는다. 현재 어린이 백혈병 환자들이 이런 치료 대신 즉시 CAR-T를 시작하려고 하는 이유가 여기에 있다. 보다 자세한 사항은 EmilyWhiteheadFoundation.org를 참고한다.

12. 화이트헤드 가족은 원래 필라델피아 어린이 병원에서 다른 의사의 의견을 들었고 CAR-T 요법을 받기 원했으나, 당시는 아직 FDA에서 어린이들에게 이 요법을 승인하지 않았던 때였다. 어린이를 대상으로 하는 치료는 성인 치료에 비해 훨씬 엄격한 심사를 거치기 때문에 심사 과정이 매우 느리게 진행된다. 준 같은 의사들은 환자의 생명이 걸린 치료의 심사가 한없이 늘어지는 데 대해 절망감을 느끼곤 한다.

13. 바이러스는 자가 복제 능력이 없는 병원체이기 때문에 아직도 과학자들은 바이러스에게 '생명' 계통수의 가지 하나를 할당하는 것이 타당한지에 관해 완전한 합의에 이르지 못하고 있다. 사실상 바이러스는 생명체라기보다 유기체로 구성된 작은 기계에 운동성을 부여하는 분자들이 결합된 형태에 가

깝다.

14. 당시 몇몇 매체에 보도된 대로 그 광경은 놀라운 동시에 모든 어린이 암 병동이 그렇듯 가슴 아픈 것이었다. 에밀리는 반짝반짝 빛나는 보라색 드레스를 입은 채 환자용 침대에 누워 있다. 화학요법 때문에 머리와 눈썹이 모두 빠진 아이는 깡마른 팔에 혈압 측정용 커프를 감고 있다. 코를 통해 삽입된 영양 보급관이 뱀처럼 구불거리며 귀 뒤로 넘어가 있는데 빠지지 않도록 옷 색깔과 똑같은 보라색 어린이용 반창고로 고정시켜놓았다.

15. James N. Kochenderfer et al., "Chemotherapy-Refractory Diffuse Large B-Cell Lymphoma and Indolent B-Cell Malignancies Can Be Effectively Treated with Autologous T Cells Expressing an Anti-CD19 Chimeric Antigen Receptor," *Journal of Clinical Oncology*, 2015, 33:540-549.

16. 그러프 박사는 어린이 병원 소속 종양 전문의이자, 어린이 대상 CART-19 임상시험의 시험 책임자이기도 했다. 자세한 내용은 다음 논문을 참고한다. Jochen Buechner et al., "Global Registration Trial of Efficacy and Safety of CTL019 in Pediatric and Young Adult Patients with Relapsed/Refractory (R/R) Acute Lymphoblastic Leukemia (ALL): Update to the Interim Analysis," *Clinical Lymphoma, Myeloma & Leukemia*, 2017, 17(Suppl. 2):S263-S264.

17. IL-6를 분비하는 것은 유전공학적으로 조작된 T세포가 아니라 암과 싸우는 현장을 둘러싼 대식세포(선천성 면역계의 청소부들)라는 강력한 증거가 있다. 2018년 6월 메모리얼 슬론 케터링 암센터의 새덜레인 연구팀은 〈네이처 메디신〉에 서신을 보내 CRS 마우스 모델에서 발견한 이런 소견을 자세히 설명했다. 사이토카인이 연쇄적으로 분비되는 분자적 과정 속에서 조화로운 면역학적 공격을 방해하지 않으면서 위험한 증상을 일으키는 단계만 찾아내어 차단할 수 있으리라는 희망이 제시된 것이다. 그렇게 할 수만 있다면 CAR-T 요법은 훨씬 안전해져서 굳이 입원할 필요가 없을지도 모른다.

또 다른 희망은 CAR-T 요법을 다양화하여 사람마다 강도를 조절해가며 개인화된 치료를 제공하는 것이다. CAR-T는 환자의 몸속에 들어가면 서서히 없어지는 대부분의 약물과 달리 자가 복제를 통해 오히려 증가한다는 점에서 독특한 약물이지만, 그렇다고 모든 T세포가 똑같은 것은 아니다. 건강하고 면역기능이 왕성한 환자의 T세포는 고령이거나 쇠약한 환자, 질병이나 화학요법으로 면역기능이 저하된 환자의 T세포보다 훨씬 왕성하게 분열한다. 이로 인해 임상의사들은 용량을 조절하는 데 애를 먹는다. CAR-T 세포가 너무 적다면 적절한 암 살상 효과를 얻기 어렵다. 반면에 너무 많다면 독성과 CRS가 늘어날 것이다. 보다 자세한 정보는 다음 논문을 참고한다. Theodoros Giavridis et al., "CAR T Cell-Induced Cytokine Release Syndrome Is Mediated by Macrophages and Abated by IL-1 Blockade," *Nature Medicine*, 2018, 24:731-738, doi:10.1038/s41591-018-0041-7.

18. 또 다른 사이토카인 억제제 에타너셉트etanercept도 함께 처방했다.

19. 현재 CRS는 토실리주맙의 적응증 가운데 하나로 승인되어, CAR-T 환자에서 사용된다.

20. James N. Kochenderfer et al., "Eradication of B-Lineage Cells and Regression of Lymphoma in a Patient Treated with Autologous T Cells Genetically Engineered to Recognize CD19," *Blood*, 2010, 116:4099-4102, doi:10.1182/blood-2010-04-281931.

21. 작가인 앤드루 폴락은 〈뉴욕 타임스〉에 스티브 로젠버그에 관한 인상적인 기사를 썼다. 미 국립 암연구소에서 CAR-T를 상용화하는 데 기업 파트너로 선정한 카이트 파마를 이끄는 아리 벨드그룬에게서 들은 이야기였다. 벨드그룬은 로젠버그 박사가 직접 가르치고 멘토로서 이끌어준 수백 명의 연구원 중 하나였다. 그는 몇 번이고 로젠버그를 회사로 영입하려고 했다. 로젠버그 박사 입장에서는 엄청난 부를 거머쥘 확실한 기회였다(2018년 벨드그룬과 파트너는 11억 달러가 넘는 액수에 카이트 파마를 매각했다).

벨드그룬은 폴락에게 이렇게 말했다. "그는 조용히, 정말 정말 조용히 앉아 있었습니다. 그러다 이렇게 묻더군요. '아리, 왜 내게 무얼 원하는지 묻지 않나? 매일 아침 이곳으로 출근할 때면 나는 난생처음 새로운 곳에 와 본 어린아이처럼 짜릿한 흥분을 느낀다네. 자네가 뭘 원하느냐고 묻는다면, 이렇게 답하겠네. 나는 언젠가 바로 이 책상에 앉아 죽고 싶네.'" Andrew Pollack, "Setting the Body's 'Serial Killiers' Loose on Cancer," *New York Times*, August 2, 2016.

22. 성분명은 엑시캅타진 실로류셀axicabtagene ciloleucel이다.

8장 | 골드러시가 지나간 후

1. 개념 증명의 시대라 할 수 있는 이때 선보인 초기 치료제로 덴드리온 Dendreon사에서 개발한 수지상 세포 치료제 시플루셀-Tsipuleucel-T도 있다. 이 약물은 이피보다 1년 먼저 승인받았지만 상업적으로 성공하지 못했다.

2. PD-1 차단제로는 펨브롤리주맙(상품명 키트루다, 머크, 2014년 승인)과 니볼루 맙(상품명 옵디보Opdivo, BMS, 2015년 승인)이 있다. 얼마 뒤 은밀한 악수의 종 양 쪽을 표적으로 하는 항 PD-L1제제도 출시되었다. 여기 속하는 약물로는 아테졸리주맙(상품명 티쎈트릭, 제넨텍과 로슈에서 개발, 2017년 승인)과 더발루맙 durvalumab(상품명 임핀지Imfinzi, 아스트라제네카AstraZeneca와 메드이뮨MedImmune에서 개발, 2018년 승인)이 있다.

3. 2018년 5월 〈뉴잉글랜드 의학저널〉에 게재된 서신을 통해 PD-1 면역관 문 억제제 니볼루맙(옵디보)의 제2상 임상시험 중 일부 환자에게서 종양 의 크기가 오히려 커지는 현상이 보고되었다. 이 환자들은 성인 T세포 백 혈병-림프종adult T cell leukemia-lymphoma, ATLL을 앓고 있었다. ATLL은 T 세포를 침범하는 비교적 드물고 공격적인 혈액암이다. Lee Ratner et al., "Rapid Progression of Adult T-Cell Leukemia-Lymphoma After PD-1 Inhibitor Therapy," letter to the editor, *New England Journal of Medicine*, 2018, 378:1947-1948.

4. 전투에 비유하자면 CTLA-4라는 면역관문을 억제하는 것은 병력을 늘리고 군대를 훈련시켜 공격 준비를 하는 것과 같다. PD-1/PD-L1 면역관문은 그 뒤로 대규모 T세포 병력이 현장으로 이동하여 종양 세포를 공격하려는 순 간, 훨씬 은밀하게 작용하는 면역관문이다.

5. 현재 면역학자들은 면역계와 종양 사이의 상호작용을 '뜨거운 반응, 차가운 반응, 미지근한 반응' 등 크게 세 가지 범주로 나눈다. 이런 구분은 종양의 유 형과 다양한 면역계에 따라 서로 다른 약물 또는 약물들의 조합에 의해 해결

해야 할 목표를 기술하는 데 유용하다.

'뜨거운' 종양이란 T세포가 가장 인식하기 쉬운 종양이다. 현미경 하에서는 T세포가 종양 주변을 겹겹이 둘러싸고 내부까지 침투해 들어간 모습이 ('종양 침윤 백혈구') 보인다. T세포들이 현장에 있으면서도 종양을 공격하여 살상하지 못하는 상태다. 또한 뜨거운 종양은 다양한 방식으로 T세포를 '지치게 만들어' 결국 '재활성화'되지 못하게 한다. 전쟁터까지는 달려왔지만 기력이 소진되어 공격할 수 없는 상태가 되고 마는 것이다. (다시 말하지만, 면역계는 면역반응이 걷잡을 수 없이 커져 자가면역질환을 일으키지 않도록 곳곳에 차단기나 타이머 같은 안전장치를 갖추고 있다. 아주 효과적인 백신이라도 T세포 반응을 재활성화시키려면 '추가 접종'이 필요한 것은 바로 이 때문이다.) 이런 종양들은 햇빛이나 담배 연기 등 발암물질에 가장 많이 노출되는 신체 부위에 생기는 경향이 있다. 피부암(흑색종), 폐암(소세포 및 비소세포 암종), 그리고 방광, 콩팥, 결장, 직장 등 우리 몸에 들어온 물질을 농축된 형태로 처리하는 장기의 암이 여기 해당한다. DNA가 자가 복제하는 과정에서 끊임없이 발암물질에 노출되기 때문이다. 골프공이 비 오듯 쏟아지는 가운데 뭔가를 받아 적으려고 애쓰는 상황을 떠올려보자. 여러 군데를 잘못 적을 가능성이 높다. 세포로 말하자면 이런 실수가 바로 돌연변이다. 쉽게 짐작할 수 있듯 이렇게 발암물질에 노출되는 장기에서 발생하는 암은 DNA에 '실수'가 많은 것이 특징이다. 돌연변이 수준이 가장 높다. 발암물질 때문이든 유전적 이유든 돌연변이가 많이 생기면 면역계가 쉽게 인식할 수 있으므로 '뜨거운' 종양이 된다. 면역계가 종양을 인식하고도 없애지 못한다는 사실은 뭔가 다른 현상이 벌어지고 있다는 뜻이다. 공작처럼 온갖 화려한 돌연변이의 깃털을 활짝 펼치고도 유유히 돌아다닐 수 있으려면 뭔가 특별한 전략이 필요한 것이다. PD-L1을 발현하는 것이 그런 전략이 될 수 있다. 따라서 이런 종양은 PD-L1을 발현할 가능성이 높다. 온갖 종양 항원들을 드러내고도 은밀하게 면역계에 다가가 자기에게는 신경 쓸 필요 없다고 구슬린 후 은밀한 악수를 나누는 것이다. 따라서 이들은 면역관문 억제제(항PD-1이나 항PD-L1)에 가장 반응이 좋은 종양이기도 하다. 현재 개발되어 있는 면역치료제에 반응을 나타낼 가능성이 가장 높으므로 '운 좋은' 종양이라고 할 수도 있다. 또한 일단 반응이 나타나면 완전한 반응이 장기적으로 지속될 수 있다. 종양 전문의들이 서슴지 않고 완치란 말을 사용하는 것이 바로 이런 종양들이다.

종양이 '차가운' 경우에는 문제가 완전히 달라진다. 면역반응이 아예 일어나지 않는 경우가 많다. 현미경으로 보면 아예 면역계가 존재하지 않는다고 생각될 정도로 면역세포가 보이지 않기 때문에 '면역의 사막'이라고 부르는 사람이 있을 정도다. 이런 종양은 다양한 이유로 T세포가 거의 인식하지 못한다. 다 그런 것은 아니지만 대개 차가운 종양은 돌연변이율이 높지 않고, 따라서 항원성이 낮다. 면역계가 이질적인 존재로 인식하는 항원이 별로 발현되지 않기 때문에 결국 종양 자체가 쉽게 인식되지 않는다. 이때 면역치료를 하려면 우선 종양을 '따뜻하게 만들어' 보다 쉽게 인식되도록 항원성을 높여야 한다. 예를 들어, 종양을 표적으로 하는 바이러스를 주입하여 보다 쉽게 인식되는 이질적 항원을 발현시킬 수 있다. 차가운 종양은 T세포가 쉽게 인식하지 못하도록 속임수를 쓰기도 한다. 대표적인 것이 종양 미세환경(종양 자체가 주변에 조성하는 환경) 속에서 다양한 방법으로 분자들의 기능을 방해하거나 면역반응을 억제하는 것이다('억제적 종양 미세환경'). 종양 덩어리의 대부분은 암세포가 아니지만, 이런 식으로 종양 미세환경을 유도하는 요소로 작용한다. 또한 T세포가 침투해 들어가기 어려운 장벽 역할을 하기도 한다.

자연은 보수적인 경향이 있다. 단순하게 처리할 수 있는 일을 복잡하게 만들지 않는다. 일반화하자면 대부분의 차가운 종양은 면역관문 억제제에 반응하지 않는다. 생존을 유지하고 계속 증식하기 위해 PD-L1처럼 은밀한 악수를 필요로 하지 않는다. 돌연변이율이 낮아 면역계가 쉽게 인식하지 못하므로 굳이 다른 전략을 동원해서 일을 복잡하게 만들 필요가 없는 것이다. 면역관문을 이용하지 않으므로 면역관문 억제제를 써봐야 효과가 없을 것은 당연하다. 차가운 종양은 기존 면역관문 억제제를 단독으로 사용해서는 별로 효과가 없다. 전혀 반응이 없는 경우도 종종 있다. 애초에 왜 이런 종양이 존재할까? 진화라는 관점에서 생각해보자. 돌연변이를 일으킨 세포가 쉽게 '눈에 띈다면' 면역계는 이내 그 세포를 살상해버릴 것이다. 돌연변이가 심할수록 더 쉽게 눈에 띄고, 따라서 우리가 암이라고 부르는 존재가 될 때까지 증식할 가능성은 낮아진다. 쉽게 눈에 띄는 종양은 살아남기 위해 PD-L1

같은 보완 전략이 필요하다. 하지만 차가운 종양은 애초에 이런 전략이 필요 없다.

세 번째 종양은 보통 '미지근하다'고 표현된다. 면역계는 이 종양들을 인식하며, T세포 복제 군단을 만들어 주변에 집결시킨다. 하지만 어찌된 셈인지 행동을 멈춰버린다. 아무리 기다려도 공격을 감행하지 않는다. T세포가 종양 안으로 침투해 들어가지도 않고, 종양을 살상하지도 않는다. 면역학자들은 군대가 진격 명령을 듣고 성벽 주위에 모였지만 해자를 건너지 못하는 상황에 비유한다. 이 범주에 속하는 종양과 돌연변이는 매우 다양하므로 어떤 한 가지 요소로 규정하려고 들면 오류를 범하기 쉽다. 간단히 '미지근하다'고 하지만 단순히 뜨거운 종양과 차가운 종양의 특징을 적당히 섞거나 조합하여 면역계의 공격을 막아낼 수 있는 것은 아니다. 양쪽 전략을 모두 사용하지만, 면역계의 감시를 완전히 피하지 못하면서도 살아남아 계속 증식할 수 있는 독특한 방어 전략을 지닌다고 하는 편이 더 정확할 것이다. 전부는 아니지만 일부 분비샘 종양도 미지근한 종양에 들어간다. 종양의 유형과 특징이 어디에 생기느냐보다 중요한 경우가 많다.

때때로 면역계가 쉽게 인식할 수 있지만 면역세포들이 침투하기 어려운 부위에 생겨 '미지근해진' 종양도 있다. 침투해 들어오려는 면역세포를 쉽게 막아낼 수 있도록 질긴 외막에 둘러싸인 종양도 있다. 환상적인 외부 방어선을 구축하는 쪽으로 진화한 것이다. 그러나 미지근한 종양은 PD-L1을 중간 정도로 발현하고, 항원 제시 강도도 중간 정도, 돌연변이율도 중간 정도이며, T세포 침투 부위에서 면역반응을 무력화시키는 면역 억제적 미세환경을 갖는 경우가 많다. 이런 종양에 특별히 효과가 좋은 몇몇 단독요법이 있지만 면역관문 억제제, 종양을 따뜻하게 데워 항원성을 높이는 요법, 종양 미세환경의 억제적 요소들을 상쇄시키는 치료 등 뜨거운 종양과 차가운 종양에 사용되는 다양한 치료법을 적절히 조합하는 것이 가장 좋은 방법이다. 면역계가 종양을 인식하고, 표적으로 삼고, 침투해 들어가고, 살상하는 모든 상황을 하나하나 바꾸는 것이다. 종양 면역의 다양한 측면을 표적으로 삼아 T세포가 해자를 건너 종양 침윤 백혈구가 되고, 활성화되고, 다시 암세포를 향해 돌진하도록 만들어야 한다.

1. 이 영상은 현재 이매진 드래곤스의 공식 뮤직 비디오에 편입되었다. Jesse Robinson, "Imagine Dragons—For Tyler Robinson," You-Tube, October 27, 2011, https://www.youtube.com/watch?v=mqwx2fAVUMO.

2. 타일러 로빈슨 재단Tyler Robinson Foundation에 관한 보다 자세한 정보는 www.TRF.org를 참고한다.

3. 킴 화이트는 밴드의 일원이 아니지만 대가족 같은 분위기 속에서 운영되는 솔트레이크시티 팬 커뮤니티에 속해 있었다. 또한 모르몬교도로서 10대였을 때 역시 10대인 밴드의 리드 싱어를 만난 적도 있었다. 제프 슈워츠는 그녀를 가끔 남편과 함께 공연장에 왔던 키 크고 예쁘고 젊은 금발 여성('아주 예쁘고, 선명한 금발')으로 기억했다. 제프는 바로 그녀를 위해 열린 자선 공연에서 다시 킴을 만났다.

4. 킴이 암 투병기를 처음 발표한 매체는 〈스몰 시드Small Seed〉였다. 이 기사는 현재 〈데저레트 뉴스Deseret News〉 웹사이트에서 볼 수 있다. https://www.deseretnews.com/article/865667682/Utah-mother-I-am-now-and-will-forever-be-grateful-I-was-diagnosed-with-cancer.html.

5. 모금 페이지는 2014년 7월에 개설되었다. 원래 목표액을 넘긴 후 5만 달러를 새로운 목표로 설정하고 현재까지 16,075달러를 모금했다.

6. 킴 화이트는 이렇게 말했다. "제 남편이 맥[댄 레놀즈의 형이자 이매진 드래곤스의 매니저]에게 연락했더니 바로 이렇게 대답했어요. '물론이지.' 원래 공연에는 밴드가 전부 참여하기로 되어 있었지만 해외 투어 중이라 각자 일정이 말도 못하게 복잡했어요. 그래서 댄 [레놀즈] 혼자만 유타로 날아와 자선 공연을 열었지요. 그는 하룻밤에 4만 달러를 모금하고 다음날 아침 비행기로 떠났어요." 원래 계획대로 사람들이 사서 차고 다니며 성원을 보낼 수 있도록 고무 재질의 손목 밴드도 제작했다. 상품화시키려면 이름이 필요했다. 그들은 고심 끝에 '킴캔킥잇KimCanKickIt'('킴은 그것을 걷어차버릴 수 있어'라는 뜻 – 옮긴이)이라는 이름을 떠올렸다. 물론 암을 물리칠 수 있다는 뜻이지만, 동시에 킴이 유난히 축구를 좋아한다는 사실을 반영한 이름이기도

했다. 킴 화이트에 관해 더 자세한 이야기를 듣고 싶다면 인스타그램에서 'KimCanKickIt'을 팔로우할 수 있다.

7. 그녀는 주치의 보스버그 박사를 '천사 같은 의사 선생님'이라고 불렀다.

8. 머크에서 제조한 키트루다는 흑색종 치료에 가장 많이 사용되는 약물이다. 2013년 앤젤레스 클리닉과 다른 곳에서 시행된 임상시험 결과를 발표한 후 머크사는 신속승인을 통해 즉시 환자 치료에 이용하기 위해 혁신치료제 지정 신청을 냈으며, 2014년 9월 지정 승인을 받았다. 2016년 여름에는 소세포 폐암 환자들을 대상으로 진행 중이던 펨브롤리주맙 임상시험이 중단되었다. 효과가 너무 좋았기 때문이다. 머크사와 FDA가 대조군(시험약이 아닌 다른 치료 또는 위약을 투여받는 환자들)을 포함하여 임상시험에 참여한 모든 환자에게 치료 기회를 주기로 한 것이다. 펨브롤리주맙이 암을 적응증으로 정식 FDA 승인을 받은 것은 2017년 3월이다.

2017년에는 특정 돌연변이나 유전 표지자(초위성체 불안정)를 지닌 종양의 치료에 대해서도 승인을 받았다. 이로써 펨브롤리주맙은 이런 적응증을 인정받은 최초의 약물이자, 돌연변이 세포가 유래한 장기가 아니라 종양 자체에 발현된 유전 표지자를 적응증으로 승인받은 최초의 항암제가 되었다. 종양 생체표지자의 분류가 점점 정교해지고 암세포의 유전자형이 보다 쉽게 분석됨에 따라 이런 방식의 승인이 점점 늘어나기를 바란다. 특정 생체표지자를 지닌 종양이 어떤 약물에 반응을 보인다면, 이런 승인 방식은 그 약물을 썼을 때 어떤 환자에게 이익이 될지를 훨씬 효과적으로 결정하게 될 것이다. 이런 효율성을 통해 보다 쉽게 치료를 선택할 수 있을 뿐 아니라, 모든 종류의 암에 대해 오랜 기간에 걸쳐 엄청난 비용이 드는 임상시험을 수행하는 제약회사 역시 큰 도움을 받을 수 있을 것이다.

9. 임상시험은 특정 암에 대한 치료로 사용되는 특정 약물에 대해서만 수행한다. 물론 승인 후에도 입증되지 않은 적응증에 대해 '적응증 외 처방off label'을 할 수 있지만, 그런 치료라도 다른 치료와 비교했을 때 안전성과 유효성을 평가하려면 새로운 임상시험이 필요하다. 시간이나 건강이 허락하지 않아 여러 가지 약물을 시도해볼 수 없는 환자들에게는 이런 자료가 매우 중요하기 때문이다.

10. 최초의 임상시험은 흑색종에 관한 것이었다. 당시 펨브롤리주맙은 램브롤리주맙lambrolizumab이라고 불렸다. 더 자세한 정보는 다음 논문을 참고한다. Omid Hamid et al., "Safety and Tumor Responses with Lambrolizumab (Anti-PD-1) in Melanoma," *New England Journal of Medicine*, 2013, 369:134-144.

11. 희귀한 암과 싸워 이긴 경험으로 인해 킴은 다른 부신피질암종 환자들에게 용기를 주는 하나의 모델이 되었다. "제가 아는 한 현재 이 병을 그 약물로 치료받는 사람은 네 명밖에 없어요. 이 병에 걸린 사람들은 대부분 약에 반응하지 않지요." 하지만 그녀는 좋은 반응을 보였고, 같은 병을 앓는 사람들이 그 약을 시험해볼 수 있도록 즉시 페이스북을 통해 자신의 이야기를 공유했다. 항PD-1 항체 덕분에 그녀의 면역계는 폐에 생긴 거의 모든 병변을 싸워 물리쳤지만, 그것이 긴 여정의 끝은 아니었다. 결국 솔트레이크시티의 주치의가 키트루다를 구해주기로 하여 그녀는 3주마다 비용과 불편을 감수해가며 비행기로 LA까지 갈 필요가 없게 되었다. "얼마나 다행이었는지 몰라요." LA는 주차 비용조차 신경에 거슬렸다. "비행기를 타고 LA까지 가서 자동차를 렌트한 뒤에 [치료를 받느라고] 한 시간 정도 주차를 하는데 주차 요금이 15달러나 되는 거예요. 그렇게 비싼 요금은 처음이었죠. '이건 또 뭔 일이래? 이제야 유타가 아니란 걸 확실히 알겠군!'" 회복하기 시작한 뒤로 몇 달간 그녀는 처음으로 말기 암 환자가 아닌 상태로 딸과 함께 시간을 보냈다. "정말 중요한 일이었어요. 암에 걸렸을 때 아이는 겨우 18개월이었기 때문에 이런 기회가 없었죠. 우리는 몇 달간 함께 여행을 다니고 캠핑을 하며 정말 즐거운 시간을 보냈어요."

꾸준한 치료에도 "어쩌된 셈인지 키트루다는 제 간肝을 그리 좋아하지 않았어요. 간에 있는 암은 끄떡도 하지 않더군요." 몇 달 후, 그녀는 간에 남아 있던 병변이 계속 증식했다는 사실을 알았다. 또 수술을 받아야 했다. 간의 70퍼센트와 한쪽 폐의 4분의 1을 잘라냈다. "엄청난 수술이었어요. 거의 죽을 뻔했죠. 회복되는 데만 1년이 걸렸어요." 그녀는 아직도 회복 중이다. 완치되지 않았다. 하지만 살아 있다. 혈액의 점도를 낮추기 위해 매일 주사를 맞고, 정기적으로 항암화학요법을 받고, 끝없는 검사와 기타 질병을 이겨내려는 노력을 계속하면서도 삶을 즐긴다. "모든 것이 축복이란 사실을 너무나 잘 알아요. 저는 이제 완전히 다른 사람이 되었답니다." 그녀는 하루하루 감사한 마음으로 살아간다. 싸움이 계속될수록 신앙심은 깊어만 간다. "하나님은 제 생명을 구해주셨어요. 오직 감사한 마음뿐입니다. 하지만 면역요법이 없었다면 이 모든 것이 가능하지 않았겠지요."

부록 A | 현재 시행 중이거나 곧 가능해질 면역요법들

1. 면역학의 현재를 요약할라치면 잉크가 채 마르기도 전에 시대에 뒤떨어진 내용이 되고 만다. 한때 각광받았지만 이제는 낡은 것이 되어버린 사실의 목록은 길기도 길지만, 점점 빠른 속도로 늘어난다. 전 세계적으로 진행되는 연구와 수천 건의 임상시험을 통해 매달 새로운 데이터가 쌓이기 때문이다. 그 최전선에서 어떤 치료들이 시도되고 있는지 가늠해보는 것은 흥미로운 일이지만 이 책의 목표는 아니다.

2. 그중에는 암젠Amgen에서 새로 개발한 이중특이적 T세포 결합제bispecific T cell engager, BITE도 있다. BITE는 CD19+ B세포 혈액암을 표적으로 하는 치료제로 2015년 벨리무맙belimumab이라는 일반명으로 FDA 승인을 받았다. 상표명은 벤리스타Benlysta이다.

3. 여기에는 CD19, CD20, CD33, CD123, HER2, 상피 세포 접착 분자epithelial cell adhesion molecule, EpCAM, BCMA, CEA 등이 있다.

4. 2018년 4월 미국 암연구학회American Association for Cancer Research, AACR 연례 학회에서 발표된 제3상 임상시험 '체크메이트227CheckMate 227'의 데이터에 따르면 새로 진단받은 진행 비소세포 폐암 환자 중 종양 내 돌연변이율이 높은 환자들은 니볼루맙(옵디보)과 이필리무맙(여보이) 병합요법으로 치료받은 경우 과거 표준치료원칙인 항암화학요법에 비해 무진행 생존(progression-free survival, PFS)이 유의하게 향상되었다.

미국 암연구학회 보도자료는 메모리얼 슬론 케터링 암센터 내과 부교수인 매튜 헬먼 박사를 인용하여 치료 시작 후 1년이 경과한 시점에 병합면역요법을 받은 환자들이 항암화학요법을 받은 환자들에 비해 병변이 진행될 가능성이 42퍼센트 낮아져 무진행 생존이 거의 3배에 이르렀다고 보고했다 (43퍼센트 대 13퍼센트, 최소 추적 관찰 기간 11.5개월). 면역관문 억제제 병합요법을 받은 환자들의 객관적 반응률은 45.3퍼센트였던 반면, 표준치료원칙인 항암화학요법을 받은 환자들에서는 26.9퍼센트에 불과했다.

5. Nikolaos Zacharakis et al., "Immune Recognition of Somatic Mutations Leading to Complete Durable Regression in Metastatic Breast Cancer," *Nature Medicine*, 2018, 24:724-730.

6. 유전공학적으로 조직적합성을 가지면서(따라서 환자 자신의 조직을 이질적인 것으로 여기고 공격하지 않으면서), 동시에 자신의 면역계에 의해 이질적인 존재로 인식되어 공격받지도 않는 T세포를 만드는 데는 몇 가지 방법이 있다. 일부 연구자들은 암환자의 T세포를 채취하여 개인 맞춤형으로 각자의 암을 공격하도록 조작하는 방법을 쓴다. 다른 학자들은 음식점에서 메뉴를 구성하듯 기증받은 다양한 T세포를 이용하여 각기 다른 면역형(MHC)에 적합성을 갖는 '기성품' T세포를 만들기도 한다. 현재 각광받는 세 번째 방법은 새덜레인 박사를 비롯한 연구자들이 채택한 것으로 아예 처음부터 '만능 공여자' T세포를 만든 후 나중에 필요한 종양 항원을 인식하도록 다시 한 번 조작하는 것이다. 크리스퍼CRISPR 기법이 등장하면서 다양한 유전자를 T세포에 삽입하는 방법이 크게 발전함에 따라 줄기세포 배양액에서 사이토카인을 과도하게 분비하여 나타나는 독성을 최소화하면서도 다양한 표적을 인식하는 제3세대 CAR-T 세포를 만들 수 있을 가능성이 커지고 있다. 어쩌면 유전공학적으로 (보다 정확하게는 유전자 편집을 통해) 암이 동원하는 속임수에 넘어가지 않고, 종양 미세환경에 의해 하향 조절되거나 소진되지 않는 CAR-T 세포들도 만들 수 있을지 모른다.

7. 이 분야는 현재 피츠버그 의과대학의 리사 버터필드 박사와 포틀랜드 대학의 버니 폭스 박사 연구실에서 주도하고 있다.

8. 한 예로 이 책을 쓰기 시작했을 때 가장 화제가 된 표적 물질은 OX40이었다. 하지만 이제 이 물질은 그다지 유망하다고 생각되지 않는다. OX40을 비롯하여 TNF 상과superfamily에 속하는 물질들은 수용체가 삼량체화trimerization

되이야만 활성화된다. 이 경로를 표적으로 하는 전략이 이익을 거두려면 차세대 OX40 억제제들이 나와야 할 것이다. 또 다른 인돌아민 2,3-2산소화효소indoleamine 2,3-dioxygenase, IDO는 T세포가 증식하고 면역반응을 일으키는 데 필요한 에너지원(트립토판)을 분해한다. 다양한 예비 연구 데이터가 있지만 서로 상충되는 경우가 많아 아직 일관성 있는 결론을 내리기 어렵다.

옮긴이의 말

　생명공학과 나노기술, 슈퍼컴퓨터 등의 결합으로 인류의 수명이
100세를 넘어 200세까지 늘어난다는 전망도 나오지만 어디까지나
우리의 관심사는 눈앞에 있는 질병이다. 그리고 우리가 두려워하는
만성질병 중 으뜸은 단연 암이다. 현재 암에 의한 사망률은 네 명
중 한 명 수준이지만, 평균수명이 늘어나면서 머지않아 세 명 중 한
명이 될 것으로 예상한다. 음울한 얘기지만 친구 세 명이 모이면 그
중 한 명이 암으로 죽게 된다는 뜻이다. 암환자 없는 집이 없는 셈
이다.
　암을 정복하는 것은 의료계뿐 아니라 모든 사람의 오랜 숙원이
다. 그간 수술과 항암화학요법과 방사선요법을 총동원해서 공략한
결과 치료 성적이 크게 향상되어 많은 암이 관리 가능한 만성질병
이 된 것도 사실이다. 그러나 일부 암은 여전히 예후가 좋지 않으

며, 어떤 암이든 진행된 상태로 발견되면 뾰족한 방법이 없다.

그런데 가끔 수상한 소문이 돌곤 했다. 말기 암으로 진단 받아 의사들도 포기하고, 모든 희망을 잃은 채 죽음을 기다리던 환자들이 저절로 낫는 일이 간혹 있었던 것이다. 그야말로 기적이라고밖에 할 수 없는 사건에서 누구는 신을 보았고, 누구는 운명을 논했으며, 누구는 우주의 기운을 느꼈다고 감격에 겨워했지만, 전혀 다른 쪽을 파고든 사람들도 있었다. 암의 완치라는 희망을 본 의사와 과학자들이었다. 암이 저절로 나았다지만, 세상에 저절로 일어나는 일은 없다. 몸속의 '무언가'가 암을 물리친 것이다. 선견지명을 지닌 이들은 그 '무언가'가 바로 면역이라고 생각했다. 그리고 누구나 지니고 있는 면역계를 이용하여 암을 완치시키는 방법을 찾아 나섰다.

이 책은 성공의 정점에서 제4기 신장암으로 진단 받은 회계사의 이야기로 시작한다. 모든 치료가 수포로 돌아간다. 암이 온몸으로 퍼지고 척추를 파고드는 고통 속에서 다가올 죽음을 기다릴 뿐이다. 하지만 새로 개발된 약물의 임상시험이 시작되고, 그는 몸도 가누기 힘들 정도로 쇠약해진 상태로 온갖 우여곡절을 헤치고 마지막 희망을 움켜쥔다. 그리고 기적이 시작된다. 면역항암치료의 역사에서 최초의 생존자로 기록된 제프 슈워츠의 얘기다. 아니, 사실 그가 최초는 아니었다.

이야기는 130년 전으로 거슬러 올라간다. 그때도 드물지만 말기 암환자가 '저절로' 완치되는 기적들이 일어났다. 그리고 사람들이 신과 운명과 섭리를 본 곳에서 과학을 추구한 사람 역시 존재했다. 면역 기능의 존재조차 제대로 이해하지 못했던 시대에 외과의사 월리엄 콜리는 치명적인 세균 감염을 앓은 환자에서 암이 완치되는 현상을 파고들었다. 그리고 무서운 집념과 끈질긴 연구 끝에 '콜리 독소'를 개발하여 암환자들을 치료하기 시작했다. 몇 차례 사형선고나 다름없는 말기 암을 완치시키는 성과를 거두기도 했지만, 당시의 과학 지식으로는 일관성 있는 치료 결과를 낼 수 없었다. 결국 그는 의학계의 따돌림과 비난 속에 쓸쓸히 생을 마감하고, 면역의 힘을 이용하여 암을 치료한다는 생각은 이후 오래도록 사이비 의학 취급을 받게 된다.

책은 삶의 벼랑 끝에서 처절한 사투를 벌이다 기적적으로 회생한 사람들의 이야기를 숨 가쁘게 그려낸다. 묘사가 얼마나 생생하고 속도감이 있는지 별 생각 없이 원서를 검토하다가 자세를 고쳐 앉고, 결국 밤을 새워 완독했을 정도다. 여기서 책은 크게 방향을 튼다. 이제 과학적인 이야기를 해야 할 때가 되었다. 저자는 영리하게도 면역이란 현상을 조금씩 밝혀내게 된 과정과 그런 과정을 통해 얻어진 과학적 사실을 교차시키며 이야기를 끌고 간다. 그 효과는 실로 대단하여 감탄이 절로 난다. 면역학은 어려운 학문이다. 워낙 복잡하기도 하거니와 새로운 사실이 끊임없이 밝혀지며 한자리에 머물지 않기 때문이다. 그러나 역사적인 맥락 속에서 떠오르는 과학적 사실들은 훨씬 이해하기 쉽다. 과학의 수레바퀴를 조금씩 앞으로 굴리고자 모든 것을 던졌던 생생한 인물들이 등장하고, 그들의 집념과 환희에 찬 성공과 쓰디쓴 실패가 엇갈리고, 대중의 몰이해와 과학계의 암투와 위대한 비전을 지닌 선구자들의 일대기에 넋을 잃고 읽다 보면 어느새 기본적인 과학이 손에 잡힌다. 백혈구의 발견에서 종양면역학의 발전과 면역항암제 개발에 이르기까지 파란만장한 역사는 과학에 관심이 있는 일반 독자는 물론 전공자도 한 번쯤 읽어볼 만한 가치가 있다. 과학을 역사적 맥락에서 이해하는 것은 전체를 조감하는 시각과 함께 언제나 영감과 통찰의 원천이 되기 때문이다.

하지만 이 책의 중심은 인간 드라마다. 흙수저 면역학자이지만 자유로운 영혼과 명석한 통찰로 마침내 면역관문을 발견하고 2018년 노벨상을 거머쥔 짐 앨리슨, 편견과 냉대 속에서도 항암면역요법의 가능성을 믿고 수많은 인재에게 길을 열어준 로이드 올드, 올드와 공동으로 암과 면역계의 관계를 새롭게 정립한 로버트 슈라이버, 아내를 암으로 잃고 결국 항암면역요법 연구에 뛰어들어 새로운 경지를 개척한 칼 준 등 고통 받는 환자에게 인간적인 연민과 따뜻한 공감을 지니고 학문에 몸을 바친 의사와 과학자들의 이야기가 빼곡하다. 그들의 이야기는 신과 거인들이 엮어내는 신화나 영웅담에 조금도 뒤지지 않는다.

역설적이지만 더욱 영웅적인 이야기는 평범한 사람들에게서 나온다. 절망의 구렁텅이에서도 삶에 대한 의지와 긍정의 끈을 놓지 않는 환자들, 어렵게 생명을 건진 이야기를 널리 알려 조금이라도 다른 사람에게 도움이 되려는 생존자들, 서로 기꺼이 돕고, 마음을 나누며, 연대하려는 이웃들의 이야기는 실로 가슴 뭉클한 감동을 선사한다. 여담이지만 역자는 마지막 장의 이매진 드래곤스와 타일러 로빈슨의 이야기를 읽을 때마다 눈시울을 적셨다. 자신이 번역한 글을 읽으며 눈물을 흘린다면 겸연쩍은 일이 아닐 수 없지만, 이

대목을 읽으며 관련 유튜브 영상을 본다면 독자들 또한 감격으로 눈가가 촉촉해지리라 확신한다.

그래서 결국 이 책의 매력은 무엇인가? 역사와 과학과 휴먼 드라마가 세 가닥의 실이 하나로 꼬이듯 탄탄하게 결합하여 현재 인류가 맞닥뜨린 최대의 질병인 암과 우리 몸속에 잠재된 기적의 치유법인 면역, 그리고 그들의 관계를 생생하게 보여준다는 점이다. 전미 베스트셀러였던《그 남자, 좋은 간호사 The Good Nurse》로 널리 인정받은 필력을 유감없이 펼치며 시종일관 팽팽한 긴장을 유지하는 까닭에, 지루할 틈이 없다. 저자는 세상의 모든 것이 서로 얽혀 영향을 미친다고 믿으며, 면역요법이라는 기적을 널리 알려 의사와 환자들에게 도움이 되기를 바란다. 그러니 마지막에 적었듯, 이 책을 읽어 이야기를 당신의 것으로 만들기 바란다. 그리고 그 이야기를 전하라.

2019년 10월 서울에서
옮긴이 강병철

찾아보기